Auch wenn alle einer Meinung sind, können alle Unrecht haben

Bertrand Russell

Wissenschaft ist das stetige Bemühen um Annäherung an Wahrheit, ohne sie jemals erreichen zu können. Wissenschaft durch Mehrheitsentscheid ist Ideologie.

Dieses Buch ist all jenen Wissenschaftlern, Ärzten, Politikern und selbständig denkenden Menschen gewidmet, die in der Coronakrise den Mut hatten, der Mehrheitsmeinung zu widersprechen....

....und meiner Frau Mariangel, die mich mit Mut und Klarheit in der Coronazeit er- und getragen hat.

Andreas Sönnichsen

Die Angst- und Lügenpandemie

Ein Beitrag zur Aufarbeitung der Coronakrise

2., erweiterte Auflage

Bibliografische Information der Deutschen Nationalbibliothek: Die Deutsche Nationalbibliothek verzeichnet diese Publikation in der Deutschen Nationalbibliografie; detaillierte bibliografische Daten sind im Internet über dnb.dnb.de abrufbar.

2. Auflage

© 2024 Andreas Sönnichsen

Umschlaggestaltung: Daniel Roberts, Idaho,USA und Andreas Sönnichsen

Herstellung und Verlag: BoD – Books on Demand, Norderstedt

ISBN 9783758324970

Das Literaturverzeichnis zum Buch mit allen
Links zu den verwendeten Quellen finden
Sie im Anhang und auch unter www.acsoe.de/literaturverzeichnis2 als
PDF-Dokument mit anklickbaren Internet-Links

Inhalt

Vorwort

Über drei lange Jahre hat Corona unser aller Leben bestimmt. Wir haben es zugelassen, dass Lockdowns, Quarantäne, Schulschließungen, Reisebeschränkungen und Maskenpflicht unsere Lebensqualität beeinträchtigen, psychische und wirtschaftliche Schäden anrichten, unseren Kindern ihre Schulbildung verwehren und unsere Grundrechte beschneiden. Linientreue „Faktenchecker" überprüfen und legen fest, was gesagt werden darf und was nicht. Wer sich den Maßnahmen zur Eindämmung der Corona-Pandemie widersetzte oder es gar wagte, sie zu hinterfragen, wurde und wird noch immer diffamiert, mit Ordnungsstrafen belegt oder gar strafrechtlich verfolgt und aus seinem Arbeitsverhältnis entlassen.

Was ist passiert, dass die Menschen all das mit sich machen lassen?

Angst ist das Schlüsselwort, die Erklärung für das, was hier weltweit geschieht. Die Menschen ertragen alle Einschränkungen, all das Negative, das unser Leben beeinträchtigt, weil suggeriert wird, dass es gilt, durch all die Maßnahmen noch Schlimmeres abzuwenden. Dieses „Schlimmere" sind Tausende von Toten durch COVID, schwere dauerhafte Erkrankungen und Siechtum durch COVID, Überlastung des Gesundheitssystems und Zusammenbruch der Versorgung durch COVID. Nur die Angst vor diesem „Schlimmeren" lässt Lockdowns und Einschränkungen unserer Grundrechte als weniger schlimm erscheinen und lässt uns all das, was der Staat mit uns macht, ertragen.

Doch der schwerwiegendste Effekt von Angst ist noch ein anderer: Angst versetzt unseren Körper in Alarmbereitschaft, führt zur Ausschüttung von Stresshormonen und verhindert klares, analytisches, logisches Denken. Diese Erfahrung machen sehr viele Menschen sehr eindrücklich in ihrer Schulzeit: Prüfungsangst führt zu schlechten Prüfungsergebnissen. Wer Angst hat, möchte weglaufen. Angst löst reflexartige und nicht durchdachte Handlungsweisen aus. Dem Gegner Angst zu machen, ist eine probate Strategie, um ihn zu schwächen, weil er dann nicht mehr überlegt agieren kann. Und sie wurde nachweislich gezielt genau mit diesem Ziel eingesetzt.

Die Corona-Krise können wir nur überwinden, wenn wir unsere Angst in den Griff bekommen. Und dies ist nur möglich, wenn wir erkennen, dass es keinen Grund mehr für Angst gibt, oder vielleicht, dass es überhaupt in dieser Krise für den bei weitem überwiegenden Teil der Bevölkerung noch nie einen gab.

Seit mehr als zwei Jahren wird uns die „Impfung"[a] gegen COVID als Rettung und Weg aus der Krise angepriesen, doch die Zahlen der positiven Coronatests, Erkrankungen und Todesfälle sprechen eine andere Sprache. Die meisten sogenannten „Fälle" (d.h. positive PCR-Tests unabhängig von klinischen Symptomen), Krankenhausbehandlungen und Todesfälle hatten wir erst nach Einführung der sogenannten „Impfung" – hier bekommt das vorher so strapazierte Etikett des „Gamechangers" eine völlig neue Bedeutung. In den Sommermonaten 2022 wurden nämlich mehr neue Fälle registriert als in der „ersten Welle" im März und April 2020. Und dennoch wird uns die „Impfung" (noch immer) völlig realitätsfern als Erfolgsgeschichte angepriesen und wir werden genötigt uns ein drittes, viertes und fünftes Mal immunisieren zu lassen. Und immer noch wird die Angst vor COVID, Long-COVID und COVID-Tod benutzt, um die Menschen impfgefügig zu machen.

Doch ist diese Angst eigentlich berechtigt? Müssen wir tatsächlich so große Angst vor COVID haben? Ist COVID denn wirklich so gefährlich, dass es für uns besser ist die Risiken nur bedingt zugelassener und unzureichend getesteter „Impfstoffe" auf uns zu nehmen?

Bei unvoreingenommener kritischer sachlicher Betrachtungsweise besteht tatsächlich der Verdacht, dass wir in den vergangenen drei Jahren in nie dagewesenem Ausmaß belogen wurden, dass Angst benutzt wurde, um uns die Lügen glauben zu lassen, und dass Propaganda gezielt eingesetzt wurde, um Angst zu erzeugen.

Nur wenige haben es gewagt sich der damit verbundenen Fragen wissenschaftlich, d.h. sachlich und unvoreingenommen anzunehmen. Zu diesen gehört Prof. a.D. Dr. Andreas Sönnichsen: ein Wissenschaftler und Arzt wie er im Buche steht: geradlinig, unbestechlich, unbeugsam, neugierig, empathisch, verantwortungsbewusst, aber auch suchend, hinterfragend, selbstkritisch. Und er erledigt diese komplexe, unbequeme und oft auch undankbare Aufgabe mit messerscharfem Verstand, unglaublicher Akribie, wissenschaftlicher Präzision und dank seiner umfassenden, herausragenden Ausbildung mit ganzheitlichem Ansatz, einem großen Herzen und

---

[a] Da es sich bei den mRNA- und Vektor-„Impfstoffen" eigentlich nicht um eine klassische Impfung handelt, da gentechnologisch hergestelltes Erbgut und nicht ein Impf-Antigen in den menschlichen Körper eingebracht wird, wird in diesem Buch zwar der einfacheren Verständlichkeit halber die Bezeichnung „Impfung" benutzt, allerdings durchgehend in Anführungszeichen, wenn es um die mRNA- oder Vektor-„Impfstoffe" geht.

dem spürbaren Wunsch die Situation in eine bessere Richtung zu drehen und weiteres Unheil abzuwenden.

Dieses Buch wurde geschrieben, um die Lügen zu entlarven und die Schäden, die uns, der Menschheitsfamilie, zugefügt wurden, aufzudecken. Wir wollen uns zum einen das Erkrankungsgeschehen der letzten drei Jahre genau ansehen, um die Gefährlichkeit von COVID realistisch einzuschätzen und unsere Angst vor dieser Erkrankung abbauen zu können. Sodann werden wir genau analysieren, welchen Nutzen und welchen Schaden die ergriffenen Maßnahmen angerichtet haben, und wie wir belogen wurden, um uns für die dann als Rettung angebotene „Impfung" gefügig zu machen. Zu guter Letzt werden wir die Effekte, aber auch die Risiken der (wiederholten) Immunisierung gegen COVID betrachten und auch da die Lügen enttarnen, mit denen ein Großteil der Bevölkerung zur sogenannten „Impfung" genötigt wurde.

Die gesamte „COVID-Lügengeschichte" hat aber auch zu einem Erwachen kritisch denkender Menschen und zunehmend strukturiertem Widerstand geführt, der von Regierungen und abhängigen staatlichen Institutionen aufs Schärfste bekämpft wurde. So ist dieses Buch auch ein Buch des Widerstands gegen die Entdemokratisierung, die Aussetzung von Grundrechten und den wiedererwachten Faschismus, der dieses Mal unter dem Deckmantel der Volksgesundheit sein Unwesen treibt und dabei mit der Tarnung der Pseudo-Fürsorge seine hässliche Fratze zu verbergen trachtet.

Das Ergebnis unserer Analysen wird sehr klar zeigen, dass wir vor CO-VID nicht mehr Angst haben müssen als vor der zum Menschsein natürlicherweise dazugehörenden Möglichkeit, krank zu werden und zu sterben, und dass die Schäden durch Lockdown, Schulschließungen und „Impfungen" viel größer sind als der Nutzen dieser Maßnahmen. Und diese Erkenntnis ruft uns auf, Widerstand zu leisten, unsere Grund- und Menschenrechte gegen den übergriffigen Staat zu verteidigen und die Lügen beim Namen zu nennen. Die Wahrheit kommt immer ans Licht!

Ich danke Andreas Sönnichsen für die Ehre, hier das Vorwort schreiben zu dürfen und gratuliere aus ganzem Herzen zu diesem gelungenen Werk.

Mai 2023   Prof. Dr. Dr. Martin Haditsch

Vorwort zur 2. Auflage

Die Coronakrise ist vorbei, doch die Aufarbeitung stockt. Seit dem Erscheinen der ersten Auflage der „Angst- und Lügenpandemie" drängt die Wahrheit mit wachsender Macht ans Licht, aber die Verantwortlichen für all das Leid, das die Coronamaßnahmen und vor allem die „Impfungen" über uns gebracht haben, versuchen mit aller Gewalt, am von ihnen geschaffenen Narrativ festzuhalten und sich der Verantwortung zu entziehen.

Wer die Wahrheit sagt, braucht noch immer ein schnelles Pferd! Noch immer werden rechtschaffene, dem hippokratischen Eid verpflichtete Ärztinnen und Ärzte mit Disziplinarverfahren schikaniert und wer es gewagt hat, Masken- und Impfbefreiungsatteste auszustellen oder sich sonst dem Corona-Regime zu widersetzen, sei es auf Demonstrationen oder durch Verletzung der Maskenpflicht, ist vor politisch motivierter Strafverfolgung und unverhältnismäßig hohen Strafen nicht sicher.

Und es geht weiter: Masernimpfpflicht ohne jegliche Evidenzbasis auf Biegen und Brechen in Deutschland, verbindliche neue Internationale Gesundheitsvorschriften einer durch und durch korrupten und den Interessen der Pharma- und Impfstoffindustrie dienenden WHO, ein Pandemievertrag, dessen einziger Zweck es ist, das Ausrufen von Pandemien zu erleichtern, um zukünftig noch effizienter experimentelle Impfstoffe zu vermarkten, und ein Digital Information Act der EU, dessen Ziel es ist, unerwünschte Informationen im Internet nach Belieben als Fake-News zu diskreditieren und zu zensieren. Doch der Widerstand wächst!

Im letzten halben Jahr ist einiges geschehen, was in diese zweite Auflage meines Buches eingeflossen ist. So gibt es neben einigen kleineren Ergänzungen ein neues Kapitel mit der Überschrift: „Auf dem Weg in die Gesundheitsdiktatur." Zudem wurden einige Flüchtigkeits- und Druckfehler der ersten Auflage korrigiert. Möge das Buch noch weitere Verbreitung finden und einen Beitrag zur Wahrheitsfindung und zur Aufarbeitung dieser fortgesetzten Krise leisten. Möge diese Aufarbeitung endlich Gestalt annehmen, unsere Gesellschaft wieder einen, den wissenschaftlichen Diskurs wiederbeleben und unsere demokratische Grundordnung unter Achtung der Menschenrechte wiederherstellen.

Salzburg, 1. Februar 2024   Andreas Sönnichsen

Verzeihung! Ich habe Kritik geäußert

Am 03.04.2020 erhielt ich einen Anruf aus dem Rektorat der UNIVERSITÄT:

„Du hast der UNIVERSITÄT schweren Schaden zugefügt". -

Kurze Pause. Ich war überrascht und sagte:

„Wie meinst Du das?" -

„Wie kannst Du den Rektor so in der Öffentlichkeit bloßstellen! Du hast dich gegen die UNIVERSITÄT gestellt! Du hast die Glaubwürdigkeit der UNIVERSITÄT beschädigt! Du hast dem Rektor öffentlich widersprochen!" -

„Ich verstehe immer noch nicht, wovon du sprichst." -

„Also bitte, dein Interview in ZIB 2[1], du hast doch die Coronamaßnahmen infrage gestellt, die vom Expertengremium der Bundesregierung auf der Basis wissenschaftlicher Erkenntnisse empfohlen und vom Gesundheitsministerium umgesetzt wurden. Du hast damit das Vertrauen der Bevölkerung in die UNIVERSITÄT und die Regierung untergraben. Wir bekamen Tausende von Anfragen von aufgebrachten Menschen. Solche Aussagen können wir jetzt nicht gebrauchen. Wir müssen diese Pandemie unter Kontrolle bringen." -

„Ach so, du sprichst von dem Interview gestern Abend. Ich habe doch nur gesagt, dass ich es für sinnvoll halte, die Maßnahmen auf der Basis der aktuellen Entwicklung zu überdenken und auch die möglichen Kollateralschäden der Maßnahmen zu berücksichtigen. Die UNIVERSITÄT habe ich mit keinem Wort erwähnt." -

„Das spielt überhaupt keine Rolle, du bist Professor der UNIVERSITÄT. Deine Aussagen fallen auf die UNIVERSITÄT zurück, in diesem Falle besonders auf den Rektor selbst, der den Gesundheitsminister nach der aktuellen wissenschaftlichen Datenlage berät. Das geht einfach nicht. Ich untersage dir hiermit weitere Interviews zum Thema Corona." -

Damit war das Gespräch beendet. Ich legte mein Mobiltelefon zur Seite, setzte mich hin und mir ratterten tausend Gedanken gleichzeitig durch den Kopf. Ich war vollkommen perplex. Etwas ganz und gar Unerwartetes war passiert. Mir war noch nie zuvor in meinem Leben verboten worden, Interviews zu einem bestimmten Thema zu geben.

Einen Tag später wurde folgender Post der UNIVERSITÄT über Social Media wie Facebook verbreitet:[2]

„In den vergangenen Tagen wurde Andreas Sönnichsen vom Zentrum für Public Health der UNIVERSITÄT in einigen österreichischen Medien mit Aussagen zu den getroffenen Maßnahmen im Zuge der aktuellen Corona-Pandemie zitiert.

Die UNIVERSITÄT distanziert sich als Institution ausdrücklich von diesen Aussagen, die ausschließlich die persönliche Meinung von Andreas Sönnichsen widerspiegeln und keineswegs der offiziellen Haltung der UNIVERSITÄT in dieser Thematik entsprechen.

Wir möchten gleichzeitig festhalten, dass es im Wissenschaftsbetrieb grundsätzlich der akademischen Freiheit entspricht, dass einzelne WissenschafterInnen einer Universität persönliche Meinungen artikulieren."[b]

Was war geschehen? Wie konnte es dazu kommen?

Am 31. Dezember 2019 wurde das chinesische Länderbüro der WHO erstmals offiziell über Fälle einer „bisher unbekannten Form von Lungenentzündung" informiert.[3] Bereits sieben Tage später – erstaunlich schnell – wurde angeblich ein neuartiges Coronavirus als wahrscheinliche Ursache identifiziert und die WHO verwendet zum ersten Mal den Begriff „COVID-19".[4]

Erstaunlicherweise war noch vor der offiziellen Bekanntgabe durch die WHO das gesamte Genom des neuartigen Virus sequenziert und entschlüsselt worden! Die wissenschaftliche Arbeit hierzu wurde noch am gleichen Tag, nämlich am 07.01.2020 zur Publikation im Wissenschaftsjournal „Nature" eingereicht.[5] Das vollständige Genom stand ab dem 12. Januar 2020 in der Genomdatenbank der National Library of Medicine zur Verfügung, aus der hervorgeht, dass die Daten bereits am 5. Januar, also zwei Tage vor der vermeintlichen offiziellen „Entdeckung" des Virus, eingereicht worden waren.[6] Die Kürze der Zeit zwischen dem Auftreten der ersten Erkrankungsfälle und der Veröffentlichung des vollständigen Genoms lassen Zweifel am Wahrheitsgehalt der WHO-Mitteilungen aufkommen.

Nur sechs Tage nach der angeblichen Verfügbarkeit des Genoms stand bereits der von dem Virologen Christian Drosten und Mitarbeitern an der Berliner Charité entwickelte PCR-Test zur Verfügung, der genetisches

---

[b] Ein Wort zum „Gendern": Originaltexte von anderen werden hier unverändert übernommen. In dem von mir erstellten Text wird nur da „gegendert", wo es grammatikalisch und inhaltlich möglich ist, ohne den Lesefluss zu stören und die deutsche Sprache zu verunstalten. Männliche oder weibliche Formen gelten, wenn aus dem Kontext erschließbar, für alle natürlichen und sonstigen Geschlechter.

Material des Virus detektieren konnte und der sehr schnell als Massentest eingesetzt wurde.[c] Die Publikation[7] wurde am 21.01.2020 bei „Eurosurveillance", der Fachzeitschrift des European Centre for Disease Prevention and Control (ECDC), eingereicht und nach einem „Blitz"-Peer-Review von nur **einem** Tag zur Publikation angenommen.

Die ganze Geschichte mutet in ihrer Geschwindigkeit hochgradig widersprüchlich und unglaubwürdig an und gab sehr früh Anlass zur Spekulation, dass das Virus aus einem „Gain-of-function"[d] -Forschungslabor in Wuhan stammte[8] und sowohl Genom als auch PCR-Test, ja vielleicht sogar die „Impfung" bereits vorlagen, bevor die ersten Fälle in China offiziell gemeldet wurden.

Das Virus wurde zuerst nCoV2019 und später „Severe Acute Respiratory Syndrome Coronavirus 2" (SARS-CoV-2) genannt, in Anspielung auf das 2002 in China aufgetretene „SARS" Coronavirus, das zu einem ähnlichen Krankheitsbild geführt und sich damals über einen beträchtlichen Teil der Welt ausgebreitet hatte. SARS-CoV-1 (die „1" wurde dem Namen erst 2020 hinzugefügt) forderte weltweit 774 Todesopfer bei etwa 8000 bestätigten Infizierten und verschwand innerhalb weniger Monate von selbst. Es wurden damals aber auch keine Massentestungen durchgeführt, so dass weitgehend unbekannt ist, wie viele Menschen sich wirklich infiziert haben, wie tödlich das Virus letztendlich war, und was zu seinem Verschwinden geführt hat.

SARS-CoV-2 nahm einen anderen Verlauf. Die ersten Todesfälle in China und die ersten Fälle außerhalb Chinas wurden bereits Anfang Januar

---

[c] Beim PCR-Test wird die sogenannte Polymerase-Chain-Reaction genutzt, um genetisches Material eines Organismus (Viren, Bakterien, pflanzliche oder tierische Zellen, letztendlich alle Organismen, die DNA oder RNA in Form von Genen enthalten) in so genannten Reaktionszyklen zu vervielfältigen. Mit Hilfe eines passenden DNA- oder RNA-Bruchstücks wird ein gesuchter DNA- oder RNA-Abschnitt in der untersuchten Probe markiert und in jedem Reaktionszyklus erneut dupliziert. So werden aus einem einzigen DNA- oder RNA-Bruchstück nach einem Zyklus zwei, nach zwei Zyklen vier, nach drei Zyklen acht, und nach 40 Zyklen 240 oder 1.099.511.627.776 (eine Billion, 99 Milliarden) DNA- oder RNA-Bruchstücke. Auf diese Weise können zwar einerseits auch kleinste Mengen genetischen Materials nachgewiesen werden, andererseits können geringste Verunreinigungen wie auch kleine Bruchstücke an Erbsubstanz zu falsch positiven Befunden führen, so dass ein „positiver" PCR-Test keine Aussage über das Vorliegen einer Erkrankung erlaubt, vor allem dann nicht, wenn keine Symptome der Erkrankung vorliegen.
[d] Unter „Gain-of-function" versteht man, dass Mikroorganismen gentechnologisch verändert werden, um bestimmte (z.B. für Menschen krankmachende) Eigenschaften zu entwickeln. Die veränderten Krankheitserreger können genutzt werden, um beispielsweise effektivere Impfstoffe herzustellen, aber auch ein Einsatz als Biowaffe oder zum absichtlichen Auslösen einer Pandemie ist denkbar.

berichtet. Chinesische Wanderarbeiter, die zum chinesischen Neujahrsfest 2020 nach China gereist waren, brachten das Virus und die Erkrankung, die mittlerweile den Namen „Corona Virus Disease 19" („COVID-19") erhalten hatte, nach Italien. Dort kam es zu einem ersten Massenausbruch der Erkrankung, der in einem vollkommen unvorbereiteten und unzureichenden Gesundheitssystem zu zahlreichen Todesfällen führte. In Krankenhäusern, Pflegeheimen und anderen Gesundheitseinrichtungen standen weder Infektionsschutzausrüstungen noch etablierte Behandlungsprotokolle zur Verfügung. Die Infizierten wurden zwischen Krankenhäusern und Pflegeeinrichtungen hin und her verschoben, weil keine ausreichenden Versorgungskapazitäten zur Verfügung standen. Es herrschte Chaos und Panik. Durch die Verlegungen wurde die Ausbreitung der Erkrankung nochmals gefördert. Auch ein zu dieser Zeit stattfindendes Fußballspiel mag zur Verbreitung beigetragen haben.

Die Medien taten das Ihre, um die Angst in der Bevölkerung zu schüren. Drastische Bilder von hunderten von Särgen, von Militärkonvois mit Lastwägen, die angeblich mit Toten beladen waren, und von überlasteten Krematorien gingen um die Welt und versetzten die Menschen in Angst und Schrecken.

Objektive Nachrichten über das tatsächliche Geschehen, dass nämlich die Toten ein Durchschnittsalter von etwa 80 Jahren aufwiesen, dass bei über 99 % der Toten mindestens eine schwere Vorerkrankung vorlag und dass die Mehrheit der Verstorbenen Pflegeheimbewohner waren, gingen in der allgemeinen Panikmache unter oder wurden bewusst unterdrückt. Aber diese Informationen waren zu finden, wenn man nur danach suchte, und ich fand es hochgradig erstaunlich, dass sich die Experten der UNIVERSITÄT und die Regierung nicht darum bemühten, ein objektives Bild der Lage zu erhalten und dieses zumindest zu diskutieren.

Entsprechend erstaunt war ich über das oben geschilderte Telefongespräch Anfang April 2020, zumal das Interview in ZIB 2[1] nicht meine ersten kritischen Äußerungen zu den Coronamaßnahmen enthielt.

Als Vorsitzender des EbM-Netzwerks (Netzwerk Evidenzbasierte Medizin – www.ebm-netzwerk.de) hatte ich schon Anfang März eine kritische Stellungnahme initiiert, [9] die den fragenden Titel „COVID-19: Wo ist die Evidenz?" trug und vom gesamten Vorstand des Netzwerks mitverfasst und mitverantwortet wurde. In diesem Dokument hatten wir bereits eindringlich darauf hingewiesen, dass sowohl Erkrankungszahlen als auch Sterberate aufgrund der zahlreichen Messungen bei schwer Erkrankten und der fehlenden Differenzierung zwischen „an" und „mit" COVID-19 Verstorbenen deutlich überschätzt sein könnten. Auch die Tatsache, dass vor allem Hochbetagte mit Vorerkrankungen von schweren COVID-Verläufen betroffen waren, war damals schon bekannt, wurde aber weder bei der Berichterstattung in den Medien noch bei der Planung der Maßnahmen zur Kontrolle der Pandemie berücksichtigt.

Das Dokument des EbM-Netzwerks weist auch darauf hin, dass die Evidenz für den Nutzen der sogenannten Non-Pharmaceutical Interventions (NPI – Nicht-pharmakologische Maßnahmen) sehr spärlich ist und mögliche Kollateralschäden durch diese Maßnahmen mit bedacht werden müssen. Genau davor warnte etwa zur gleichen Zeit auch der bekannte amerikanische Epidemiologe John Ioannidis, der an der berühmten Stanford University in Kalifornien lehrt und forscht.[10] Er stellte die provokante Frage „A Fiasco in the making?" – „Sind wir gerade dabei, ein Fiasko heraufzubeschwören?" und gibt dann in seiner Publikation selbst die Antwort. Der Umgang mit der Pandemie durch die Regierungen und ihre wissenschaftlichen Berater findet ohne jegliche wissenschaftliche Begründung und ohne Evidenz für einen Nutzen statt, riskiert aber massive Schäden durch Kollateraleffekte.

In meinem ZIB 2 Interview hatte ich Anfang April nichts anderes gesagt als das, was von anderen kritischen Stimmen wie EbM-Netzwerk und John Ioannidis bereits geäußert worden war. Und dann diese Reaktion! Ich konnte es nicht glauben. Da musste doch ein Missverständnis vorliegen.

Ich schrieb an den Rektor und das gesamte Rektorat der UNIVERSITÄT und entschuldigte mich dafür, ihn unwissentlich und unbeabsichtigt angegriffen zu haben.

„Sehr geehrter Herr Rektor, sehr geehrte Vizerektorinnen und Vizerektoren,

meine Interviews in der Presse und in ZIB 2 haben leider für erhebliche Irritationen gesorgt und erwecken den Anschein, dass ich die COVID-19-Krise verharmlosen würde. Das ist mitnichten der Fall. Der Eindruck entstand durch offensichtlich gezieltes Weglassen wichtiger Passagen der Interviews und eine pointiert polemische Diktion in dem Artikel, der mir leider vor dem Druck nicht mehr vorgelegt wurde. Es tut mir aufrichtig leid und ich bitte um Verzeihung, dass ich hier nicht besser aufgepasst habe.

Ich habe die bisher ergriffenen Maßnahmen der Bundesregierung zur Eindämmung der COVID-19-Pandemie in Österreich nicht in Zweifel gezogen – im

Gegenteil habe ich in meinem ersten Satz, der aus dem Interview herausgeschnitten war und nur durch den Reporter zitiert wurde, ausdrücklich darauf hingewiesen, dass aufgrund der Geschehnisse in Italien keine andere Wahl bestand als die drastischen Eindämmungsmaßnahmen zu ergreifen. Inzwischen sind wir aber vier Wochen weiter und es gilt, die derzeitige Strategie zu überdenken.

Belastung unseres Gesundheitssystems

Entgegen allen Prognosen sind wir – zum Glück und sicher auch dank der ergriffenen Maßnahmen weit weg von einer drohenden Überlastung unseres Gesundheitssystems. Mit Stand heute gibt es 12.008 gemessene Infektionen.[11,12] Viel wichtiger als die kumulative Gesamtzahl ist allerdings die Anzahl der täglichen Neuerkrankungen. Diese liegt von gestern auf heute bei 270. Den Zenit mit 830 Neuerkrankungen pro Tag haben wir am 30.3.2020 überschritten. Seither sind die Zahlen deutlich rückläufig. Die Basisreproduktionszahl R_0 liegt damit bereits deutlich unter 1.[e]

Auch bei den Hospitalisierungen ist mit 1057 (kumulativ) ein Plateau erreicht.[11] Aus den öffentlich verfügbaren Zahlen lässt sich nicht genau ablesen, wie viele Patienten tatsächlich im Moment im Spital behandelt werden. Bei einer geschätzten Liegezeit von 14 Tagen und einer Hospitalisierungsrate von 9 % der Infizierten sind derzeit noch etwa 760 Spitalsbetten mit COVID-19-Patienten belegt, ebenfalls mit fallender Tendenz. Der Zenit wurde am 2. oder 3. April mit ca. 850 überschritten.[11] In Österreich gibt es (Stand 2020) etwa 63.000 Spitalsbetten.[13] Die maximale COVID-19-Auslastung betrug also gerade einmal 1,3 %.

Ähnliches ergibt die Betrachtung der Behandlungen auf Intensivstation. Insgesamt wurden 244 Patienten auf einer Intensivstation behandelt (gerundet ca. 25 % der Hospitalisierten).[11] Derzeit wären demnach etwa 190 Intensivbetten belegt. Der Zenit dürfte bei ca. 200 liegen, was bei der Anzahl der in Österreich vorhandenen Intensivbetten von etwa 2500[14] einer Auslastung von 8 % entspricht.

Natürlich muss berücksichtigt werden, dass die Belastung der Spitäler und Intensivstationen zusätzlich zur normalen, alltäglichen Belastung stattfindet. Dennoch kann man dank unseres exzellenten Gesundheitssystems davon ausgehen, dass wir weit weg von den katastrophalen Zuständen unserer Nachbarländer sind.

---

[e] Die Basisreproduktionszahl ist ein Maß für die Anzahl von Individuen, die von einem Infektiösen angesteckt werden. Ist die Zahl >1, nimmt die Anzahl der Erkrankten im Zeitverlauf zu, ist die Zahl <1, nimmt die Anzahl der Erkrankten ab.

Gefährlichkeit von SARS-CoV-2

Die derzeitige Pandemie stellt ohne Zweifel eine ernst zu nehmende Bedrohung dar. Man darf allerdings hier die Relationen zur Gefährlichkeit anderer Bedrohungen nicht gänzlich außer Acht lassen, wie das derzeit teilweise geschieht. In Österreich ergibt die Rohdatenberechnung derzeit eine Case Fatality Rate (CFR)[f] von ca. 1,4 %-1,6 %.[11] Allerdings wird hier die noch unbekannte Dunkelziffer nicht erfasster Infektionen nicht berücksichtigt. Schätzungen variieren hier zwischen dem Faktor 2 und dem Faktor 10. Das bedeutet, dass die wahre Infection Fatality Rate (IFR)[g] wahrscheinlich irgendwo zwischen 0,8 und 0,1 und damit im Bereich der Influenza oder leicht darüber liegt (die CFR der Influenza lag 2017/18 in Österreich bei 0,7[15] in Deutschland bei 0,5[16] im langjährigen Mittel eher bei 0,1).

Unabhängig von der CFR interessiert natürlich in erster Linie die absolute Zahl an Todesfällen, die von der CFR und der Anzahl der Erkrankten abhängt. Mit derzeit insgesamt 204 Todesfällen an COVID-19 liegen wir in Österreich in einem Bereich, der sich in der durchschnittlichen Zahl Verstorbener pro Tag (ca. 250-280/Tag) kaum messbar niederschlagen wird. Die meisten COVID-19-Todesfälle pro Tag wurden mit 22 am 30.3. registriert. Seither ist die Zahl konstant bis leicht rückläufig (gestern und vorgestern jeweils 18). Zum Vergleich: Influenza-Tote in Österreich 2018/19: 1.400; 2017/18 waren es 2.800 bei geschätzten 400.000 Infizierten (CFR 0,7).[15] Diese 400.000 Infizierten traten im Verlauf von ca. 15 Kalenderwochen auf. Um in dieser Zeit auf die hohe Anzahl Infizierter zu kommen, muss die Dynamik zu Beginn des Ausbruchs ähnlich gewesen sein wie die COVID-Dynamik heute (man benötigt 20 Verdoppelungen, um auf 400.000 zu kommen, das entspricht also einer Verdoppelung ca. alle 5 Tage, um in 15 Wochen auf 400.000 zu kommen). Der einzige Unterschied: wir haben es nicht gemessen und auch nichts dagegen unternommen.

Unterschiede zwischen Österreich und den schwer betroffenen Ländern (Italien, Spanien, Frankreich)

Im Gegensatz zu den Ländern mit schweren Verläufen wurde in Österreich sehr frühzeitig und konsequent mit Gegenmaßnahmen begonnen. Mit ca. 12.600 durchgeführten Tests pro 1 Million Einwohner[11] belegt Österreich einen der Spitzenplätze in der Welt (Italien 10.000, aber viel später angefangen, USA 4.000,

---

[f] Case Fatality Rate = Fallsterblichkeit = Anteil der an einer Krankheit Verstorbenen von allen dokumentierten an der Krankheit Erkrankten (ohne Dunkelziffer)

[g] Infection Fatality Rate = Sterblichkeit der mit einem Krankheitserreger infizierten Personen (einschließlich Dunkelziffer unentdeckter Fälle aufgrund milder Symptomatik), siehe auch S. 31ff

Frankreich 3.400, UK 2.500).[17] Hierdurch wurde es ermöglicht, zu einem sehr frühen Zeitpunkt Infizierte zu identifizieren und zu isolieren, und so einer raschen Ausbreitung entgegenzuwirken. Möglicherweise haben auch die weiteren nicht-pharmakologischen Maßnahmen dazu beigetragen, eine katastrophale Entwicklung wie in Italien, Frankreich oder Spanien zu verhindern.

Nutzen und Schaden durch nicht-pharmakologische Maßnahmen

Natürlich ist es prinzipiell richtig, wo immer möglich Leben zu retten. Die Lebensrettung kann aber nicht isoliert betrachtet werden, wie das größtenteils im Moment geschieht. Wie bei jeder medizinischen Maßnahme, gilt es, Nutzen und möglichen Schaden gegeneinander abzuwägen. Hierbei müssen sowohl Nutzen und Schaden für das Individuum als auch Nutzen und Schaden für die Gesellschaft als Ganzes berücksichtigt werden.

Wenn auch durch die bisherigen Maßnahmen bis jetzt nicht in Zahlen ausdrückbar Leben gerettet wurden – COVID-19 ist eine potenziell tödliche Erkrankung, die nur supportiv behandelt werden kann; selbst bei optimaler Behandlung, die hoffentlich bisher allen Betroffenen in Österreich ohne Einschränkungen zuteilwurde, sterben 60-70 % aller COVID-19-Patienten auf Intensivstation – so ist doch an der erkennbaren Senkung der Infektions- und Todesfallzahlen erkennbar, dass die ergriffenen Maßnahmen wahrscheinlich Leben gerettet haben.

Allerdings wird hierfür an anderer Stelle erheblicher Schaden angerichtet, und zwar auch, wenn man den wirtschaftlichen Schaden vollkommen außer Acht lässt. Mit über 500.000 Arbeitslosen (Quote 12,2 %) wurde binnen eines Monats der höchste Stand seit 1946 erreicht.[18] Mit jedem Prozentpunkt der Arbeitslosenquote sinkt die durchschnittliche Lebenserwartung für Frauen um einen Monat und für Männer um drei Monate.[19] Arbeitslose weisen insgesamt eine höhere Sterblichkeit, eine höhere Krankheitslast, eine höhere Selbstmordrate und eine schlechtere Lebensqualität auf. Auch kürzere Lebensabschnitte mit Arbeitslosigkeit wirken sich diesbezüglich bereits aus.

Auch die durch den COVID-19-Lockdown bewirkten Einkommensverluste haben gesundheitliche Auswirkungen auf Lebensqualität, Sterblichkeit und Lebenserwartung, sowohl für Arbeitnehmer als auch vor allem für Kleinunternehmer (Läden, kleine Handwerksbetriebe, Friseure etc.). Nach Daten des Deutschen Instituts für Wirtschaftsforschung beträgt die mittlere Lebenserwartung bei Geburt für Frauen im niedrigsten Einkommensfünftel der Bevölkerung 8,4 Jahre und für Männer 10,8 Jahre weniger als für Personen im höchsten Einkommensfünftel.[20] Es ist also pharisäerhaft, wenn man bei 204 COVID-19-Toten mit einem Durchschnittsalter von über 80 Jahren 200.000 Arbeitslose und unabsehbare wirtschaftliche, soziale und gesundheitliche Folgen für unser Land in Kauf nimmt, um „Leben zu retten".

Die Schließung der Schulen ist vor allem bei einer weiteren Verlängerung mit dem Risiko für schlechtere Bildungschancen und Bildung verbunden. Hiervon sind vor allem Kinder aus sozial schwachen Verhältnissen betroffen. Nach jüngsten Untersuchungen werden 20 % der Kinder durch ihre Lehrer auf elektronischem Weg nicht erreicht.[21] Die Ausstattung mit PC, Laptop und Internet für Tele-Learning ist in der Gesellschaft ungleich verteilt und die Schulschließung wird diese Ungleichheit weiter verstärken.

Ethische Überlegungen

In der Gesundheitsökonomie stellt sich tagtäglich die Frage nach der Priorisierung von Maßnahmen im Hinblick auf die damit verbundenen Kosten. Natürlich wollen wir nicht, dass Ärzte in die schwierige Situation kommen, entscheiden zu müssen, welchen Patienten sie beatmen, und welchen nicht. Es ist ungleich einfacher, in einem Büro zu entscheiden, welches Leben man schützt und welches man vielleicht durch Risiken gefährdet. Spektakulärer ist das verlorene Leben auf der Intensivstation, und deshalb werden hier die Prioritäten entsprechend gesetzt. Dies ist aber ethisch nicht mehr und nicht weniger verwerflich als die Entscheidung für oder gegen jede andere Maßnahme zur „Rettung von Leben".

Weitere Strategie

Für die weitere Strategie ist mit entscheidend, dass wir umfangreichere Daten über die wahre Ausbreitung von SARS-CoV-2 erhalten. Die derzeit geplante Durchführung einer repräsentativen Stichprobe von 2.000 PCR-Messungen ist hierfür jedoch nicht geeignet bzw. nicht ausreichend. Selbst wenn man von einer Dunkelziffer vom 10-fachen der derzeit bekannten Infektionen ausgeht, wird sich nur ein Bruchteil der Betroffenen in einem Krankheitsstadium befinden, in dem die PCR-Messung positiv ausfällt. Selbst wenn man eine Dunkelziffer von 100.000 in diesem Moment PCR-positiven annehmen würde, würde man in einer repräsentativen Stichprobe aus 8,9 Millionen ÖsterreicherInnen rein rechnerisch nur 22 positive Fälle unter den 2.000 Messungen identifizieren, weil COVID eben, selbst wenn man alle bisher gemessenen Infektionen zusammenaddiert, nur den sehr kleinen Prozentsatz von 0,13 % der österreichischen Bevölkerung betrifft. Wahrscheinlich ist aber die durch PCR messbare Dunkelziffer aufgrund der bereits deutlich sinkenden Fallzahlen viel niedriger, so dass keine zuverlässigen Aussagen ableitbar wären. Um einigermaßen verlässliche Ergebnisse zu bekommen, müssten *mindestens 20.000 Messungen in einer repräsentativen Stichprobe durchgeführt werden. Noch wichtiger wäre es allerdings, Antikörpertests durchzuführen, um festzustellen, welcher Prozentsatz der Bevölkerung die Erkrankung bereits durchgemacht hat und wahrscheinlich immun ist.*

Die Schließung von Schulen und Betrieben sollte unter Auflagen von Hygienemaßnahmen (Händedesinfektion, Vermeiden von Körperkontakt, Fernbleiben von symptomatischen Kindern/Personen) umgehend aufgehoben werden. Durch gezielte Messungen können regionale Maßnahmen des Social Distancing ergriffen werden, wenn ein Wiederaufflammen der Epidemie erkennbar wird. Der generelle Lockdown ist in Anbetracht der vorliegenden Gesamtsituation jedenfalls nicht mehr zu rechtfertigen.

Zu guter Letzt müssen ähnlich wie für die Influenza Surveillance-Praxen gewonnen werden, die ein beständiges Monitoring der COVID-19-Aktivität ermöglichen. So können gezielte lokal begrenzte Eindämmungsmaßnahmen ergriffen werden. Die Erkrankung wird uns über die nächsten Jahre begleiten, und es wäre eine verfehlte Strategie, auf jedes Wiederaufflammen der Epidemie, das mit an Sicherheit grenzender Wahrscheinlichkeit zu erwarten ist, mit einem Lockdown zu reagieren. Von einem Herdenschutz sind wir jedenfalls selbst bei einer Dunkelziffer des 10-fachen der gemessenen Infektionen meilenweit entfernt, und mit einem spontanen Verschwinden von SARS-CoV-2 ist auch kaum zu rechnen.

Ich hoffe, ich konnte die Beweggründe für meine Äußerungen nachvollziehbar darstellen und bin gerne bereit, einen wissenschaftlichen Diskurs darüber mit Ihnen zu führen.

Salzburg, am 6.4.2020   *Andreas Sönnichsen"*

Auf diesen Brief erhielt ich niemals eine Antwort. Der österreichische Gesundheitsminister warf mir in öffentlichen Stellungnahmen vor, auf unverantwortliche Weise die Rettung von zehntausenden von Menschenleben in Österreich zu behindern und für den Tod dieser Menschen verantwortlich zu sein.[1]

Wissenschaft und Wahrheit

Ich war vollkommen aus der Bahn geworfen. Seit bald 20 Jahren befasse ich mich kritisch mit der vorherrschenden Medizin, die oft nicht das Wohl der Patienten im Blick hat, sondern die Gewinne von pharmazeutischer Industrie, Krankenhauskonzernen und Ärzten. Über Jahre habe ich die Interessenkonflikte von Ärzten und Wissenschaftlern angeprangert, die zu einer Schönfärbung der Wirksamkeit von medizinischen Maßnahmen beitragen. Ich habe kritische Artikel für den „Arzneimittelbrief" verfasst, eine Ärztezeitschrift, die es sich zum Ziel gesetzt hat, durch Interessenkonflikte verfälschte vermeintliche Therapieerfolge von Medikamenten aufzudecken.[22]

In einem langjährigen Projekt der Europäischen Union habe ich mich mit meinem Team der Arzneimittelsicherheit der ambulant versorgten Patienten gewidmet.[23] In einem weiteren von der Europäischen Union geförderten Projekt haben wir mit einem internationalen Team aus Österreich, Deutschland, Italien, dem Vereinigten Königreich und Finnland ein Computerprogramm zur Aufdeckung unangemessener Polypharmazie (gleichzeitige Gabe von fünf oder mehr Medikamenten) entwickelt und dies in der Praxis getestet.[24]

Natürlich wurden wir für unsere Arbeiten kritisiert. Ich erinnere mich noch an ein Symposium der Österreichischen Gesellschaft für Psychiatrie, auf dem ich einen Vortrag über Überdiagnostik und medikamentöse Übertherapie von Depressionen gehalten habe. Der übermäßige Einsatz von standardisierten Tests führt unweigerlich zur Erhebung falsch positiver Befunde, besonders wenn die Erkrankung im untersuchten Personenkreis nur mit geringer Häufigkeit vorkommt. So ist beispielsweise ein Bevölkerungsscreening auf Depression mit einem der gängigsten Depressionstests, dem sogenannten PHQ-9, mit einer hohen Rate falsch positiver Befunde verbunden. Das bedeutet, dass ein nicht unerheblicher Prozentsatz der Probanden, bei denen der Test eine Depression anzeigt, gar nicht an dieser leiden, sondern vielleicht nur ein momentanes Stimmungstief durchmachen. Sie werden aber von vielen Ärzten trotzdem mit Antidepressiva behandelt, natürlich ohne entsprechenden Erfolg, aber unter Inkaufnahme von Nebenwirkungen. Die Psychiater fühlten sich zwar durch meinen Vortrag angegriffen, aber es entwickelte sich im Anschluss an meinen Vortrag eine lebhafte Diskussion, so wie es in der Wissenschaft üblich sein sollte.

Unterschiedliche Ergebnisse, Interpretationen und Auffassungen werden in einem offenen Diskurs erörtert. Das Ergebnis des Diskurses kann sein, dass einer den anderen überzeugt, oder dass weitere Studien erforderlich sind, um den Disput zu lösen.

In meinen Vorlesungen für Medizinstudierende pflegte ich bereits im ersten Semester die elementaren Grundsätze wissenschaftlicher Arbeit darzustellen, und meine Vorlesung über medizinische Wissenschaft trug den Titel „Klinische Studien – eine Annäherung an Wahrheit." Wissenschaftliche Studien beinhalten eben niemals „die einzig gültige Wahrheit", sondern immer nur einen Zwischenstand auf dem Weg der Wahrheitssuche. Seit vielen Jahren bin ich ein begeisterter Anhänger von Karl Popper, der einmal gesagt hat:[25]

„Unsere Unwissenheit ist grenzenlos und ernüchternd. Ja, es ist gerade der überwältigende Fortschritt der Naturwissenschaften, der uns immer von neuem die Augen öffnet für unsere Unwissenheit, gerade auf dem Gebiet der Naturwissenschaften selbst. Damit hat aber die sokratische Idee des Nichtwissens eine völlig neue Wendung genommen. Mit jedem Schritt, den wir vorwärts machen, mit jedem Problem, das wir lösen, entdecken wir nicht nur neue und ungelöste Probleme, sondern wir entdecken auch, dass dort, wo wir auf festem und sicherem Boden zu stehen glaubten, in Wahrheit alles unsicher und im Schwanken begriffen ist."

Unser Streben nach Wahrheit bleibt immer unvollkommen. Es werden Hypothesen aufgestellt, Theorien entwickelt, Modelle erstellt, welche die Wirklichkeit bestmöglich erklären. Sie haben Gültigkeit, bis sie widerlegt und durch bessere ersetzt werden, die aber auch wieder unvollkommen bleiben. Gerade in der Medizin ist Wahrheit immer nur Wahrscheinlichkeit. Es gibt keine sichere Diagnose. Diagnosen bleiben immer deskriptiv und spiegeln bestimmte Muster wider. Niemals können sie die Komplexität von Gesundheit und Krankheit vollkommen erfassen. So gibt es eben auch keine zwei Menschen, bei denen eine Krankheit sich exakt gleich manifestiert und gleich verläuft, und auch keine Therapie, die immer zur Heilung führt. Das ärztliche Streben, versucht für den individuellen Patienten eine wahrscheinliche Diagnose zu stellen und die Heilmethode mit der höchsten Wahrscheinlichkeit für Erfolg einzusetzen, um die Selbstheilung zu aktivieren.

Mit Ausbruch der Corona-Pandemie war plötzlich alles anders: es gab keinen wissenschaftlichen Diskurs mehr. Stattdessen gab es nur noch

„Experten" und „Schwurbler". Die Wahrheit wurde von der Regierung mit Hilfe der von ihr ernannten „Experten" definiert. Wer eine von dieser „Wahrheit" abweichende Meinung vertrat, wurde durch Faktenchecker diskreditiert. Das Ergebnis war ein Corona-Angst-Szenario, das von niemandem infrage gestellt werden durfte. Wer es wagte, eine andere Ansicht zu äußern, wurde als „Schwurbler" oder schlimmer noch als „Covidiot" oder Coronaleugner bezeichnet.

So erhielt ich beispielsweise von einem freundlichen Kollegen, ebenfalls Professor der UNIVERSITÄT, am 3. April 2020 eine E-Mail mit folgendem Wortlaut:

„Sehr geehrter Kollege Sönnichsen,

Ich habe mich gestern Abend sehr über Ihren TV-Auftritt und Ihre Aussagen gewundert - eigentlich sehr geärgert, weil unter Ihrem Namen derselbe Dienstgeber steht, den auch ich habe. Persönlich distanziere ich mich vehement von Ihrer Aussage. Deshalb möchte ich Ihnen folgende Erinnerung schicken:

Covidiot = a stupid person who stubbornly ignores social distancing protocol, thus helping to further spread COVID-19 [Covidiot = eine dumme Person, die hartnäckig das Protokoll zum 'Social Distancing' ignoriert und dadurch zur weiteren Ausbreitung von COVID-19 beiträgt]."

Es fiel mir anfangs sehr schwer, diese Diffamierungen zu ertragen. Dabei war es für mich kein Problem, dass meine ärztlichen und wissenschaftlichen Kolleginnen und Kollegen anderer Meinung waren, aber ich konnte einfach nicht glauben, dass Ärzte, Wissenschaftler und Politiker samt ihrer „Experten" nicht mehr in der Lage waren, unterschiedliche Standpunkte zu akzeptieren und sich auf einen Diskurs einzulassen. Die Reaktionen auf jegliche Kritik am bestehenden Narrativ wurden sofort niveaulos und übergriffig.

Die Gefährlichkeit von COVID wurde von den meisten Menschen massiv überschätzt und die Angst schien ihren Verstand gelähmt zu haben. Inzwischen sind fast vier Jahre vergangen und wir können versuchen, zurückblickend die Gefährlichkeit dieser Erkrankung realistisch einzuschätzen.

Wie gefährlich ist COVID-19?

Zu Beginn der Pandemie wurde aufgrund der aus China übermittelten Zahlen eine Todesfallrate (Case Fatality Rate [CFR], Fallsterblichkeit) von über 5 % vermutet.[26] Es stellte sich jedoch sehr schnell heraus, dass diese Zahl aufgrund einer unvollständigen Erfassung der Fälle überschätzt worden war. So wurde bereits in einer im Februar 2020 veröffentlichten Studie gezeigt, dass die CFR in Gesamtchina ohne Hubei/Wuhan bei nur 0,15 % lag.[27] Die hohe Fallsterblichkeit in Hubei/Wuhan war also ausschließlich darauf zurückzuführen, dass es noch keine Tests gab und mildere Erkrankungsverläufe daher nicht als COVID erfasst wurden.

Dennoch wurde in Europa von Anfang an die Angst geschürt. Am 21.03.2020 titelte der österreichische „STANDARD": „Horror in Bergamo – und bald auch in Mailand?"[28] Die Bilder von Särgen und Militärtransportern, die Leichen aus Bergamo in die umliegenden Städte transportierten, weil die Krematorien in Bergamo überlastet waren, gingen um die Welt und lösten Panik und Entsetzen aus.

Die „Süddeutsche Zeitung" berichtete am 19.03.2020 von über 3.000 Corona-Toten in ganz Italien, die meisten davon in der Lombardei, und zeigte eine Farbfotografie von Särgen.[29] Bis zum Ende der 12. Kalenderwoche wuchs die Zahl der Toten sogar auf 5.476. Natürlich ist jedes Einzelschicksal leidvoll, aber in den ersten 12 Wochen des Jahres 2020 sind in Italien insgesamt 178.395 Menschen an diversen Todesursachen verstorben,[30] denen nicht die Aufmerksamkeit zuteilwurde, welche die COVID-Toten international erhielten, weil ihr Tod den Medien nicht berichtenswert erschien.

Medien werden von gewinnorientierten Unternehmen und Konzernen betrieben. Sie leben von Auflagen und Einschaltquoten, nicht von seriöser Berichterstattung. Dies gilt leider auch für die öffentlich-rechtlichen Medien, die sich zudem in politischen Abhängigkeiten befinden. Bilder von Särgen lassen sich besser verkaufen als nüchterne Berichterstattung mit einer objektiven Einordnung statistischer Zahlen.

COVID-Tote und Gesamtsterblichkeit

Tatsächlich machten die COVID-Toten im ersten Quartal in Italien nur etwa 3 % der Gesamtsterblichkeit aus, wobei nicht unterschieden wurde, ob die Betroffenen „an" oder „mit" COVID verstorben waren. Jeder Verstorbene, der innerhalb von 30 Tagen vor dem Tod einen positiven PCR-Test aufwies, galt als „COVID-Toter". Insgesamt gab es 2020 in Italien 756.748 Todesfälle[12], davon sind 74.195 Personen[31] oder 9,8 % „an" oder „mit" CO-VID verstorben. Das Risiko an einer anderen Todesursache zu versterben war demnach mindestens zehnmal so hoch wie das Risiko des COVID-Tods und die übermäßige Angst gerade vor dieser Erkrankung war somit weitgehend unbegründet. Die generell in der Bevölkerung weit verbreitete Angst vor dem Tod hatte sich auf eine einzige Erkrankung fokussiert, die diese Aufmerksamkeit nicht verdiente.

In Deutschland, Österreich und der Schweiz war die Situation ähnlich. Die Gesamtzahl der Todesfälle und den Anteil der COVID-Toten („an" und „mit") in den ersten 13 Kalenderwochen, also bis zum Höhepunkt der ersten COVID-Welle in Europa, zeigt Tabelle 1.

Die Zahlen machen deutlich, dass COVID für die Gesamtsterblichkeit der Bevölkerung nicht einmal im von COVID in Europa damals am schlimmsten betroffenen Italien eine wesentliche Rolle spielte. Nachdem die Erkrankungszahlen bereits Ende März rückläufig waren, bestand spätestens Anfang April, zum Zeitpunkt meines ersten kritischen Fernsehauftritts, überhaupt keine Veranlassung mehr für einschneidende Maßnahmen. Man hätte damals den Lockdown, die Schulschließungen und die Ausgangssperren sofort beenden müssen.

Zum anderen ist offensichtlich, dass in Schweden in den ersten Wochen der Krise auch ohne Lockdown und Schulschließungen nicht mehr Menschen verstorben sind als anderswo.

Wohlgemerkt ist der Verzicht auf Lockdown, Schulschließungen und Ausgangssperre nicht gleichbedeutend mit „Nichtstun". Auch in Schweden hat man die Bevölkerung zur Vorsicht ermahnt: Personen mit Erkältungssymptomen sollten zuhause bleiben. Man wurde angehalten, Menschenansammlungen zu vermeiden und die Kontakte insgesamt vorübergehend zu reduzieren, aber alles auf freiwilliger Basis. Offenbar hat das genügt, um die Krise zu bewältigen.

Land	Todesfälle gesamt[30]	COVID-Tote (Anzahl)[31]	COVID-Tote (%)
Deutschland	251.905	1.869	0,7
Italien	201.852	10.023	5,0
Österreich	22.703	66	0,3
Schweiz	23.690	335	1,8
Schweden	18.350	201	0,8
Großbritannien	169.922	2.489	1,5

Tabelle 1: Anteil der COVID-Toten (= Tote mit positivem PCR-Test) an der Gesamtsterblichkeit im ersten Quartal 2020 (Kalenderwochen 1-13)

Die Infektionssterblichkeit von COVID

Zu Beginn der Pandemie wurde zur Einschätzung der Gefährlichkeit ausschließlich die oben bereits erklärte „Case Fatality Rate" (CFR) herangezogen. Zur Berechnung dieser werden die an der Erkrankung Verstorbenen ins prozentuale Verhältnis zu allen diagnostizierten Erkrankten gesetzt. Wenn von 100 diagnostizierten Erkrankten 10 versterben, beträgt die CFR 10 %. Diese lässt jedoch eine Erkrankung gefährlicher erscheinen als sie ist, denn die an der Erkrankung Verstorbenen werden mit hoher Wahrscheinlichkeit (fast) vollständig erfasst, während leichter verlaufende Fälle nicht immer diagnostiziert werden, weil die Betroffenen es gar nicht für nötig empfinden, zum Arzt zu gehen und sich testen zu lassen. Wenn man hingegen die Anzahl der an der Erkrankung Verstorbenen ins prozentuale Verhältnis zu allen setzt, die sich infiziert haben (egal, ob sie getestet und diagnostiziert wurden, oder nicht), so ergibt sich immer ein viel niedrigerer Wert. Man spricht dann von der „Infection Fatality Rate" (IFR).

Eine erste Bestimmung der IFR in Deutschland erfolgte bereits im Februar 2020 in der sogenannten „Heinsbergstudie". In dieser Studie wurde durch serologische Tests einer repräsentativen Bevölkerungsstichprobe eine IFR von 0,35 % festgestellt.[32]

Wenig später zeigte eine erste systematische Übersichtsarbeit von Studien aus aller Welt während der ersten COVID-Welle einen bereits deutlich niedrigeren Wert von 0,23 %.[33]

In einer sehr umfangreichen systematischen Übersichtsarbeit unter Einbeziehung von 338 Studien aus 50 Ländern zur IFR von COVID kam der bekannte Epidemiologe John Ioannidis schließlich zu dem Ergebnis, dass nur etwa 0,15 % der mit SARS-CoV-2 Infizierten an der Erkrankung versterben, also ein bis zwei Personen von 1.000, die sich anstecken.[34] Die IFR ist also im Laufe der Zeit immer weiter nach unten korrigiert worden. Dieser Trend setzte sich wie wir noch sehen werden beständig weiter fort.

Um die IFR besser einordnen zu können, ist es sinnvoll, einen Vergleich mit der Influenza vorzunehmen. Die durchschnittliche IFR der saisonalen Grippe („Influenza") seit dem Jahr 2010 liegt nach den Auswertungen der amerikanischen Centers for Disease Control and Prevention (CDC) bei etwa 0,12 %[35], also unwesentlich unter der IFR von COVID zu Beginn der Pandemie.

Die IFR ist auch nicht für alle Bevölkerungsgruppen gleich, sondern variiert mit dem Alter, mit dem Vorliegen von Vor- und Begleiterkrankungen, mit weiteren Bevölkerungsmerkmalen, Lebensumständen und den Virus-Varianten.

Um die Gefährlichkeit des Virus für eine bestimmte Person oder einen bestimmten Bevölkerungsanteil noch besser einschätzen zu können, ist es daher notwendig, genauer zu analysieren, welche ein bis zwei von 1.000 Betroffenen mit einer Infektion schwer erkranken und versterben.

COVID-Tod und Lebensalter

Bereits bei dem ersten großen COVID-Ausbruch in der italienischen Lombardei Anfang März 2020 wurde festgestellt, dass das Alter der „an" oder „mit" COVID Verstorbenen im Mittel bei etwa 80 Jahren lag.[36] Es war also schon damals klar, dass von schweren COVID-Verläufen in erster Linie ältere Menschen betroffen sind. Über den Gesamtverlauf der Pandemie liegt das durchschnittliche Sterbealter der an oder mit COVID Verstorbenen sogar noch darüber, in Deutschland und der Schweiz bei etwa 84 und in Österreich bei 83 Jahren (geschätzt aus der Altersverteilung, exakte Zahlen sind nicht verfügbar).

Menschen in diesem Alter haben von Haus aus ein hohes Risiko zu versterben. Im Jahr 2019 sind beispielsweise in Deutschland von 524.879 84-Jährigen 38.768 verstorben, entsprechend 7,4 %. Im ersten Coronajahr (2020) waren es 7,5 %, und im Jahr 2021 7,6 %.[37] Die Sterblichkeit hat sich also durch Corona kaum verändert. Man muss also auch als alter Mensch nicht mehr Angst vor dem Corona-Tod haben als vor dem Tod überhaupt. Für jüngere, gesunde Menschen ist die Angst gänzlich unbegründet. Auch deren Sterblichkeit hat durch Corona nicht zugenommen. Das heißt nicht, dass es nicht einzelne Ausnahmefälle geben kann, in denen auch ein junger Gesunder schwer an Corona erkrankt und vielleicht sogar daran verstirbt. Leider gehört es zum Menschsein, dass auch gesunde, junge Menschen erkranken und sterben, sei es an Krebs, am plötzlichen Herztod oder an einer Infektionskrankheit. Statistisch betrachtet passiert dies zum Glück nur sehr selten und ist auch durch Corona nicht häufiger geworden. Der Versuch, den Corona-Tod durch Maßnahmen wie Lockdown, Schulschließungen oder Maskenzwang zu verhindern, kann also auch nicht zu einer Verringerung der ohnehin vernachlässigbaren Sterblichkeit führen.

Abbildung 1 zeigt die durchschnittliche Anzahl der an oder mit COVID Verstorbenen pro 100 SARS-CoV-2-PCR-Testpositiven der verschiedenen Altersgruppen in Österreich. Deutschland, die Schweiz, Italien, Schweden und Großbritannien weisen ein ähnliches Bild auf. Der Prozentanteil beträgt bis zum Alter von 44 Jahren bei Männern und bis zum Alter von 54 Jahren bei Frauen 0,0 % und im mittleren Lebensalter (45-64 Jahre) 0,1 bis 0,3 %.

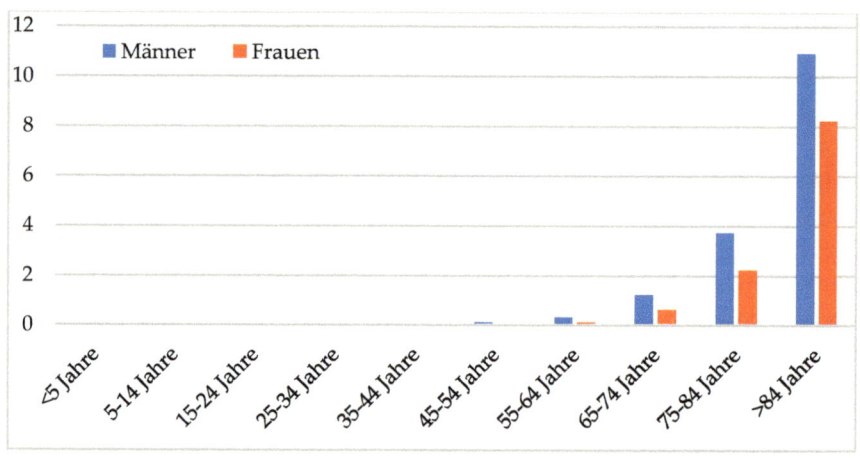

Abbildung 1: Anzahl der COVID-Todesfälle pro 100 SARS-CoV-2-Fälle nach Altersgruppe und Geschlecht in Österreich (Stand 25.05.2023)

Die Fallsterblichkeit liegt somit im Bereich der Sterblichkeit der Influenza oder gering darüber. Erst oberhalb von 65 Jahren kommt es zu einem relevanten Anstieg der COVID-Sterblichkeit. Achtung: In dieser offiziellen Statistik der österreichischen Agentur für Gesundheit und Ernährungssicherheit wird wieder die „Fallsterblichkeit" („Case Fatality Rate" oder CFR) angegeben, die aufgrund der nicht einberechneten Dunkelziffer von Personen mit leichtem Verlauf deutlich über der Infektionssterblichkeit liegt.

In einer großen Metaanalyse[h] von 27 weltweit durchgeführten Studien zeigte sich dementsprechend, dass das Risiko, an oder mit COVID zu versterben, für einen 90-Jährigen mit 10-15 % etwa 10.000-mal so hoch ist wie für einen 10-Jährigen, der nur ein Sterbefallrisiko von 0,001 % aufweist.[38] Das Risiko steigt dabei mit dem Alter nicht gleichmäßig an, sondern exponentiell. Bis etwa zum 60. Lebensjahr steigt es nur sehr gering, aber mit zunehmendem Alter dann immer steiler.

COVID-Tod und Vorerkrankungen

Ein weiterer wichtiger Punkt, der bei der Betrachtung der Corona-Sterblichkeit berücksichtigt werden muss, ist, dass fast alle „an" oder „mit" COVID Verstorbenen mindestens eine relevante Vorerkrankung aufweisen. Eine frühe Auswertung der Todesfälle in der Lombardei, publiziert am 23.03.2020, also ganz zu Beginn der Pandemie in Europa, zeigte bereits, dass fast alle der COVID-Toten mindestens an einer relevante Begleiterkrankung litten.[39] Etwa die Hälfte hatte sogar drei oder mehr Krankheiten.

Diese Zahlen wurden durch eine umfassende Analyse aller SARS-CoV-2-PCR-Test-positiven Todesfälle in Italien bis Anfang Oktober 2021 bestätigt,[40] insgesamt etwa 130.000 seit Pandemiebeginn (zum Vergleich: Im gleichen Zeitraum verstarben in Italien insgesamt ca. 1,3 Millionen Menschen[41] – die „an" oder „mit" COVID Verstorbenen machen also wie oben bereits erwähnt nur etwa 10 % der insgesamt Verstorbenen aus).

Die italienischen COVID-Toten bis Oktober 2021 hatten im Mittel 3,7 Begleiterkrankungen. 97,1 % wiesen mindestens eine, 67,7 % sogar drei oder mehr relevante zusätzliche Krankheiten auf. Am häufigsten lagen hoher Blutdruck (65,8 %), Zuckerkrankheit (29,3 %), Arteriosklerose der Herzkranzarterien (28,0 %), Vorhofflimmern (24,8 %, eine Herzrhythmusstörung, die Schlaganfälle begünstigen kann) und Demenz (23,5 %) vor. In der

---

[h] Metaanalyse: eine mathematische Zusammenfassung der Ergebnisse mehrerer Studien mit der gleichen Fragestellung

Publikation wird nicht unterschieden zwischen Verstorbenen, bei denen COVID die führende Todesursache war und solchen, bei denen lediglich ein positiver PCR-Test vorlag, die aber an einer ihrer anderen Erkrankungen verstorben sind. Alle Verstorbenen mit einem positiven Corona-PCR-Test innerhalb von 30 Tagen vor dem Tod wurden für diese Auswertung als „Corona-Tote" gewertet.

COVID-Tod und andere Todesursachen

Italien nimmt mit 96 Corona-Toten pro 100.000 Einwohner pro Jahr (2020 bis Stand 06.04.2023) einen mittleren Platz in der weltweiten Corona-Todesfallstatistik ein (siehe Abbildung 2), weist weniger Corona-Tote auf als beispielsweise die USA, aber mehr als Österreich (76/100.000/Jahr), Schweden (72/100.000/Jahr), Deutschland (63/100.000/Jahr) oder die Schweiz (50/100.000/Jahr). Entscheidend für die Einordnung dieser Zahl ist allerdings die Berücksichtigung von erstens der Gesamtzahl der Todesfälle, zweitens der Zahl der Todesfälle durch andere Ursachen im gleichen Zeitraum und drittens der Altersstruktur der Bevölkerung. Nur dann ist es möglich, die Gefährlichkeit einer bestimmten Erkrankung realistisch einzuschätzen.

Betrachten wir also die detaillierte Todesursachenstatistik am Beispiel Deutschland für die Jahre 2020 bis 2022[42] (für das Jahr 2022 gibt es nur vorläufige Zahlen, Stand Oktober 2023). Insgesamt starben in Deutschland 2020 985.572 Menschen (1.187/100.000 Einwohner), 2021 1.023.687 (1.230/100.000) und 2022 1.066.317 (1.282/100.000). Das bedeutet, dass in Deutschland jeden Tag etwa 2.700 Menschen sterben. 2020 wurde bei 39.758 Todesfällen auf dem Totenschein „COVID" als Todesursache angegeben (4,0 % aller Todesfälle, 48/100.000 Einwohner), 2021 waren es 71.131 (7,0 %, 85/100.000) und 2022 51.288 (4,8 %, 62/100.000).

Es ist unklar, ob mit der Angabe „Todesursache COVID" auf dem Totenschein tatsächlich COVID als Todesursache bewiesen ist. Die gängige Definition von COVID-Tod (nämlich positiver PCR-Test in zeitlichem Zusammenhang mit dem Ableben) spricht gegen eine echte Kausalität. Im Durchschnitt der drei Jahre stehen nur etwa 150 der 2.700 täglichen Todesfälle in einem zeitlichen Zusammenhang mit einem positiven Corona-Test, was noch nicht gleichbedeutend mit einer tödlichen Corona-Erkrankung ist.

Mindestens 2.550 Menschen verstarben täglich an ganz anderen Todesursachen.

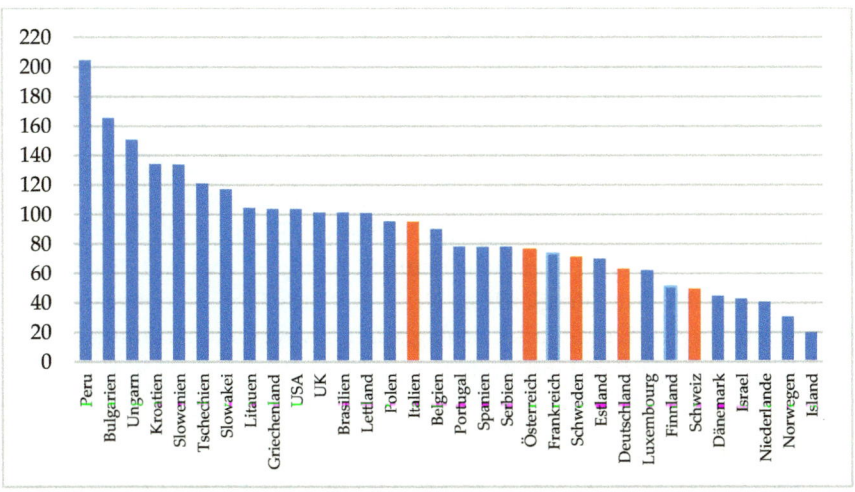

Abbildung 2: COVID-Todesfälle /100.000 Einwohner/Jahr (1.1.2020-26.4.2023)

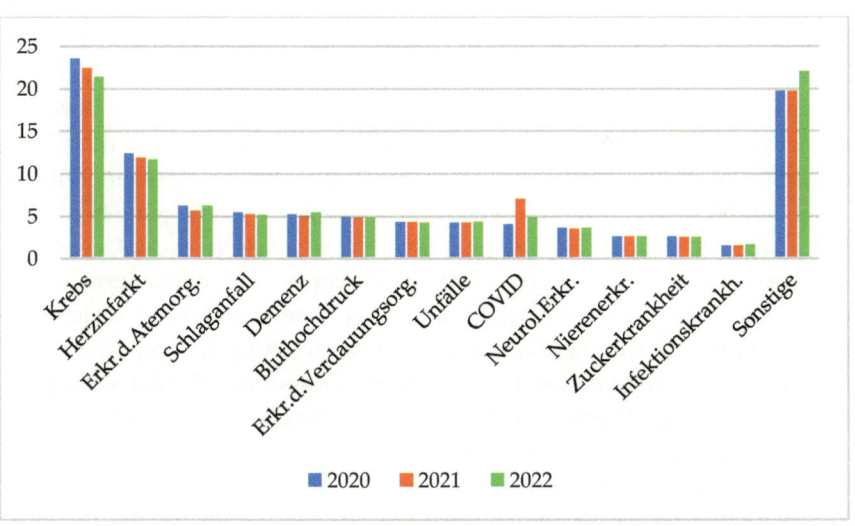

Abbildung 3: Prozent der Sterbefälle an ausgewählten Diagnosen in Deutschland 2020, 2021 und 2022[42]

Eine Aufstellung und Rangfolge wichtiger Todesursachen in Deutschland 2020 bis 2022 zeigt Abbildung 3.

Es wird deutlich, dass COVID in der Gesamtheit der Todesursachen 2020-2022 eine eher unbedeutende Rolle spielt. Die Statistik wird von den bösartigen Neubildungen (Krebs) angeführt, gefolgt von den arteriosklerotischen Durchblutungsstörungen im Herzen einschließlich Herzinfarkt, den degenerativen Erkrankungen des Gehirns einschließlich Alzheimer-Krankheit, Parkinson-Krankheit und anderen Formen von Demenz sowie den Durchblutungsstörungen im Gehirn einschließlich Schlaganfall.

Mit 4 % aller Todesfälle ist COVID 2020 etwa gleichauf mit dem Unfalltod. 2021 ist der COVID-Tod zwar deutlich häufiger, aber mit 7 % immer noch unbedeutend im Vergleich zu Krebs und der Summe der Herzkreislauferkrankungen (Herzinfarkt, Schlaganfall, Hypertonie zusammen etwa 23 % und somit gleichauf mit Krebs).

COVID-Fälle und Gesamtbevölkerung

COVID spielt also in der Todesursachenstatistik eine eher unbedeutende Rolle, und dies, obwohl mittlerweile ein großer Anteil der Bevölkerung die Erkrankung durchgemacht hat. In Deutschland wurden bis einschließlich 26.04.2023 gut 38 Millionen positive PCR-Tests registriert. Dies entspräche bei einer Gesamtbevölkerung von 83,2 Millionen etwa 46,1 % der Bevölkerung, die vom Robert Koch Institut allerdings fälschlicherweise als „Fälle" deklariert werden.[43] Man muss nämlich berücksichtigen, dass ein Teil der Tests falsch positiv war, das heißt, dass der Test das Vorliegen der Krankheit angezeigt hat, obwohl diese gar nicht vorlag, dass viele der Getesteten die Erkrankung zwei- oder mehrmals durchgemacht haben und daher mehrfach positiv getestet wurden, und dass zudem auch noch viele Doppelbestimmungen durchgeführt wurden, was zur Doppelzählung von „Fällen" führt. Man kann daher davon ausgehen, dass unter Berücksichtigung einer unbekannten Dunkelziffer bisher nicht einmal die Hälfte der Bevölkerung an COVID erkrankt ist. Bei den meisten ist die Infektion zudem asymptomatisch, das heißt ohne wesentliche Beschwerden, oder als leichte Erkältung oder grippaler Infekt verlaufen, wie wir sie alljährlich durchmachen. Bei manchen kam es zu einer ausgewachsenen Grippe, vielleicht sogar verbunden mit den sogenannten „Corona-Symptomen"

Geschmacksverlust, Fieber und ausgeprägten Kopf- und Gliederschmerzen, die aber natürlich auch bei jedem anderen grippalen Infekt auftreten können.

Tabelle 2 zeigt die Anzahl und den Prozentanteil der PCR-Test-Positiven an der jeweiligen Bevölkerung für verschiedene Länder. Die großen Unterschiede sind, wie wir noch sehen werden, vor allem auf die Anzahl der durchgeführten Tests zurückzuführen. In Schweden wurden fast ausschließlich Personen mit typischen COVID-Symptomen getestet. Doppelmessungen und ungezielte Massentests wurden vermieden. Entsprechend niedrig ist der Anteil der Test-Positiven in der Bevölkerung.

In Österreich hingegen wurden ungezielte Massentests durchgeführt, die wahrscheinlich viel mehr falsch-positive Testergebnisse produziert haben als tatsächlich Menschen erkrankt waren. Der wahre Prozentsatz der Bevölkerung, die COVID durchgemacht haben, dürfte in allen europäischen Ländern ähnlich sein.

Land	PCR-Test-Positive[44]	Bevölkerung in Millionen	% PCR-Positive
Österreich	6.060.632	9,0	67,3
Schweiz	4.401.372	8,7	50,6
Deutschland	38.396.459	83,2	46,1
Italien	25.765.219	59,1	43,6
Großbritannien	24.569.895	67,3	36,5
Schweden	2.704.952	10,4	26,0

Tabelle 2: Positive PCR-Tests im Verhältnis zur Gesamtbevölkerung (bis 26.04.2023)

Nach einer systematischen Übersichtsstudie bleiben in einer durchschnittlichen Bevölkerung etwa 31 % der von einer SARS-CoV-2 Infektion Betroffenen ohne Beschwerden.[45] Vor allem bei Kindern und Jugendlichen verläuft eine SARS-CoV-2 Infektion häufig asymptomatisch, das heißt gänzlich ohne Symptome. Man spricht dann auch von „stiller Feiung", weil das körpereigene Immunsystem den Infekt überwindet, ohne dass der Infizierte sich krank fühlt, er aber trotzdem eine Abwehr gegen zukünftige Infektionen mit dem Erreger aufbaut. Viele Menschen mit leichten Erkältungssymptomen sind daher wahrscheinlich gar nicht zum Testen gegangen und wurden somit in der Statistik nicht erfasst.

Um diese Dunkelziffer abzuschätzen, wurde in Deutschland ab Anfang 2021 eine große sogenannte „Seroprävalenz-Studie" durchgeführt. Diese maß bei etwa 25.000 zufällig ausgewählten Personen aus sieben Städten und Landkreisen die Antikörper gegen SARS-CoV-2. Der Anteil der ungeimpften Personen mit positivem Antikörpernachweis schwankte erheblich von Region zu Region und stieg im zeitlichen Verlauf deutlich an (4,1 % in Osnabrück im März 2021 und 32,4 % in Chemnitz im Juli 2021).[46] In besonders betroffenen „Hotspots" wie Tirschenreuth[47] im Nordosten von Bayern wiesen bereits im April 2021 45,8 % der Bevölkerung Antikörper auf. Wenn man dies alles bei der Beurteilung des Infektionsgeschehens in Deutschland berücksichtigt, bedeutet das, dass bisher wahrscheinlich mindestens die Hälfte der Bevölkerung eine Infektion mit SARS-CoV-2 durchgemacht hat, aber nur wenige dabei nennenswert erkrankt sind und die allermeisten natürlich nicht an der Erkrankung verstarben.

COVID und weitere Risikofaktoren

Neben dem höheren Lebensalter und den Begleiterkrankungen scheinen weitere Risikofaktoren für einen schweren COVID-Verlauf oder Tod an COVID eine Rolle zu spielen. Einer dieser Risikofaktoren ist offenbar die Wohnsituation. So wurde in einer Übersichtsarbeit mit 23 Seroprävalenz-Studien aus 14 Ländern gezeigt, dass die IFR bei Menschen über 70 Jahren, die in ihrer eigenen Wohnung oder einem eigenen Haus lebten, nur 2,9 % betrug.[48] Unter Einbeziehung von Menschen in Altenwohn- und -pflegeheimen stieg diese auf 4,9 %. Die Sterberate ist also besonders hoch in Pflegeheimen. In Österreich waren 2020 über 40 % der COVID-Toten Pflegeheimbewohner.[49]

Auch das durchschnittliche Einkommen des Wohnsitzlands wirkt sich offenbar aus. Die IFR war in Ländern mit mittlerem Durchschnittseinkommen niedriger als in Ländern mit hohem Einkommen. Eine mögliche Erklärung hierfür ist, dass in weniger entwickelten Ländern aufgrund schlechterer Hygiene und ungünstigeren Lebensbedingungen nur wenige ein Alter über 70 Jahren erreichen und diese dann offensichtlich über ein besonders starkes Immunsystem verfügen. Möglicherweise spielt auch eine höhere Durchseuchung mit herkömmlichen Coronaviren eine Rolle, wodurch es zu einer Kreuzimmunität kommen könnte. Aus diesem Grunde ist das von

„Experten" vorhergesagte „Massensterben" an COVID in Afrika ausgeblieben. Stattdessen kam es zu schwerwiegenden Folgen durch die Eindämmungsmaßnahmen:[50] Zunahme von Hunger (+46 Millionen Betroffene), extremer Armut (+30 Millionen Betroffene) und Analphabeten (+6 Millionen Betroffene).

Pandemie durch statistische Tricks

Durch zwei gezielte Maßnahmen gelang es, die Bedeutung und Gefährlichkeit von COVID größer erscheinen zu lassen, als sie waren. Zum einen wurde, wie schon gesagt, in den offiziellen Corona-Statistiken von Anfang an nicht zwischen „an" und „mit" COVID Verstorbenen unterschieden. Durch das Mitzählen von „mit" COVID Verstorbenen, die aufgrund einer bereits zuvor vorhandenen schweren Erkrankung gar nicht „an" COVID gestorben sind, sondern nur zufällig innerhalb von 30 Tagen vor dem Tod einen positiven PCR-Test aufwiesen (weil man alle ins Krankenhaus aufgenommenen Patienten routinemäßig getestet hat), wurden die Todesfallzahlen künstlich in die Höhe getrieben. Dieser Fehler wurde weltweit gemacht. Es gibt aber eine lobenswerte Ausnahme in Deutschland. Die Stadt Halle an der Saale hat von Anfang an in der städtischen Corona-Statistik erfasst, ob Personen „an" oder „mit" COVID verstorben sind.

In der ersten Corona-Welle im Frühjahr 2020 kam es in Halle nur zu 14 Todesfällen, von denen nur 2 „an" Corona verstorben sind (14,3 %). Die höchste Anzahl an Todesfällen wurde während der zweiten und dritten Welle im Winter 2020/2021 registriert. Von diesen starben aber auch nur 34,9 % „an" Corona". Der höchste Anteil von „an" Corona Verstorbenen war mit 57,8 % während der Delta-Welle im Winter 2021/2022 zu beobachten. Während der Omikron-Welle kam es in der zweiten Jahreshälfte 2022 zu einer deutlichen Abnahme der Todesfälle und der Anteil „an" Corona sank auf 22,2 % (siehe Tabelle 3).[51] Am 31.12. 2022 wurde die Statistik eingestellt.

Insgesamt ist also die große Mehrheit der sogenannten COVID-Toten eines natürlichen Todes durch eine andere Erkrankung gestorben. Die hohen Zahlen an „Corona-Toten", die offensichtlich 2020 auch nur unwesentlich zu einer Übersterblichkeit geführt haben (jedenfalls nicht mehr als eine etwas heftigere Grippe), sind also durch die Zählweise und Definition künstlich in die Höhe getrieben worden. Die Schätzungen gehen jedoch bezüglich des Anteils der wahrhaft „an" und nicht „mit" Corona Verstorbenen weit auseinander. Die Welt titelte am 30.8.2021: „Corona bei 80 % der offiziellen COVID-Toten wohl nicht Todesursache".[52] ZDF heute hält am 19.01.2022 dagegen: „20 % der Corona-Toten…sind nicht ‚an', sondern ‚mit' Corona' verstorben."[53] Die Wahrheit liegt wahrscheinlich irgendwo in der Mitte und die Zahlen aus Halle erscheinen durchaus plausibel.

Zeitraum	„COVID-Tote" gesamt	„An" COVID verstorben	„Mit" COVID verstorben	% „an"
01.01.20-30.06.20	14	2	12	14,3
01.07.20-30.06.21	341	119	222	34,9
01.07.21-30.06.22	225	130	95	57,8
01.07.22-31.12.22	99	22	77	22,2
Gesamt	679	273	406	40,2

Tabelle 3: „An" und „mit" COVID Verstorbene in Halle a.d. Saale[51]

Virus-Varianten

Das SARS-CoV-2-Virus ist wie die Influenza-Viren (Grippeviren) ein sogenanntes RNA-Virus und neigt dazu, sich genetisch sehr rasch zu verändern. Diese genetischen Mutationen führen zur Bildung neuer Varianten, die es sowohl für unser Immunsystem als auch für Impfungen erschweren, sie wirkungsvoll zu bekämpfen. Seit der ersten pandemischen Ausbreitung von SARS-CoV-2 im Frühjahr 2020 wurden zahlreiche Virus-Varianten identifiziert, von denen die meisten epidemiologisch keine wichtige Rolle spielen und vom European Centre for Disease Prevention and Control (ECDC) als „Variants of interest" („Varianten von Interesse"), „Variants under monitoring" („Varianten unter Beobachtung") oder „De-escalated Variants" („Zurückgestufte Varianten", die nicht mehr als gefährlich anzusehen sind) klassifiziert werden.[54] Nur wenige Varianten gelten als „Variants of concern" („Varianten, die Anlass zur Sorge geben"), da sie entweder infektiöser sind als vorangegangene Varianten oder mit schwereren Krankheitsverläufen einhergehen. Von großer epidemiologischer Relevanz waren bisher nur die Alpha- (B1.1.7), Beta- (B.1.351), Gamma- (P.1), Delta- (B.1.617.2) und Omikron-Variante (B.1.1.529; BA.1 und BA.2). Im Frühsommer und Sommer 2022 sorgten auch Omikron BA.4 und BA.5 für eine

„Sommerwelle". Sie spielten im Frühjahr 2023 keine Rolle mehr und wurden durch die Omikron Subtypen XBB.1.5, BA.2.75, BQ.1 und andere Abkömmlinge der Omikron-Variante abgelöst. Inzwischen (Stand Dezember 2023) sind in Deutschland die Varianten EG.5, BA.2.86 und JN.1 vorherrschend.[55] Diese werden aber alle vom ECDC wegen ihrer relativ geringen Pathogenität (d.h. dass sie nur sehr selten schwere Erkrankungen verursachen) nur noch als „Variants of interest" und nicht mehr als „Variants of concern" klassifiziert.

Im Verlauf der Pandemie hat die Gefährlichkeit von SARS-CoV-2 durch die Mutationen und Bildung von neuen Varianten deutlich abgenommen.

Die Infektionssterblichkeit (Infection Fatality Rate – IFR) der ursprünglichen Omikron-Variante BA.1[56] betrug nach einer Studie aus Südafrika, wo Omikron zuerst auftrat, nur noch 21,3 % der vorangehenden Varianten, für die der Epidemiologe Ioannidis eine IFR von 0,15 % ermittelt hatte (siehe oben).[34] Dies entspricht also einer IFR von 0,03 % (0,15*0,213) für Omikron BA.1, also etwa ein Viertel der IFR der Grippe, die wie bereits erwähnt eine durchschnittliche IFR von 0,12 % aufweist.

Diese Beobachtung deckt sich mit den Ergebnissen einer spanischen Studie, welche die Hospitalisierungsrate der verschiedenen Varianten untersuchte.[57] Das Risiko[i] für eine Krankenhausaufnahme betrug bei Omikron BA.1 nur noch 28 % des Risikos bei Delta und das Risiko von BA.2 nur noch die Hälfte von BA.1, also 14 %. Das Risiko, wegen Omikron BA.2 ins Krankenhaus zu kommen, beträgt als nur noch 1/7 des ursprünglichen COVID-Risikos. Nach Angaben des ECDC hat die Gefährlichkeit mit den neuen Omikron-Subtypen noch weiter abgenommen.

Übersterblichkeit

Eine weitere Möglichkeit, die Gefährlichkeit einer Erkrankung einzuschätzen, ist die Erfassung einer möglichen Übersterblichkeit in der Bevölkerung. Hierzu werden die Sterbezahlen während des Vorherrschens einer Erkrankung mit den Sterbezahlen in Zeiträumen, in denen diese Erkrankung nicht aufgetreten ist, verglichen. Diese Methode wird seit vielen Jahren angewendet, um die Übersterblichkeit durch die alljährlichen

---

[i] In der Studie ist eigentlich das „Chancenverhältnis" (Odds Ratio) angegeben, das aber in etwa dem prozentualen Risiko entspricht.

Grippewellen abzuschätzen. Abbildung 4 zeigt die Übersterblichkeit durch Grippe (Influenza) für die vergangenen 30 Jahre.[58] Diese lag – stark schwankend zwischen 0 und 30.000 zusätzlichen Todesfällen während der jeweiligen Grippewelle. Auffällig ist, dass gerade während der ebenfalls von der WHO als „Pandemie" ausgerufenen Schweinegrippe im Winter 2009/2010 und auch in den Coronajahren 2019/20, 2020/21 und 2021/22 keine Übersterblichkeit durch Influenza zu beobachten war.

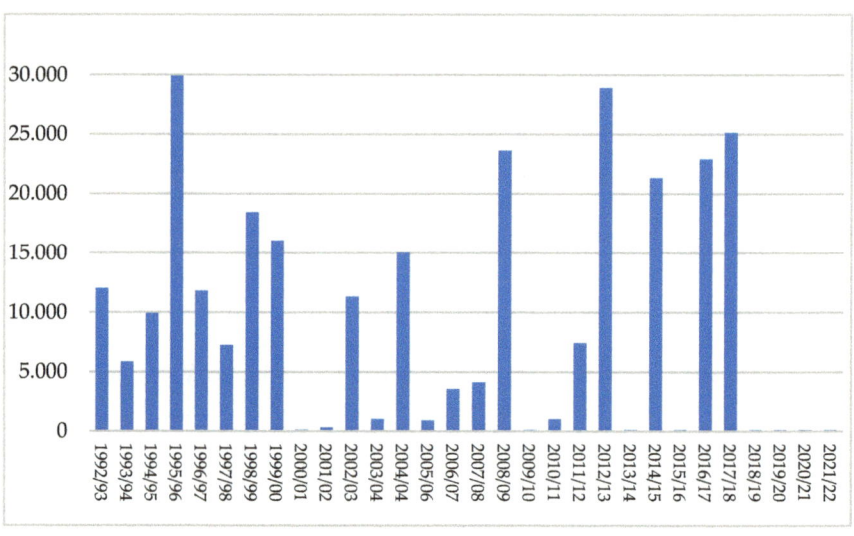

Abbildung 4: Anzahl der zusätzlichen Todesfälle (Übersterblichkeit) durch Grippe (Influenza) seit 1992[58]

Auch insgesamt gab es 2020 in Deutschland keine signifikante Übersterblichkeit, obwohl doch laut Angaben des Statistischen Bundesamtes, basierend auf den Zahlen des Robert-Koch-Instituts bis zum 31.12.2020 bereits fast 40.000 Corona-Opfer zu beklagen waren.[42]

2021 hingegen ist eine Übersterblichkeit zu beobachten, die aber, wie wir sehen werden, nicht mit den Corona-Todesfällen zusammenhängt.

Tatsächlich gab es im Jahr 2020 zwar deutlich mehr Tote als 2019, aber die Anzahl der Todesfälle/Jahr steigt in Deutschland seit etwa 15 Jahren kontinuierlich an. Dieser Trend ist vor allem darauf zurückzuführen, dass die geburtenstarken Jahrgänge der 30er-Jahre des vergangenen Jahrhunderts ihre natürliche Lebenserwartung erreichen und versterben.

Auch Veränderungen in der demographischen Struktur der Bevölkerung und der Einwohnerzahl insgesamt durch Zuwanderung spielen eine Rolle. In Abbildung 5 sind die Sterbedaten des Statistischen Bundesamtes von 2000 bis 2023 dargestellt.[59,60] Die Abbildung zeigt eindrucksvoll, dass die Anzahl der jährlichen Todesfälle seit 2006 ansteigt. Besonders auffällige Anstiege gab es 2003, 2013, 2015 und 2022. Deutliche Abweichungen nach unten lagen 2014 und 2019 vor. Die beiden COVID-Jahre 2020 und 2021 liegen so gut wie auf der Trendlinie und der Anstieg von 2019 auf 2020 ist vor allem auf die niedrige Sterberate im Jahr 2019 zurückzuführen. Ein deutlicher Anstieg ist vor allem 2022 zu beobachten, als es kaum noch COVID-Tote gab. Mit sehr hoher Wahrscheinlichkeit ist hier die COVID-„Impfung" zusammen mit anderen negativen Auswirkungen der Coronamaßnahmen als Ursache anzusehen. Dies werden wir weiter unten noch ausführlich erörtern. 2023 ging die Sterblichkeit wieder deutlich zurück.

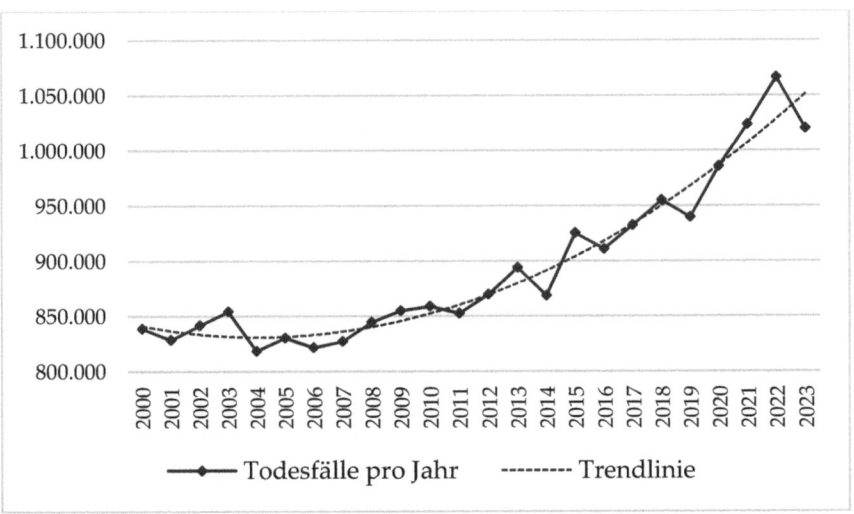

Abbildung 5: Entwicklung der Anzahl der Todesfälle pro Jahr in Deutschland[59,60]

Die Ursachen für Veränderungen der Sterberaten nach unten oder nach oben sind vielfältig. Grippewellen im Winter und Hitzewellen im Sommer bedingen eine erhöhte Sterblichkeit. Bleiben derartige Ereignisse aus, sterben im Vergleich zu anderen Jahren weniger Menschen. Dabei wird aber natürlich niemand plötzlich unsterblich. Der Todeszeitpunkt verschiebt sich lediglich aufgrund äußerer Ereignisse wie Infektions- oder Hitzewellen um ein paar Wochen oder Monate nach vorne oder nach hinten.

Sieht man sich das Jahr 2020 im Detail an (siehe Abbildung 6), so stellt man fest, dass die erste COVID-Welle im Frühjahr 2020 vollkommen unbedeutend im natürlichen Auf und Ab der Gesamtsterblichkeit untergeht. Vergleicht man die erste COVID-Welle mit dem hohen Ausschlag und dem steilen Anstieg der Sterblichkeit in den Grippewellen 2017 und 2018, so fragt man sich, warum 2020 solch drastische Maßnahmen wie Lockdown und Schulschließungen verhängt werden mussten. Hätte man die panikauslösenden Modellrechnungen, die zu Beginn der COVID-Pandemie verbreitet wurden, 2017 und 2018 für die Grippe angewandt, wären aufgrund des viel steileren Anstiegs der Todesfallzahlen noch weit schlimmere Horrorszenarien heraufbeschworen worden. Auch 2017 und 2018 gab es übrigens Pressemeldungen, die vor einem Zusammenbruch des Gesundheitssystems mit Überlastung der Krankenhäuser und insbesondere der Intensivbehandlungskapazität gewarnt haben. So titelte der SPIEGEL am 16.3.2018[61] „Grippe legt Krankenhäuser und Ämter lahm" und beschreibt, dass in manchen Krankenhäusern Operationssäle geschlossen werden mussten und nur noch Notoperationen durchgeführt werden konnten.

Tatsächlich kam es erst durch die zweite COVID-Welle im Herbst/Winter 2020/2021 zu einem nennenswerten Anstieg der Todesfallzahlen. Allerdings wurde auch hier der Grippegipfel von 2018 mit 26.777 Toten in der 10. Kalenderwoche nicht erreicht (COVID kam bis zu 25.554 in der 52. Kalenderwoche, bildete aber ein etwas breiteres Plateau). In den ersten Wochen des Jahres 2021 kam es dann zu einem deutlichen Abfall der Sterblichkeit, die ab der achten Kalenderwoche sogar in eine unterdurchschnittliche Gesamtsterblichkeit überging. Dies kann dadurch erklärt werden, dass überwiegend alte und schwer kranke Menschen als Folge von COVID um einige Wochen vorgezogen verstorben sind, die ohne COVID eben erst im Frühjahr 2021 verstorben wären.

Diese Hypothese wird auch dadurch gestützt, dass von der erkennbaren COVID-Welle Ende 2020 fast ausschließlich die Altersgruppe der über 80-Jährigen betroffen war (siehe Abbildung 7). Die Todesfälle der Altersgruppen unter 55 Lebensjahre bleiben durch COVID vollkommen unbeeinflusst und sind als gerade, im Jahresverlauf gleichbleibende rosa und blaue Linien zu erkennen. Die Altersgruppe der 55 bis 79-Jährigen (orange Linie) weist einen minimalen Aufwärtstrend zum Jahresende hin auf, der weitgehend der üblichen jahreszeitlichen Schwankung zuzuschreiben ist.

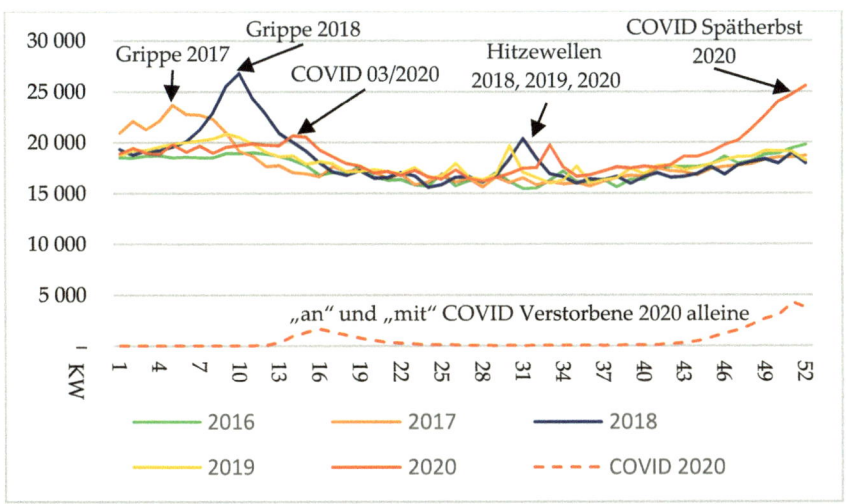

Abbildung 6: Todesfälle/Kalenderwoche (KW) in Deutschland 2016-2020[59,60]

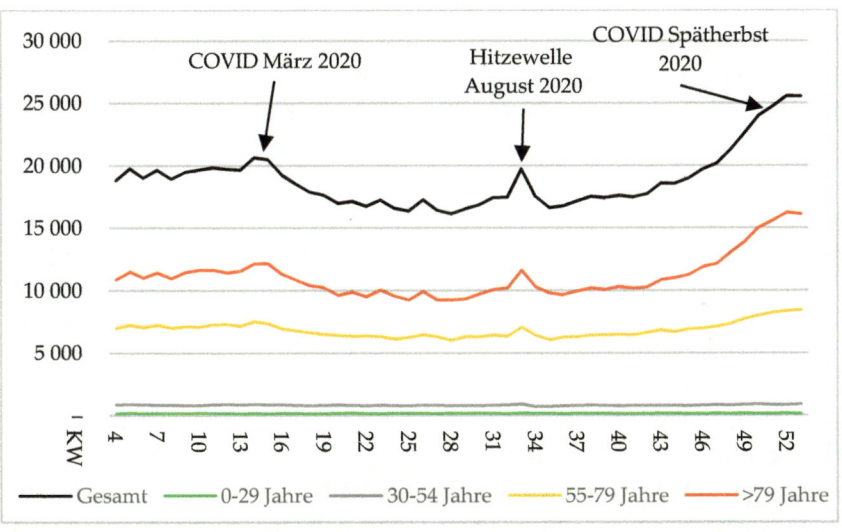

Abbildung 7: Todesfälle/Kalenderwoche (KW) 2020 nach Altersgruppen

Lediglich die Altersgruppe der über 79-Jährigen (rote Linie) zeigt die drei auffälligen Gipfel, die auch in der Gesamtkurve (schwarz) zu erkennen sind. Diese sind den beiden COVID-Wellen im Frühjahr und Spätherbst

45

sowie der Hitzewelle im August zuzuordnen. So ist es denn auch nicht verwunderlich, dass über 90 % der „an" und „mit" COVID Verstorbenen über 80 Jahre alt waren.

Alles in allem wurde für Deutschland im Jahr 2020 je nach angewandter Methodik eine Abweichung von etwa 1 % von der zu erwartenden, standardisierten Sterblichkeitsrate festgestellt.[62] Die Berechnung berücksichtigte das Gesamtalter der Bevölkerung und demographische Veränderungen, z.B. durch Zunahme des Anteils an über 65-Jährigen, steigende Lebenserwartung und Migration.

Die Überlastung der Krankenhäuser

Als wichtiges Argument für die Verhängung der Coronamaßnahmen wurde immer wieder angeführt, dass eine Überlastung der Krankenhäuser und Intensivstationen abgewehrt werden musste. Tatsächlich ist es abgesehen von möglicherweise örtlich begrenzten Überlastungen, wie wir sie aus Grippewellen kennen, zu keiner nennenswerten Gesamtüberlastung der Krankenhäuser oder Intensivstationen gekommen. In einer Analyse zur Krankenhausauslastung, die im Auftrag des Bundesministeriums für Gesundheit durchgeführt und am 30.4.2021 veröffentlicht wurde, kommt zum Ausdruck, dass die Krankenhäuser und Intensivstationen zu keinem Zeitpunkt national überlastet waren.[63] Dies wird auch vom Gesundheitsministerium entsprechend bestätigt. In einer Pressemitteilung des BMG vom 30.4.2021 heißt es: „Die Mitglieder des Beirats betonten, dass die Pandemie zu keinem Zeitpunkt die stationäre Versorgung an ihre Grenzen gebracht hat."[64]

Lokale und regionale, passagere Überlastungen werden hierdurch nicht in Abrede gestellt. Insgesamt kam es jedoch 2020 laut Leibniz Institut für Wirtschaftsforschung zu einem Rückgang der allgemeinen Krankenhausauslastung um 13 % und der Auslastung der Intensivstationen um 4 %. Infolgedessen zeigte sich ein Allzeit-Tief der Bettenbelegung von im Durchschnitt nur noch 67,3 % bei den Allgemeinbetten und 68,6 % auf den Intensivstationen. Nur 2 % der Gesamtkapazität an Allgemeinbetten und nur 4 % der Intensivkapazität wurden durch Patienten mit einem positiven SARS-CoV-2 PCR-Test in Anspruch genommen, und hierbei wurde nicht einmal zwischen Patienten unterschieden, die tatsächlich wegen COVID im

Krankenhaus oder auf Intensivstation behandelt werden mussten, und solchen, bei denen COVID eine nur zufällig oder durch Routinetests festgestellte Nebendiagnose ausmachte.

Die kaum vorhandene Belastung der Krankenhäuser durch COVID spiegelt sich auch in den Zahlen der Arbeitsgemeinschaft Influenza des Robert-Koch-Instituts wider. In 70 repräsentativen Krankenhäusern aus ganz Deutschland wird wöchentlich die Anzahl der schweren akuten Atemwegserkrankungen (severe acute respiratory infections = SARI), die eine Krankenhausbehandlung erforderlich machen, erfasst und ausgewertet. Abbildung 8 zeigt die Anzahl der im Krankenhaus behandelten SARI-Fälle hochgerechnet auf 100.000 Einwohner nach Kalenderwochen für die Jahre 2017 bis 2024.[65]

Es fällt auf, dass die höchsten Gipfel der Kurven mit etwa 40 wegen SARI hospitalisierten Patienten pro 100.000 Einwohner durch die Influenza 2018 (hellgraue Linie, 10. Kalenderwoche 2018) und durch das Zusammentreffen der Influenza mit einer RSV-Epidemie[j] im Spätherbst 2022 (dunkelorange Linie, 50. KW) bedingt sind. Weitere hohe Gipfel sind der Influenza 2019 (dunkelgraue Linie, knapp 30 SARI/100.000 etwa in der 8. KW 2019), der Influenza 2020 (hellblaue Linie, 25 SARI/100.000 etwa in der 10. KW 2020) und der RSV-Epidemie im Spätsommer 2021 (hellorange Linie, 25 SARI/100.000 etwa in der 44. KW 2021) zuzuschreiben.

Die erste COVID-Welle zeichnet sich nur als kleine Schulter im abfallenden Schenkel der Grippewelle 2020 ab. Das bedeutet, dass während des gesamten Anstiegs der ersten COVID-Welle die Belastung der Krankenhäuser durch SARI sogar ab- und nicht zugenommen hat! Zwischen der 10. und der 19. KW 2020 ging die Anzahl der im Krankenhaus behandelten SARI von etwa 25/100.000 Einwohner auf 10/100.000 Einwohner zurück. Von einer Überlastung kann also gar nicht die Rede sein.

Zudem trägt COVID nur unbedeutend zur Gesamtzahl der wegen SARI hospitalisierten Patienten bei. Abbildung 9 zeigt den Anteil von COVID an den SARI im ersten Halbjahr 2020 laut Originaldaten des RKI (Influenza-Wochenberichte 1-28/2020).[66]

Die zweite COVID-Welle ist die Einzige, die in Abbildung 8 wirklich prominent sichtbar ist (dunkelblaue Linie, KW 52/2020). Sie bleibt aber mit einem Spitzenwert von etwa 25 hospitalisierten SARI/100.000 Einwohner

---

[j] RSV = Respiratory Syncytial Virus, ein Virus, das vor allem bei Kindern zu schweren bronchitischen Infekten führen kann

weit hinter der Influenza 2018 zurück und liegt auch unter der kombinierten Grippe-, RSV- und COVID-Welle im Winter 2023/24.

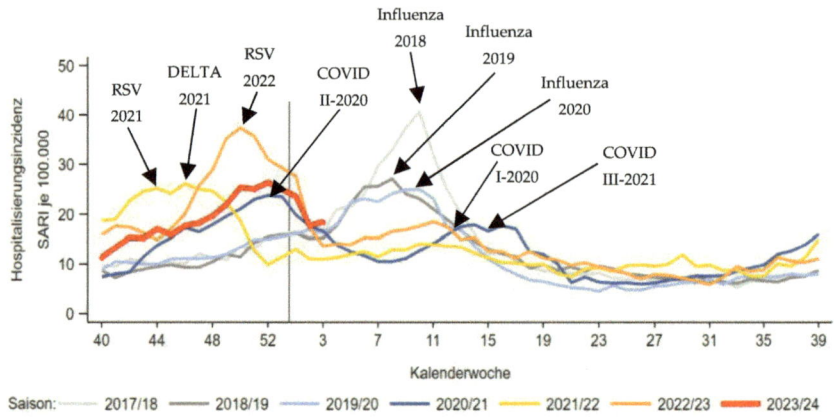

Abbildung 8: Anzahl der im Krankenhaus behandelten schweren akuten Atemwegsinfektionen pro 100.000 Einwohner nach Kalenderwochen der Jahre 2017-2024[65,k]

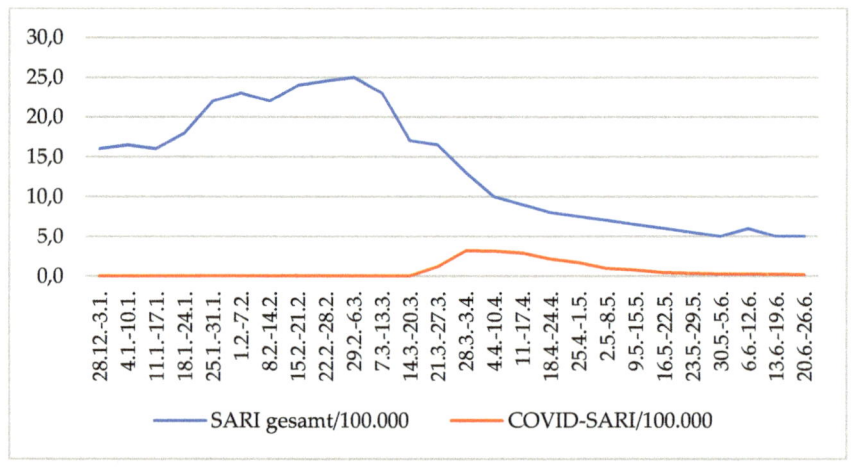

Abbildung 9: Anteil der COVID-Fälle an den SARI im ersten Halbjahr 2020[66]

---

k Die Abbildung wurde mit freundlicher Genehmigung der AG Influenza des RKI dem ARE-Wochenbericht 3/2024[65] entnommen und von mir beschriftet.

Während der dritten COVID-Welle im Frühjahr 2021 steigt die SARI-Rate auf etwa 15/100.000 nochmals leicht an. Die Delta-Welle imponiert als kleiner zweiter Höcker in der RSV-Welle (hellorange Linie, 25 SARI/100.000, 46. Kalenderwoche 2021) und die Omikron-Welle tritt überhaupt nicht mit SARI in Erscheinung.

Insgesamt fällt COVID nicht aus dem Rahmen der normalen Schwankungen, die durch die Jahreszeiten und die üblichen, von Jahr zu Jahr unterschiedlichen Erkrankungswellen der bekannten Virusinfektionen bedingt sind.

Alle diese Daten werden wöchentlich in den Wochenberichten der Arbeitsgemeinschaft Influenza des Robert Koch Instituts veröffentlicht und sind im Internet für jedermann abrufbar.[66] Hieraus lässt sich dreierlei ablesen:

- Manche Abteilungen des Robert Koch Instituts haben im Gegensatz zur Führungsetage während der gesamten „Pandemie" sehr ordentliche epidemiologische und wissenschaftliche Arbeit geleistet.
- Die öffentlich verfügbaren Daten des Robert Koch Instituts wurden von der Regierung und ihren vermeintlichen „Experten" inklusive der Leitung des Instituts selbst offensichtlich bewusst ignoriert.
- Nachdem diese Daten zu jeder Zeit öffentlich verfügbar waren, kann niemand heute sagen, man hätte es damals nicht wissen können.

Aber für die Zahlen schien sich niemand zu interessieren. Man folgte blind dem Propaganda-Narrativ, welches die Medien im Auftrag der Regierung verbreiteten, und offenbar gelang es hierdurch, die subjektive Wahrnehmung derart zu beeinflussen, dass selbst Ärzte, die in den Spitälern arbeiteten, nicht mehr in der Lage waren die Realität wahrzunehmen.

So berichtete eine fachlich sonst durchaus kompetente Kardiologin einmal am Ende einer Sitzung in der UNIVERSITÄT mit gedrückter Stimme:

„Jetzt muss ich euch noch etwas ganz Schreckliches erzählen. Stellt euch vor, heute früh wurde eine junge Frau mit einer akuten Herzklappenentzündung bei uns aufgenommen. Die müsste eigentlich sofort operiert werden und eine neue Herzklappe bekommen. Aber die Herzchirurgie ist gesperrt und darf nicht operieren, weil alle Intensivstationen mit COVID-Patienten überfüllt sind. Es ist furchtbar, aber die junge Frau wird wahrscheinlich sterben."

Wir waren alle betreten und gingen deprimiert auseinander. Manche murmelten *„schrecklich"*, *„furchtbar"*, *„es ist ein Wahnsinn"* oder *„unfassbar"* vor sich hin. Ich war auch geschockt. Lag ich etwa doch falsch mit meiner Einschätzung? Sobald ich in mein Büro zurückkam, schaute ich auf dem AGES-Dashboard[11] nach. Die Auslastung der Wiener Intensivstationen lag bei 14 %. Es waren genügend Betten frei. Ob die kardiologische Oberärztin wohl selbst glaubte, was sie erzählte? Ich schrieb anschließend eine E-Mail an die gesamte Curriculumsdirektion der UNIVERSITÄT und fragte, wie es denn sein könne, dass die Auslastung der Wiener Intensivstationen nur mit 14 % angegeben sei, und trotzdem Patienten in Lebensgefahr nicht operiert würden. Ich erhielt – wie gewohnt – nie eine Antwort auf meine Frage.

Ist COVID wirklich gefährlich?

Im Verhältnis zur Gesamtsterblichkeit und der Vielzahl relevanter und häufiger Todesursachen wie Krebs, Herzkreislauferkrankungen, Demenz, Schlaganfall und vielen anderen nimmt COVID mit 4 % 2020 und 7 % 2021 eine untergeordnete Rolle ein. Es besteht also keine Veranlassung gerade vor dem Tod durch COVID besonders Angst zu haben oder zur Vermeidung des COVID-Tods drastische Zwangsmaßnahmen unter Verletzung der Verfassung und der Grundrechte zu verhängen. Das heißt nicht, dass COVID immer eine harmlose Erkrankung ist, aber wir sollten COVID mit den gleichen wohlüberlegten Maßnahmen begegnen, die wir auch zur Prävention anderer Erkrankungen einsetzen.

Schwere Krankheitsverläufe und Tod durch COVID betreffen fast ausschließlich alte und bereits schwer erkrankte Menschen. Gesunde Menschen werden durch COVID nur in Ausnahmefällen bedroht. Es gibt also keinen Grund, junge, gesunde Menschen über normale Hygienemaßnahmen hinaus vor COVID zu schützen. Eventuell zu ergreifende Schutzmaßnahmen müssen darauf abzielen, Alte und Kranke vor einem schweren CO-VID-Verlauf zu bewahren.

Selbst bei Alten und Kranken besteht kein Grund zu der Annahme, dass COVID in nennenswertem Umfang zusätzliche, unerwartete Todesfälle verursacht hat. Allenfalls wurde der Todeszeitpunkt von Menschen am Lebensende um Wochen bis Monate nach vorne verschoben. Insgesamt ist es in Deutschland bisher nicht zu einer statistisch relevanten, durch COVID bedingten Übersterblichkeit gekommen. Die vermeintlichen hohen Todesfallzahlen durch COVID sind in erster Linie darauf zurückzuführen, dass in den offiziellen Statistiken bis auf wenige Ausnahmen nie zwischen „an" und "mit" COVID Verstorbenen unterschieden wurde.

Die Infektionssterblichkeit von COVID lag für die frühen Varianten mit geschätzten 0,15 % (damals wurden mit wenigen regionalen Ausnahmen [Heinsberg-Studie] in Deutschland, Österreich oder der Schweiz keine zuverlässigen Seroprävalenz-Daten erhoben) etwas über der durchschnittlichen Sterblichkeit der Influenza (Grippe), wies allerdings eine sehr starke Altersabhängigkeit auf. Hinsichtlich des Sterberisikos ist COVID für über 80-Jährige etwa 10.000-mal gefährlicher als für kleine Kinder.

Das Gesundheitssystem war in Deutschland, Österreich und der Schweiz abgesehen von regionalen Spitzenbelastungen zu keinem Zeitpunkt überlastet. Die Kapazität der Krankenhausbetten wurde in Deutschland nur zu 2 % und die Intensivkapazität zu 4 % durch SARS-CoV-2-positive Patienten genutzt, und dies, obwohl zeitgleich Krankenhausbetten abgebaut wurden. Eine Unterscheidung zwischen COVID als Haupt- oder Nebendiagnose oder als Zufallsbefund ohne klinische Relevanz erfolgte nicht.

Abschied von der Wissenschaft

Bereits am 20. März 2020 hatte das EbM-Netzwerk die oben besprochene erste Stellungnahme abgegeben und auf die fehlende Evidenz für die ergriffenen Maßnahmen zur Eindämmung der Corona-Pandemie hingewiesen. Schon damals zeichnete sich ab, dass die Gefährlichkeit der Pandemie massiv überschätzt wurde und die Maßnahmen wahrscheinlich mehr Schaden anrichten als nützen würden.

Der Höchststand der neuen „Fälle" wurde in Deutschland am 16.3.2020 mit 5.481 neuen PCR-Test-Positiven pro Tag überschritten.[9] Diese Zahlen wurden vom RKI etwa Mitte 2021 geändert, sodass dann der Gipfel mit 6.294 neuen Fällen pro Tag auf den 28.03.2020 nach hinten verschoben wurde,[43] angeblich aufgrund von Nachmeldungen. Woher über ein Jahr später die Nachmeldungen gekommen sein sollen, bleibt unklar und eine nachträgliche Datenmanipulation zur rückwirkenden Rechtfertigung des Lockdowns ist nicht auszuschließen.

Man kann also mit hoher Wahrscheinlichkeit davon ausgehen, dass die Zahlen schon eine Woche vor Beginn des Lockdowns am 23.3.2020 zurückgingen. Spätestens Ende April lagen sie mit unter 2.000 Meldungen pro Tag bereits in einem vollkommen unbedeutenden Bereich, sowohl nach der ursprünglichen als auch nach der „korrigierten" Zählung. Dennoch wurden Lockdown und Schulschließungen bis Mitte Mai aufrechterhalten. Maskenpflicht, Reisebeschränkungen und andere Einschränkungen blieben teilweise den ganzen Sommer über in Kraft und die vollkommen untauglichen Massentestungen (siehe unten) wurden nicht nur fortgeführt, sondern trotz fehlender Evidenz für einen Nutzen und weitgehend fehlender Erkrankungsfälle noch weiter intensiviert.

Abbildung 10 zeigt die 7-Tage-Mittelwerte der täglichen Meldungen an PCR-Testpositiven über den gesamten Pandemieverlauf (vom RKI „korrigierte" Zahlen). Die im Verhältnis zu den nachfolgenden Wellen kaum noch sichtbare erste „Wuhan-Welle" macht deutlich, wie unangemessen die Maßnahmen waren, die im März 2020 ergriffen wurden.

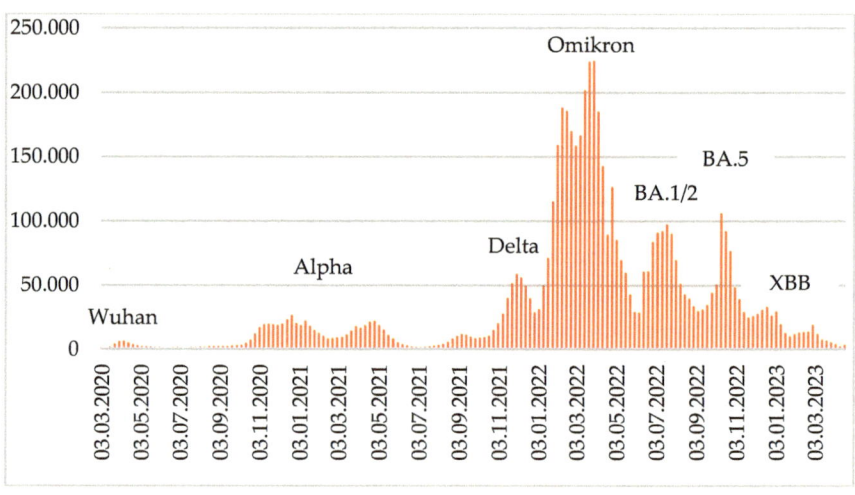

Abbildung 10: 7-Tage-Mittelwert der täglich gemeldeten PCR-testpositiven Fälle in Deutschland von März 2020 bis April 2023 (nur die wichtigsten Virus-Varianten sind benannt)[67]

In den Medien wurde fortgesetzt „Corona-Panik" verbreitet. Dies war Anlass für das EbM-Netzwerk, am 20.8.2020 in einer Stellungnahme eine angemessene Risikokommunikation in den Medien zu fordern und das COVID-Risiko in realistischer Beziehung zu anderen Lebens- und Erkrankungsrisiken darzustellen.[68] Am 8.9.2022 folgte schließlich ein umfassendes

Update der Stellungnahme vom März mit wissenschaftlich fundierter Kritik an den Corona-Maßnahmen und einer Mahnung zur Rückkehr zu evidenzbasierter Gesundheitsversorgung und -fürsorge.[69]

Stellungnahme des EbM-Netzwerks

Unter anderem werden in diesem Papier des EbM-Netzwerks die übertriebene Darstellung der Gefährlichkeit der Erkrankung sowie die fehlende Evidenz für Massentests angesprochen. Erstere führt zu fortgesetzter Angst in der Bevölkerung und die ungezielten Tests bergen das Risiko zahlreicher falsch positiver Befunde. Auch die nach wie vor fehlende Evidenz für die sogenannten NPIs (nichtpharmakologische Maßnahmen: Masken, Schulschließungen, Lockdown, Reisebeschränkungen) wird bemängelt.

Die Stellungnahme führte zu einer massiven Schelte in den Medien, insbesondere durch den Virologen Christian Drosten, der jeglichen kollegialen Anstand vermissen lässt und die Autoren des EbM-Netzwerks als *„Irrlichter"* beschimpft, ihnen *„Neglect wissenschaftlicher Prinzipien"* vorwirft [70] und twittert: *„Im Ernst? Ich finde diesen Text polemisch und emotional, sicherlich nicht evidenzbasiert."*[71] Man fragt sich, wer hier polemisch agiert.

Auch im ZDF wurde die Stellungnahme des EbM-Netzwerks kritisiert.[72] Als wichtiges Argument wurde angeführt, dass ich mich als federführender Autor auch in der Vergangenheit bereits kritisch zu den Coronamaßnahmen äußerte (als wäre das ein Beweis für Unwissenschaftlichkeit), dass ich mich von Milena Preradovic[73] habe interviewen lassen und dass die UNIVERSITÄT sich öffentlich von mir distanziert hätte. Der Spiegel fragt unsachlich und polemisch, ob *„ausgerechnet die wissenschaftlichsten aller Ärzte mit falschen Argumenten Corona-Leugnern in die Hände [spielen]"* und titelt über die evidenzbasierte Stellungnahme *„Planlos durch die Pandemie".*[74]

Das heißt: Wer es wagt, dem Narrativ der Regierung und ihrer sogenannten Experten zu widersprechen, hat seine Glaubwürdigkeit ein für alle Mal verspielt und muss sich durch Polemik diffamieren und diskreditieren lassen. Besonders aufpassen muss man, ob der Journalist, dem man ein Interview gewährt, auch regierungsgenehm ist. So sehen also seit Beginn der Corona-Krise wissenschaftlicher Diskurs und guter Journalismus aus.

Das EbM-Netzwerk wurde 1998 als „Arbeitsgemeinschaft Deutsches Netzwerk Evidenzbasierte Medizin" gegründet und 2001 als Verein eingetragen. Anstoß für die Gründung war die internationale Entwicklung eines kritischen Bewusstseins für eine von Interessenkonflikten freie wissenschaftsbasierte medizinische Versorgung. Als Gründerväter gelten die kanadischen Ärzte Gordon Guyatt und David Sackett. Guyatt prägte den Begriff „Evidenzbasierte Medizin" in einem 1991 publizierten Artikel, in dem er die traditionelle Herangehensweise der Medizin nach Lehrbuch mit einer vollkommen neuen Arbeitsweise unter Berücksichtigung der aktuell verfügbaren besten Studienevidenz verglich und letzteren Ansatz „evidenzbasierte Medizin" nannte.[75] Das Konzept wurde von Sackett, dem Gründungsdirektor des Centre for Evidence-Based Medicine der Universität Oxford, weiterentwickelt und in seiner wegweisenden Publikation im British Medical Journal aus dem Jahr 1996 *„Evidence based medicine: what it is and what it isn't"*[76] auf drei Säulen gestellt: die aktuell beste verfügbare Studienevidenz für eine medizinische Maßnahme oder Vorgehensweise, die klinische Expertise des behandelnden Arztes, und die Wertvorstellungen und Wünsche des Patienten. Alle drei Säulen sind dabei gleichwertige, essenzielle Komponenten einer evidenzbasierten ärztlichen Behandlung.

Das EbM-Netzwerk versteht sich selbst *als das deutschsprachige Kompetenz- und Referenzzentrum für alle Aspekte der Evidenzbasierten Medizin. Es vereint Vertreterinnen und Vertreter verschiedener Fächer, Professionen, Sektoren und Organisationen und bietet Raum für unabhängige, kritisch-wissenschaftliche Diskussionen zu allen Fragen im Zusammenhang mit einer evidenzbasierten gesundheitlichen Versorgung."*[77]

Es handelt sich um einen international anerkannten und renommierten Zusammenschluss von mehr als 1.000 kritischen Ärzten und Wissenschaftlern. Die meist bewusst kritischen Stellungnahmen des Netzwerks wurden vor Corona nicht immer geliebt, aber doch in der Regel diskutiert und, wie in der Wissenschaft bisher selbstverständlich, als fundierte Beiträge zum wissenschaftlichen Diskurs respektiert.

Doch die emotionalen Reaktionen auf alles, was die durch Regierung und sogenannte Experten vorgegebene Meinung hinsichtlich der Maßnahmen zur Eindämmung der Pandemie in Frage stellte, verunsicherten und erschütterten selbst das Netzwerk in seinen Grundfesten. Auch von innen heraus begannen Mitglieder des Netzwerks, die sich als Proponenten des Regierungskurses positionierten, gegen Kritiker zu polarisieren und polemisieren, sodass ein sachlicher Diskurs zunehmend schwieriger wurde. So wurde ich als Vorsitzender dafür kritisiert, dass ich meine Aussagen nicht klar als „eigene Meinung" gekennzeichnet hätte und die öffentliche

Beschimpfung meiner Person so auf das Netzwerk als Ganzes zurückfalle. Es war nicht mehr möglich, öffentlich eine Aussage zu machen, ohne sich vorher der „Genehmigung" durch den erweiterten Vorstand zu versichern.

Kritik an der österreichischen Gesundheitspolitik

Im Laufe der Zeit wurde es immer dringender, gegen die ausufernden Maßnahmen Stellung zu beziehen, um weiteren Schaden von der Bevölkerung abzuwenden, da sich zunehmend Hinweise für massive Folgeschäden von Lockdown und vor allem Schulschließungen zeigten.

Am 20.8.2020 schrieb ich einen offenen Brief an den österreichischen Gesundheitsminister Rudolf Anschober, den ich unter anderem auch auf Facebook publizierte:

„Sehr geehrter Herr Bundesminister,

am 2. April 2020 haben Sie mir in ZIB 2[1] Verantwortungslosigkeit vorgeworfen, weil ich es gewagt habe, darauf hinzuweisen, dass der Lockdown möglicherweise größere Schäden verursacht als nützt. Sie haben am 2. April noch behauptet, Sie müssten zehntausende Menschenleben retten, obwohl die Infektionszahlen in Österreich bereits seit 26.3. deutlich rückläufig waren.[11]

Trotzdem wurden die massiven Lockdown-Maßnahmen bis Mitte Mai fortgesetzt, unter anderem die von vornherein vollkommen sinnlose Schulschließung. Bereits Ende März war aus internationalen Daten ableitbar, dass Kinder in dieser Pandemie eine untergeordnete Rolle spielen. Nun offenbart sich langsam der wahre Schaden, den vor allem die Schulschließungen angerichtet haben, nicht in Ihren wohlbehüteten Kreisen, sondern in den sozial schwachen und benachteiligten Bevölkerungsgruppen, die Ihnen als Vertreter grüner Politik doch besonders am Herzen liegen sollten.

Die kürzlich veröffentlichten Ergebnisse einer sächsischen Schulstudie bestätigen die von mir Anfang April geäußerten Befürchtungen, nämlich, dass Kinder für diese Pandemie überhaupt keine Rolle spielen: Im gesamten Mai und Juni gab es bei 2.600 getesteten Schulkindern keinen einzigen PCR-testpositiven Fall und auch die Seroprävalenz (Häufigkeit von nachweisbaren Antikörpern in der Bevölkerung) betrug gerade mal 0,6 %.[78]

Nun wird eine vermeintliche „zweite Welle" herbeigeredet und herbeigemessen, und es wird schon wieder laut über weitere Schulschließungen im Herbst nachgedacht. Bitte nehmen Sie endlich die wissenschaftlichen Zahlen und Fakten zur Kenntnis und übernehmen Sie wirklich Verantwortung für das Wohlergehen unserer Bevölkerung! Stehen Sie endlich ein für grüne Politik, die Verantwortung für die gesamte Menschheit und unseren Planeten übernimmt.
Mit freundlichen Grüßen,
Andreas Sönnichsen"[79]

Wie erwartet, erhielt ich auf mein Schreiben keine Antwort.

Die kritischen Stimmen vernetzen sich

Ganz am Anfang hatte ich das Gefühl, vollkommen allein dazustehen. In der UNIVERSITÄT gab es nur ein Thema und eine Meinung.

Ich fragte mich manches Mal: Vielleicht liegst du wirklich daneben, vielleicht hast du alles falsch eingeschätzt, vielleicht kommt es wirklich noch viel schlimmer. Die Modellrechnungen des Imperial College hatten im März ein fortgesetztes exponentielles Anwachsen der Erkrankungszahlen und Millionen von Toten vorhergesagt[80] – und dann fielen genau diese Zahlen bereits, bevor Lockdown und andere rigide Maßnahmen umgesetzt wurden. Irgendwie passte das alles nicht zusammen. Es hatte auch in der bisherigen Menschheitsgeschichte noch nie eine Epidemie mit fortgesetzt exponentiellem Wachstum gegeben, denn dann wäre die Menschheit ausgestorben. Was veranlasste vermeintliche Wissenschaftler, Politiker und Ärzte nun zu der Annahme, dass gerade COVID sich exponentiell weiter ausbreiten würde?

Zu meinem Glück hatte ich Unterstützung zu Hause. *„Das ist alles maßlos übertrieben"*, sagte meine Frau. *„Die sensationsheischenden Medien schlachten das aus und auch für die Wissenschaftler im Imperial College ist es viel spektakulärer, Horrorszenarien an die Wand zu malen als die Situation sachlich darzustellen."*

Egal, wo man war und mit wem man zusammenkam: es gab nur noch ein Gesprächsthema: Corona. Und dieses Thema polarisierte von Anfang an. Entweder man folgte den Angstpredigern in Regierung, vermeintlicher Wissenschaft und Medien, oder man war eben ein Coronaleugner, ein Covidiot, und es tat nicht gut, sich letzterem Lager anzuschließen. Viele äußerten daher allenfalls heimlich Kritik und vermieden es, sich offen zu äußern. Es war jedenfalls unmöglich, wissenschaftlich fundiert Kritik zu äußern und trotzdem anzuerkennen, dass COVID existiert und auch in bestimmten Fällen zum Tode führen kann. COVID ganz sachlich als Erkrankung wie jede andere zu sehen, war nicht erlaubt.

Kurz nachdem die UNIVERSITÄT sich von mir öffentlich distanziert hatte, erhielt ich zahlreiche E-Mails und Briefe von Menschen, die sich mit mir solidarisierten, die Bewunderung und Zustimmung äußerten, und die mich baten, der Wahrheit treu zu bleiben. So schrieb mir ein Angehöriger der UNIVERSITÄT:

„Nachdem sich soeben die UNIVERSITÄT im aktuellen COVID-19 Newsletter offiziell von Ihnen distanziert hat, möchte ich Ihnen meine aufrichtige Hochachtung für Ihren Mut beipflichten und mich im Gegenzug für die derzeitigen Regierungsempfehlungen von meinem Arbeitgeber auf das Schärfste distanzieren!"

Viele Nachrichten erhielt ich anonymisiert. Die Menschen hatten Angst, sich als Kritiker zu positionieren.

Plattform Respekt

Aber offenbar war ich doch nicht ganz allein. Im Juni nahm Udo Preis mit mir Kontakt auf, der eine Reihe von kritischen Personen aus ganz Österreich um sich versammelt hatte und zusammen mit Martin Haditsch, einem weiteren mutigen Kritiker der ersten Stunde, einen offenen Brief herausgeben wollte. Dieser Brief wurde die erste Aktion der Plattform RESPEKT, einer Gruppe kritischer Menschen aus Kultur, Wissenschaft und allen Bereichen der Gesellschaft, die sich zusammenfand, um Aufklärung zu betreiben und dem offiziellen Narrativ von der „Killerseuche" entgegenzuwirken, den Menschen die Angst zu nehmen und damit rationales Denken wieder zu ermöglichen.

Wir trafen uns im Juni 2020 beim Heidenkummer, einer gemütlichen Wiener Kneipe im 9. Bezirk, wo mir Udo Preis und Peter Weish, ein Urgestein des Widerstands gegen verfehlte Politik von Kernenergie bis Gentechnik, ihre Idee vorstellten. Ich war begeistert. Die ersten Monate der Coronakrise hatte ich mich allein gefühlt, hatte auch gar nicht nach Vernetzung gesucht, sondern eher versucht, nach den ersten „Ohrfeigen" stillzuhalten, kritisch zu beobachten und gemeinsam mit Mitstreitern im EbM-Netzwerk nach Evidenz zu suchen und diese zu analysieren. Mit der Gründung von RESPEKT wurde ich ermutigt, trotz des kalten Windes, der einem als Coronamaßnahmen-Kritiker um die Ohren pfiff, auch weiter öffentlich zu meiner kritischen Haltung zu stehen. Es wurde mir klar, dass wir öffentlichen Widerstand gegen die menschenverachtende Lobbypolitik brauchten, um schlimmeren Schaden abzuwenden.

RESPEKT steht für einen Ehrenkodex aus **R**espekt, **E**hrlichkeit, **S**elbstbestimmung, **P**azifismus, **E**thik, **K**ultur und **T**ransparenz. Die Plattform versteht sich selbst als:

„…unabhängige und überparteiliche Initiative zur Förderung der demokratischen Kultur und Diskussion. Unsere Mitglieder aus den verschiedensten Bereichen der Gesellschaft verbindet die Leidenschaft für Freiheit, Grundrechte, Vielfalt und Rechtsstaatlichkeit. Wir bestreiten nicht das Vorhandensein von SARS-CoV-2 und der daraus in seltenen Fällen resultierenden schweren Erkrankung COVID-19. Wir bezweifeln die Verhältnismäßigkeit der angewandten und verordneten Maßnahmen, basierend auf der Anzahl positiver Testergebnisse von PCR-Tests, die nicht bestimmungsgemäß eingesetzt werden. Wir lehnen entschieden jede Form von Gewalt ab sowie die Instrumentalisierung der Corona-Krise für partikuläre Interessen." [81]

Offener Brief an die Bundesregierung

Nach der Konstitution der Plattform wurde von uns am 3. Juli 2020 der folgende „Offene Brief der Plattform RESPEKT" als Petition veröffentlicht[82] und an den österreichischen Bundeskanzler Sebastian Kurz sowie die gesamte Bundesregierung geschickt. Die Petition wurde von über 14.000 Menschen unterzeichnet.

„Sehr geehrter Herr Bundeskanzler Sebastian Kurz!

Waren die ersten offiziellen rigiden Maßnahmen als Reaktion auf die vermutete Gefahr zwar in gewisser Weise politisch verständlich, so wurde versäumt, kompetente Stimmen ernst zu nehmen, die davor warnten, in der Öffentlichkeit Angst zu verbreiten und die Gefahr der Viruserkrankung zu übertreiben. Mit großem Befremden erleben wir seither, wie statt einer wissenschaftlich fundierten, fairen und transparenten Auseinandersetzung mit dem vielschichtigen Thema politische Entscheidungen willkürlich getroffen werden und gleichzeitig von der offiziellen Linie abweichende Sichtweisen abgewehrt und ihre Vertreter diskreditiert werden.

Die Grundrechte außer Kraft gesetzt, den öffentlichen Raum erstickt, die Volkswirtschaft beschädigt, soziale Gegensätze verschärft, unmenschliche Kulturtechniken erzwungen. Die Bilanz nach zwölf Wochen Lockdown ist verheerend. Die dafür Verantwortlichen müssen sich die Frage gefallen lassen, wie es dazu kommen konnte.

Unter Berücksichtigung der Gegebenheiten des österreichischen Gesundheitssystems war unter Beobachtung der epidemiologischen Situation bei verantwortungsvoller und sachlicher Bewertung schon frühzeitig erkennbar, dass der befürchtete Kollaps des Gesundheitssystems ausbleiben würde. Die durchschnittliche Auslastung der Intensivbetten lag unter 10 %. Die Zahl der Neuinfektionen war bereits in der zweiten Märzhälfte rückläufig, bevor der sachlich völlig unnötige Lockdown überhaupt greifen konnte. Das Verbot von Massenveranstaltungen hatte bereits gewirkt. Allein hierdurch wurde die Ausbreitung nach einer Studie, die im angesehenen Wissenschaftsjournal „Science" veröffentlicht wurde, etwa halbiert.

Bald war vielen kompetenten Epidemiologen und anderen angesehenen Fachleuten klar, dass ein Lockdown zu keinem Zeitpunkt notwendig oder auch nur gerechtfertigt war. Im Gegenteil, er war politisch überschießend und verursachte in medizinischer, psychischer, sozialer, wirtschaftlicher und kultureller Hinsicht schwere Schäden. Gegen besseres Wissen wurde über Politik und Medien Angst in der Bevölkerung geschürt, um von den wahren Schäden des Lockdowns abzulenken und die getroffenen Entscheidungen nicht sachlich rechtfertigen zu müssen. Noch eine Woche nach Überschreiten des Zenits bei den Neuerkrankungen wurden 10-Tausende von Toten und der unmittelbar bevorstehende Zusammenbruch des Gesundheitssystems verkündet. Bis heute fehlt eine öffentlich zugängliche Dokumentation der Daten, aufgrund derer die Entscheidungen getroffen wurden.

Wir, die Unterzeichnenden, sind der Auffassung, dass die offiziellen Informationen nach wie vor unnötigerweise Angst verbreiten und dass die vielschichtigen, aber absehbaren Folgeschäden der Maßnahmen in den Überlegungen zu kurz

gekommen sind. Da sind zuallererst die medizinischen Kollateralschäden zu nen-
nen, die entstanden und noch lange nicht behoben sind, weil fast drei Monate lang
notwendige Behandlungen mit Verweis auf COVID-19 nicht durchgeführt wur-
den, ja z.T. nicht durchgeführt werden konnten.

Dazu kommen massive Einschränkungen im Kultur- und Vereinsleben und die
unabsehbaren psychosozialen und wirtschaftlichen Schäden mit ihren unmittelba-
ren und langfristigen Auswirkungen. Vereinsamung, sprunghafter Anstieg von
Arbeitslosigkeit, unmittelbarer Einkommensverlust und Belastungen durch Weg-
fallen von Schule und Kinderbetreuung haben vor allem die sozial Schwächeren
unserer Bevölkerung getroffen und werden noch lange nachwirken.

Den Blick nach vorne gerichtet, erhoffen wir von den Verantwortlichen die Ein-
sicht, überschießend reagiert zu haben und die Bereitschaft, unsere Grund- und
Freiheitsrechte umgehend, vorbehaltlos und vollständig wiederherzustellen. Zudem
sollten aus der Corona-Krise dauerhafte Lehren gezogen werden. Die Gesundheits-
versorgung muss auch für zukünftige Pan- und Epidemien gerüstet sein.

In diesem Sinne treten wir für einen inklusiven und solidarischen Umgang mit-
einander und für eine am langfristigen Wohl der Bevölkerung orientierte Politik im
Sinne der Nachhaltigkeitsziele der Agenda 2030 ein. Wir fordern keine neue oder
alte, sondern eine verfassungsmäßige, demokratische und zukunftsorientierte Nor-
malität.

Im Namen der Plattform RESPEKT und aller anderen Unterzeichnerinnen und
Unterzeichner."

Weder vom Bundeskanzler nach von einem anderen Mitglied der österreichischen Bundesregierung erhielten wir jemals eine Antwort auf unseren
Brief.

Initiative für evidenzbasierte Coronainformationen

Schon im April 2020 war die „Initiative für evidenzbasierte Corona Informationen" (ICI) gegründet worden, die durch regelmäßige Presse-
aussendungen und Kundgebungen versuchte, ausgewogen, ehrlich und
transparent über COVID-19 zu informieren.[83] Ich lernte die Initiative erst im
Spätsommer 2020 kennen und Christian Fiala, Arzt und Initiator von ICI,

lud mich Ende September ein, gemeinsam mit Martin Haditsch und Christian Schubert an einer größeren Pressekonferenz zu den wichtigsten Corona-Themen mitzuwirken. Ich musste nicht lange nachdenken. Ich hatte mich in den Monaten seit Beginn der Krise intensiv mit den verfügbaren offiziellen Zahlen und der wissenschaftlichen Literatur auseinandergesetzt und suchte nach einer Möglichkeit, mein Wissen weiterzugeben – in der UNIVERSITÄT ein Ding der Unmöglichkeit und selbst im EbM-Netzwerk zunehmend schwierig, weil die Angst vor COVID sich mit der Angst verband, als Außenseiter, Coronaleugner oder Schwurbler diffamiert zu werden.

Die Pressekonferenz der ICI fand am 7. Oktober 2020 in Wien statt.[84] Ich fasste in einem Presse-Statement die wichtigsten Aspekte des damaligen Kenntnisstandes zu COVID zusammen:

„Die Gefährlichkeit von COVID-19 wird aufgrund der Todesopfer, welche die Erkrankung in bestimmten Ländern gefordert hat, massiv überschätzt. Die Todesraten sind auf Lebensumstände, auf Zustand und Ausrichtung des Gesundheitssystems sowie auf die unterschiedliche Zählweise bei Statistiken zurückzuführen – z.B. genügte in Belgien „Corona-Verdacht", um als COVID-Toter gezählt zu werden. Sie sind daher auf Österreich nicht übertragbar. Die Folge sind unverhältnismäßige Präventionsmaßnahmen, die mehr psychischen, wirtschaftlichen und gesundheitlichen Schaden verursachen als Nutzen. So verständlich die Schutzmaßnahmen im März im Zuge einer ersten Reaktion waren, so sind doch mittlerweile ausreichend Erkenntnisse vorhanden, die einen Strategiewechsel rechtfertigen.

Spitalsbetten lange nicht ausgelastet

Im Frühjahr 2020 war es ein deklariertes Ziel der Politik, unser Gesundheitssystems vor einer Überlastung zu schützen. Diese ist aber nie eingetreten. Die maximale Belegung der Spitalskapazität lag bei 5 %, diejenige der Intensivbetten bei 26 %. Die vorhergesagten „Zehntausende" von Todesfällen sind nie eingetreten. Die Todesfälle der letzten Wochen liegen unter einem Prozent der Gesamttodesfälle. Während der „ersten Welle" wurden ca. 16.000 Menschen in Österreich positiv auf SARS-CoV-2 getestet, etwa 700 verstarben. Seit 1. Juni wurden inzwischen 32.000 Personen positiv getestet, also doppelt so viele wie in der „ersten Welle", es verstarben aber nur etwa 100.

PCR Test: Keine Differenzierung zwischen positiv und infektiös

Die derzeit durchgeführten Massentests (täglich zwischen 10.000 und 20.000) führen zu einer Vielzahl falsch positiver oder zumindest irrelevanter positiver Ergebnisse, was dazu beiträgt, Panik in der Bevölkerung zu säen. Der PCR-Test ist nicht geeignet, zwischen Test-Positiven, Infektiösen und Erkrankten zu unterscheiden. Es ist unbekannt, welcher Prozentsatz der Testpositiven symptomatisch erkrankt, welche asymptomatisch, aber infektiös sind und wer weder erkrankt noch infektiös ist. Es ist daher zu befürchten, dass eine Vielzahl von Bürgerinnen und Bürgern aufgrund irrelevanter positiver Testergebnisse zu einer 14-tägigen Quarantäne gezwungen werden, wodurch nicht nur psychischer, sondern auch erheblicher wirtschaftlicher Schaden entsteht.

Mund-Nasen-Schutz-Masken: mehr Schaden als Nutzen

Die Wirksamkeit von Mund-Nasen-Schutz-Masken ist für den Spitalsbereich mäßig gut belegt. Die Evidenz für alltäglichen Gebrauch in der Öffentlichkeit ist äußerst schwach und stützt sich auf Studien, die unter kontrollierten Bedingungen mit vordefinierten, standardisierten Masken durchgeführt wurden. Für den Effekt von selbst gefertigten Stofflappen, die noch dazu meist unter der Nase getragen, selten gewaschen und zwischenzeitlich in Hosentaschen aufbewahrt werden, fehlt jeglicher Beleg. Diese weit verbreiteten Masken sind hochgradig unhygienisch und richten wahrscheinlich mehr Schaden an als Nutzen. Es ist daher auch nicht anzunehmen, dass verpflichtendes Maskentragen von Kindern im Unterricht irgendeinen Effekt auf die Ausbreitung der Infektion haben könnte, abgesehen davon, dass Kinder per se nicht zu den Hauptträgern der SARS-CoV-2-Infektion zählen.

Mit dem Virus so leben wie mit anderen Grippe-Viren

Als einzige sinnvolle Maßnahmen zum Schutz vor COVID-19, aber auch zum generellen Schutz vor Erkältungskrankheiten, Influenza und Influenza-like-Infections (grippeartigen Infektionen) sollten Händehygiene, Hust- und Nies-Etikette und Abstand von Erkrankten empfohlen werden. Darüber hinaus sollte an das Verantwortungsbewusstsein der Bürger appelliert werden, bei Erkältungssymptomen zu Hause zu bleiben und auf Abstand zu achten. Alle weitergehenden Maßnahmen erscheinen in Anbetracht der überschaubaren Gefährlichkeit von COVID-19 unverhältnismäßig. Es ist nicht mehr möglich, das Virus auszurotten. Wir werden uns daran gewöhnen müssen mit SARS-CoV-2 zu leben, so wie Menschen seit Jahrmillionen mit immer neuen Varianten von Viren zu leben gelernt haben."

Die Pressekonferenz führte zu neuen Distanzierungsbekundungen durch die UNIVERSITÄT. Ich hatte mittlerweile mehrfach versucht, einen Gesprächstermin mit dem Rektor zu vereinbaren. Bei diesem Termin sollte es nicht nur darum gehen, einen sachlichen wissenschaftlichen Diskurs über Corona-Themen in der UNIVERSITÄT anzustoßen, sondern auch um das Fortbestehen meiner Abteilung. Über den Sommer war während meines Urlaubs eine meiner Abteilung zugeordnete wissenschaftliche Mitarbeiterin in eine andere Abteilung umgruppiert worden, angeblich auf ausdrücklichen Wunsch der Mitarbeiterin selbst. Ich versuchte zu klären, ob die so in meiner Abteilung frei gewordene Stelle wieder besetzt werden könne. Meine Kontaktversuche mit dem Rektorat scheiterten schon an der Sekretärin. Ich wurde an das Vizerektorat verwiesen. Von dort wurde mir mitgeteilt, dass das nur der Rektor entscheiden könne. So wurde ich mehrmals wie der „Buchbinder Wanninger" hin- und hergeschickt. Zweimal ist es mir sogar gelungen, mit der Sekretärin einen Gesprächstermin mit dem Rektor zu vereinbaren. Dieser wurde dann jeweils am Vortag abgesagt und auf unbestimmte Zeit verschoben. Direkte E-Mails an den Rektor wurden nicht beantwortet. Die Stelle blieb unbesetzt und ich musste die Aufgaben der Mitarbeiterin – Wissenschaft und Studentenunterricht – selbst übernehmen oder an andere verbliebene Mitarbeiter delegieren.

ACU-Austria

Auch unter den Juristen formierte sich langsam Widerstand gegen die willkürliche Coronapolitik der Regierung und ihrer vermeintlichen Experten. Zum einen war es durch die verordneten Maßnahmen zu gravierenden Einschränkungen der verfassungsgemäßen Grund- und Freiheitsrechte gekommen, zum anderen sahen sich auch Kritiker der Coronamaßnahmen zunehmend mit juristischen Konsequenzen wie Strafanzeigen und Disziplinarverfahren konfrontiert. Beides erforderte juristische Schritte, so dass sich engagierte Anwälte zunächst als „Rechtsanwälte für Grundrechte" und Anwälte für Aufklärung" zusammenschlossen, die dann gemeinsam mit der Plattform RESPEKT am 19.11.2020 den Außerparlamentarischen Corona Untersuchungsausschuss Austria[85] (ACU-Austria) gründeten. In einer Presseaussendung wurden die Aufgaben folgendermaßen definiert:

„Der ACU-Austria wird sich der rechtlichen Aufarbeitung der Ereignisse in Österreich bezüglich der von der Regierung verordneten "Corona-Schutzmaßnahmen" annehmen, und dies unter Berücksichtigung medizinischer, sozialer, wirtschaftlicher und kultureller Aspekte. Unterstützt werden die Anwälte dabei von Experten der Plattform RESPEKT aus den verschiedensten Bereichen der Gesellschaft."[86]

Zur Unterstützung der medizinisch und wissenschaftlich wenig bewanderten Anwälte schlossen sich einige Ärzte und Wissenschaftler, unter anderem ich selbst, dem ACU-Austria als direkte Mitglieder an, die auch auf der Homepage aufgeführt wurden.

Offener Brief des ACU-Austria

Am 08.01.2021 wandte sich der ACU-Austria mit einem offenen Brief an die österreichische Bundesregierung und an die Bevölkerung.[87] In dem Brief wird die Sorge um die gesellschaftliche und wirtschaftliche Zukunft Österreichs und den Rechtsstaat insgesamt zum Ausdruck gebracht:

„Offener Brief an die österreichische Bundesregierung und an die österreichische Bevölkerung

Wir sind eine Vereinigung österreichischer Anwälte, Ärzte und Wissenschaftler sowie Künstler, denen die Grund- und Freiheitsrechte der österreichischen Bevölkerung am Herzen liegen. Wir befassen uns seit neun Monaten mit sämtlichen rechtlichen, medizinischen und wirtschaftlichen Aspekten der Coronakrise. Zahlreiche wissenschaftliche, medizinische und rechtliche Untersuchungen liegen bei uns auf und werden bei Bedarf der interessierten Bevölkerung gerne zur Verfügung gestellt. Wir möchten die Bevölkerung wissenschaftlich fundiert informieren.

Masken: Zahlreiche wissenschaftliche Untersuchungen liegen uns vor, die den Standpunkt stützen, dass Masken nutzlos und gesundheitsschädlich sind. Dies betrifft insbesondere Schulkinder, die am wenigsten von der Gefährlichkeit des Virus bedroht sind. Fundierte wissenschaftliche Untersuchungen, die den Nutzen und den Schaden abgewogen haben, liegen uns nicht vor.

PCR-Test: Der PCR-Test ist weder validiert noch für die Diagnoseerstellung am Menschen zugelassen. Bei geringer Virusverbreitung wird eine hohe Zahl falsch positiver Testergebnisse ausgewiesen. Darauf basieren aber die Grund- und

Freiheitsrechte einschränkenden Verordnungen. Klagen gegen den Test sind anhängig, weil dieser weder Infektion, Infektiosität noch Krankheit festzustellen vermag. Eine darauf gestützte Quarantäne ist nicht gerechtfertigt.

Zwangsimpfung: *Es macht wenig Unterschied, ob staatlicher Zwang direkt angewendet oder eine Impfpflicht über die Hintertür eingeführt wird. So etwa, wenn man am öffentlichen, gesellschaftlichen und beruflichen Leben, wie etwa an Reisen, Veranstaltungen oder dem Erwerb nur mehr teilnehmen darf, wenn man geimpft ist. Die mRNA-Impfung ist nicht verantwortungsvoll geprüft worden und es liegen keine Langzeitstudien vor. Die überwiegende Mehrheit der Wissenschaftler warnt vor den drohenden Nebenwirkungen, insbesondere vor Autoimmunerkrankungen und allergischen Reaktionen bis hin zum anaphylaktischen Schock.*

Kollateralschäden: *Bei sämtlichen Corona Gesetzen und Verordnungen wurde keine Verhältnismäßigkeitsprüfung, keine Kosten-Nutzen-Analyse durch die Legislative und/oder Exekutive durchgeführt. Der österreichische Verfassungsgerichtshof ist aufgerufen, diese Verhältnismäßigkeitsprüfung substanziell nachzuholen und nicht nur formell, sondern in der Sache selbst zu entscheiden.*

Wir laden die österreichische Bundesregierung und alle Landesregierungen auf einen wissenschaftlichen und rechtlichen Diskurs mit dem ACU-Austria ein. Es wäre Aufgabe der etablierten politischen Parteien gewesen, einen parlamentarischen Untersuchungsausschuss einzurichten. Da dies von der Politik unterlassen worden ist, haben wir den ACU-Austria gegründet, um der österreichischen Bevölkerung eine Stimme und die Möglichkeit zu geben, sämtliche Auswirkungen der Corona Maßnahmen kritisch durchleuchten zu können. Der ACU-Austria steht jedem (Leit-) Medium und allen österreichischen Parteien zu einer kritischen Auseinandersetzung und Diskussion zur Verfügung. Wir sorgen uns um die gesellschaftliche und wirtschaftliche Zukunft der Republik Österreich, den Rechtsstaat insgesamt, die Gesundheit der österreichischen Bevölkerung und insbesondere ihrer Kinder. Ärzte, Juristen und Wissenschaftler werden hiermit eingeladen, sich uns anzuschließen und öffentlichkeitswirksam kritische Meinungen zu äußern und kritische Fragen zu stellen.

Es ist unser Recht, in einer freien Demokratie zu leben, und nicht in einem international instrumentalisierten Zentralstaat. Die Freiheit ist unser höchstes Gut. Dazu gehört unter anderem die Freiheit, über den eigenen Körper zu bestimmen, die Freiheit zu arbeiten, die Freiheit zu reisen, die Freiheit der Mitbestimmung und vor allem die Freiheit zu atmen.

In Sorge um die Freiheit, die Verfassung und den Rechtsstaat Österreich

Außerparlamentarischer Corona Untersuchungsausschuss Austria www.acu-austria.at, Rechtsanwälte für Grundrechte, Anwälte für Aufklärung www.afazone.at und Plattform Respekt www.respekt.plus"

Der Brief war von Anwälten entworfen und sowohl wissenschaftlich als auch medizinisch teilweise laienhaft formuliert. Er wurde mir zwar zur Korrektur vorgelegt und ich machte einige Anmerkungen, um den Text zu verbessern. Leider wurden meine Vorschläge jedoch nicht umgesetzt und der Brief wurde ohne mein explizites Einverständnis veröffentlicht. Man sollte meinen: nicht weiter schlimm! So etwas passiert halt mal und ist keine böse Absicht. Doch im Rahmen von COVID galten neue Regeln: jedes Wort wurde auf die Goldwaage gelegt, und wer – wenn auch nur als Mitglied einer Organisation – mit einer Veröffentlichung einer Organisation in Verbindung gebracht werden konnte, wurde im Sinne von Kontaktschuld gescholten und diffamiert.

Ich war daher sehr überrascht, als ich am 08. Januar 2021 einen Anruf von einem Journalisten des STANDARD erhielt, der mich zur jüngsten Veröffentlichung des ACU-Austria befragte, von der ich selbst noch gar nichts wusste.

Was war passiert?

Anders als die offenen Briefe von ICI und RESPEKT wurde der ACU-Austria-Brief auch als ganzseitige bezahlte Anzeige in zwei Tageszeitungen Österreichs („Kurier" und „Österreich") abgedruckt und erzielte dadurch eine weit höhere Aufmerksamkeit in der Öffentlichkeit. Der Brief konnte nicht so leicht ignoriert werden und wurde von den Leitmedien aufgegriffen und als „Corona-Leugner-Inserat" diffamiert. Der STANDARD bezeichnete den Inhalt des offenen Briefs als „wissenschaftliche Desinformation reinsten Wassers" und „grobe Fehlinformation".[88] Darüber hinaus wurde explizit darauf hingewiesen, dass ich als Mitglied des ACU-Austria auf dessen Homepage geführt wurde. Da half es auch nichts mehr, dass ich mich von den teilweise plakativen Formulierungen distanzierte und darauf hinwies, dass der Text von mir in dieser Form nicht freigegeben worden war.

Seit vielen Jahren bin ich Mitglied und teilweise sogar Vorstandsmitglied diverser wissenschaftlicher und medizinischer Organisationen, aber noch nie war es mir passiert, dass ich als einfaches Mitglied für Aussagen der Organisation verantwortlich gemacht wurde.

Der STANDARD nutzte die Chance, mir öffentlich Schaden zuzufügen und druckte die diffamierende Diskreditierung durch die UNIVERSITÄT ab, ohne mir Gelegenheit zur Stellungnahme zu geben:

„Andreas Sönnichsen vom Zentrum für Public Health vertritt zum Thema 'Corona-Infektion' persönliche Ansichten und tätigt Aussagen, von denen sich die UNIVERSITÄT bereits mehrfach ausdrücklich distanziert hat und sich auch weiterhin distanziert. Dies bezieht sich auch auf Aktivitäten Sönnichsens im Rahmen von Vereinen oder Plattformen wie z.B. 'ACU'. Die UNIVERSITÄT verweist zudem auch darauf, dass Sönnichsen weder Experte auf dem Gebiet der Biologie, Diagnose oder Therapie von Viruserkrankungen ist noch Leiter einer Organisationseinheit oder "Vorstand" an der UNIVERSITÄT.“

Auch die Österreichische Ärztekammer bekundete im STANDARD-Artikel, dass die Aussagen des offenen Briefs *„verantwortungslos“* seien und *„die Bevölkerung gefährden“*. Über die Tageszeitung wurden disziplinarrechtliche Schritte angekündigt.

Welche Aussagen waren im offenen Brief getroffen worden, die solch eine Aufregung in den Medien, in der UNIVERSITÄT und in der Ärztekammer rechtfertigten?

Ich hätte mir damals vom ACU-Austria gewünscht, in der Anzeige auf die Behauptung zu verzichten, dass *„die überwiegende Mehrheit der Wissenschaftler vor den drohenden Nebenwirkungen der Corona-'Impfungen' warnt“*. Leider traf dies weder damals, noch trifft es heute zu, obwohl diese Warnung auch im Januar 2021 bereits gerechtfertigt war. Die Mehrheit der Ärzte und Wissenschaftler leugnet entgegen der bitteren Realität nach wie vor die schweren und zahlreichen Nebenwirkungen und Todesfälle infolge der „Coronaimpfungen“.

Alle anderen Aussagen in diesem Brief waren zwar vielleicht provokant formuliert, aber auch damals bereits richtig und durch entsprechende Studien abgesichert. Ich bereue es heute, dass ich mich damals auf Druck bestimmter Personen im EbM-Netzwerk von dem Brief distanziert habe und mich von der Homepage des ACU-Austria entfernen ließ. So ist es der Diffamierungskampagne von Medien, UNIVERSITÄT, Ärztekammer und Staat leider doch manchmal gelungen, mich zu entmutigen und so einen Keil in den wissenschaftsbasierten Widerstand gegen die Corona-Ideologie zu treiben.

Das erste Disziplinarverfahren

Nicht nur die UNIVERSITÄT reagierte auf die Pressekonferenz der ICI vom 7. Oktober 2020. Auch die Ärztekammer, die sich leider in der Coronakrise von einer seriösen Standesvertretung immer mehr zu einer inquisitorischen Ärztlichen Glaubenskongregation wandelte, schaltete sich ein und bedachte mich mit einer Disziplinaranzeige.

„Der Disziplinaranwalt wirft dem Disziplinarbeschuldigten Folgendes vor: Der Disziplinarbeschuldigte nahm an einer Pressekonferenz der ‚Initiative für evidenzbasierte Coronainformation' am 07.10.2020 teil, indem er zur Frage der Gefährlichkeit von SARS-CoV-2 bzw. COVID-19 Stellung bezog. Er behauptete dort, dass die Krankheit einem Menschen unter 16 Jahren nichts tue und nur in Ausnahmefällen junge Menschen an einer Coronainfektion sterben. Er bekräftigte die Sinnlosigkeit der verordneten Maßnahmen und Beschränkungen durch die Bundesregierung, insbesondere die durchgeführten Massentests und das Tragen eines Mund-Nasen-Schutzes. Die Gefährlichkeit von COVID-19 werde massiv überschätzt. Die Todesraten seien auf Lebensumstände, auf Zustand und Ausrichtung des Gesundheitssystems sowie auf die unterschiedliche Zählweise bei Statistiken zurückzuführen. Die Folge seien unverhältnismäßige Präventionsmaßnahmen, die mehr psychischen, wirtschaftlichen und gesundheitlichen Schaden verursachen als Nutzen. Die Belegung der Spitalkapazitäten bzw. der Intensivbetten hätte immer ausgereicht.

Die Massentests würden aufgrund der Vielzahl falsch positiver oder zumindest irrelevant positiver Ergebnisse dazu beitragen, Panik in der Bevölkerung zu säen. Ein PCR-Test sei nicht geeignet, zwischen Falsch-Positiven, Infektiösen und Erkrankten zu unterscheiden. Als einzig sinnvolle Maßnahmen zum Schutz vor COVID-19, aber auch zum generellen Schutz vor Erkältungskrankheiten, Influenza und Influenza like infections (grippeartigen Erkrankungen), sollten Händehygiene, Hust- und Niesetikette sowie Abstand von Erkrankten empfohlen werden. Bei Erkältungssymptomen sollte man zuhause bleiben, weitergehende Maßnahmen wären in Anbetracht der überschaubaren Gefährlichkeit von COVID-19 unverhältnismäßig.

Dadurch hat der Disziplinarbeschuldigte das Ansehen der in Österreich tätigen Ärzteschaft beeinträchtigt und damit das Disziplinarvergehen nach § 136 Abs 1Z 1 Ärzte-Gesetz begangen."[1]

---

[1] Anmerkung: das fehlerhafte Deutsch entstammt dem Original und wurde nicht verändert.

68

Was ist denn an diesen Aussagen falsch? Und wie schädigen sie das Ansehen der österreichischen Ärzteschaft? Ich nahm zu den absurden Anschuldigungen schriftlich Stellung und belegte die Richtigkeit meiner Aussagen durch entsprechende Literatur. Abgesehen von kleinen Formulierungsunschärfen durch den Disziplinaranwalt waren in der Anklageschrift alle meine Aussagen korrekt wiedergegeben worden – und ich stehe dazu! In den folgenden Kapiteln wird die wissenschaftliche Evidenz zu den einzelnen Punkten aufgeführt.

COVID-19 bei Kindern

Die von der Ärztekammer angeprangerte Aussage, dass COVID-19 für Menschen unter 16 Jahren in der Regel ungefährlich ist und junge Menschen nur in Ausnahmefällen an einer Corona-Infektion sterben, ist wissenschaftlich korrekt und wird durch die offiziell verfügbaren statistischen Daten zur Corona-Pandemie sowie durch die Literatur belegt.

Laut der Österreichischen Gesellschaft für Kinder- und Jugendheilkunde starben in Österreich mit Stand 11. Juni 2021 nur fünf Kinder an oder mit COVID.[89] Alle fünf hatten schwere, lebenslimitierende Grunderkrankungen. Nur 9,1 % aller nachgewiesenen COVID-Fälle betrafen Kinder bis 14 Jahren. 60 % dieser Fälle verliefen asymptomatisch, das heißt ohne jegliche Krankheitssymptome und sind also nur durch die Massentestung überhaupt entdeckt worden. Es ist unbekannt, wie viele dieser positiven PCR-Tests auf falsch positive Befunde zurückzuführen sind.

In Deutschland wurde im Zeitraum bis zum 11.4.2021 laut Register der Deutschen Gesellschaft für Pädiatrische Infektiologie (DGPI) bei vier Kindern COVID-19 als Todesursache identifiziert.[90] Die Anzahl der COVID-Toten wurde in dem Papier der DGPI mit anderen Todesursachen verglichen: 2019 starben in Deutschland 55 Kinder bei Verkehrsunfällen und 25 Kinder ertranken. Dennoch würde niemand auf die Idee kommen, Kindern das Schwimmen zu verbieten oder ihre Teilnahme am Straßenverkehr zu untersagen. 2018/19 starben in Deutschland neun Kinder an Influenza, der herkömmlichen Grippe – ohne dass dies irgendwelche Gegenmaßnahmen ausgelöst hätte.

Auch schwere Verläufe und Hospitalisierungen sind bei Kindern nur selten zu beobachten. COVID kann bei Kindern zwar zu einem multisystemischen inflammatorischen Syndrom (auch „pediatric inflammatory multisystem syndrome [PIMS] genannt) führen, das häufig stationär behandelt werden muss, aber in ganz Deutschland wurden bis Februar 2022 nur etwa 660 PIMS-Fälle registriert. Ungefähr die Hälfte der Kinder musste für wenige Tage intensivmedizinisch betreut werden. Bleibende Schäden waren nicht zu beobachten und es ist kein einziges Kind an der Erkrankung verstorben.[91] In Österreich war die Situation sehr ähnlich. Kinder waren durch COVID so gut wie nicht betroffen.

Sinnlose Massentests

Auch meine von der Ärztekammer kritisierten Aussagen zur Sinnhaftigkeit von Massentestungen mittels PCR-Test waren korrekt. Positive Effekte von ungezielten Massentests auf den Pandemieverlauf wurden bisher weder für Antigen- noch für PCR-Tests nachgewiesen. Im Gegenteil ist der PCR-Test vollkommen ungeeignet, um zwischen nicht-infektiösen Trägern von Virus-RNA-Bruchstücken, infektiösen, aber asymptomatischen Virusträgern, und an COVID-19 Erkrankten zu unterscheiden. Aus diesem Grunde empfiehlt die WHO, PCR-Tests nur als diagnostische Hilfsmittel unter Einbeziehung von Anamnese und klinischer Symptomatik einzusetzen[92]. Die in Österreich im großen Stil durchgeführte Massentestung kann diese Voraussetzung nicht erfüllen, da eine solche Einordnung des Testergebnisses nur durch eine Ärztin oder einen Arzt erfolgen könnte. Auch das deutsche Robert-Koch-Institut empfiehlt: *„Von einer massenhaften Testung von asymptomatischen (= beschwerdefreien) Personen wird aufgrund der unklaren Aussagekraft eines negativen Ergebnisses (lediglich Momentaufnahme) in der Regel abgeraten.“*[93] Im Gegensatz zur Auffassung des RKI geht es natürlich nicht nur um die Momentaufnahme des falsch negativen Ergebnisses, sondern auch um die Fehlschlüsse, die aus falsch positiven Testergebnissen gezogen werden, sowohl für den betroffenen Menschen, der zu Unrecht in Quarantäne gesteckt wird, als auch für die Allgemeinheit und die Einschätzung der epidemiologischen Lage.

Ähnliches gilt für die Antigenschnelltests, die hinsichtlich Empfindlichkeit (Sensitivität, Erklärung siehe unten) und Spezifität (Erklärung siehe unten) den PCR-Tests noch unterlegen sind.

So fand eine österreichische Studie,[94] die an Schulen durchgeführt wurde, für Antigen-Massentests an gesunden Kindern nur eine miserable Sensitivität von 40,7 % und eine Spezifität von 95,7 %. Was bedeutet das?

Die Sensitivität und Spezifität diagnostischer Tests

Jeder diagnostische Test in der Medizin hat nur eine begrenzte Aussagekraft. Er spricht also beim Untersuchten nur mit einer gewissen Wahrscheinlichkeit für das Vorliegen (positives Ergebnis) oder für das Nichtvorliegen (negatives Ergebnis) einer bestimmten Erkrankung. Diese Wahrscheinlichkeiten werden durch drei Größen bestimmt:

- Die **Sensitivität** des verwendeten diagnostischen Tests: Dies ist die Fähigkeit des Tests Erkrankte als erkrankt bzw. Infizierte als infiziert zu identifizieren. Eine Sensitivität von 100 % bedeutet, dass der Test bei allen (100 %) Personen, die krank (infiziert) sind, positiv ausfällt, was so gut wie niemals vorkommt. Eine Sensitivität von 80 % bedeutet, dass der Test nur 80 % der Erkrankten (Infizierten) durch ein positives Testergebnis erkennt. Bei 20 % der untersuchten Personen irrt sich der Test und fällt fälschlicherweise negativ aus. Man spricht dann von „Falsch-Negativen", die in Wirklichkeit krank (infiziert) sind.
- Die **Spezifität** des verwendeten diagnostischen Tests: Dies ist die Fähigkeit des Tests Gesunde als gesund zu erkennen. Eine Spezifität von 100 % sagt aus, dass der Test bei allen (100 %) Personen, die nicht krank sind, negativ ausfällt. Leider wird auch eine Spezifität von 100 % in der Wirklichkeit nie erreicht. Ist die Spezifität nur 80 %, bedeutet dies, dass der Test bei 20 % der Gesunden positiv ausfällt, diese also als krank (infiziert) kategorisiert, obwohl sie gesund sind. Man spricht dann von „Falsch-Positiven", die in Wirklichkeit gesund sind und denen der Test die Krankheit „andichtet".
- Die **Prävalenz** der Krankheit, die der Test erkennen soll: Dies ist die Häufigkeit des Vorkommens der Erkrankung in der Gruppe der untersuchten Personen. Eine Prävalenz von 100 % bedeutet, dass alle

untersuchten Personen die Krankheit tatsächlich haben. Eine Prävalenz von 5 % bedeutet, dass nur fünf von 100 die Erkrankung aufweisen und die anderen 95 gesund sind.

Das folgende Zahlenbeispiel soll erläutern, warum es unsinnig ist, asymptomatische Personen mit einem Labortest zu untersuchen, um eine bestimmte Erkrankung zu diagnostizieren. Wenn man Menschen ohne Beschwerden oder Krankheitsanzeichen (= asymptomatische) untersucht, kann man davon ausgehen, dass die Prävalenz in der untersuchten Bevölkerung niedrig ist. Für unsere Berechnung legen wir der Einfachheit halber die durchschnittliche Prävalenz von SARS-CoV-2-Infektionen in der Bevölkerung während der gesamten COVID-Krise zugrunde, ohne Berücksichtigung von Falsch-Positiven und Doppelbestimmungen (die wahre Prävalenz war also wahrscheinlich eher noch niedriger). Wir nehmen also einmal an, dass es in Deutschland insgesamt seit Beginn der Pandemie tatsächlich 38 Millionen SARS-CoV-2-Infektionen gab (das ist die Fallzahl, die das Robert Koch Institut Ende April 2023 in seiner offiziellen Statistik angab[43]). Im Allgemeinen ist der PCR-Test (bis auf gelegentliche Ausnahmen) maximal 14 Tage positiv. Das bedeutet, dass es insgesamt in Deutschland 14 x 38 Millionen testpositive Krankheitstage gab, also 532 Millionen, allerdings natürlich nicht alle gleichzeitig, sondern verteilt auf etwa 1.150 Kalendertage (Ende Februar 2020 bis Ende April 2023). Auf einen Kalendertag entfallen also durchschnittlich (aufgerundet) 500.000 Infizierte. Bezogen auf 83 Millionen Einwohner in Deutschland entspricht dies einer durchschnittlichen Prävalenz von 0,6 %, also 6 von 1.000.

	Tatsächlich SARS-CoV-2 infiziert	Tatsächlich gesund	
Antigen-Test ist positiv	24	427	Positiver Vorhersagewert: 24/451=5,3 %
Antigen-Test ist negativ	36	9.513	
	60 sind SARS-CoV-2 infiziert (Prävalenz 0,6 %)	9.940 sind gesund	10.000 Untersuchte

Grüne Felder: richtige Befunde; rote Felder: falsche Befunde

Abbildung 11: Vierfeldertafel zur Berechnung des positiven Vorhersagewertes des COVID-Antigentests bei asymptomatischen Personen

Für den SARS-CoV-2 Antigentest gehen wir bei asymptomatischen Personen von einer aus der oben genannten Studie entnommenen Sensitivität von 40,7 % und einer Spezifität von 95,7 % aus.[94] Für diese Werte lässt sich mit Hilfe einer Vierfeldertafel (siehe Abbildung 11) berechnen, wie hoch die Wahrscheinlichkeit ist, tatsächlich an COVID erkrankt zu sein, wenn ein positives Testergebnis vorliegt. Diese Wahrscheinlichkeit wird auch als positiver Vorhersagewert des diagnostischen Tests bezeichnet.

Von 10.000 asymptomatischen untersuchten Personen sind bei einer Prävalenz von 0,6 % nur 60 Personen mit SARS-CoV-2 infiziert. Von diesen 60 Personen weisen bei einer Sensitivität von 40,7 % nur (gerundet) 24 ein positives und 36 ein negatives Testergebnis auf. Die Spezifität von 95,7 % führt bei 9.940 Gesunden zu 9.513 richtigen, negativen Testergebnissen. 427 gesunde Testteilnehmer erhalten ein positives Testergebnis, sind also falschpositiv. Insgesamt betrachtet sind also nur 24 der 451 Personen mit positivem Testergebnis (5,3 %) tatsächlich mit SARS-CoV-2 infiziert. Alle anderen 427 Testpositiven (94,7 % - also die große Mehrheit!) werden mit einem falsch-positiven Testergebnis natürlich auch falsch behandelt und zu Unrecht in Quarantäne geschickt.

Der positive Vorhersagewert eines positiven Antigentests liegt somit bei gerade einmal 5,3 % und es bleiben trotzdem genügend unentdeckte wirklich Infizierte (die Falsch-Negativen), welche die Epidemie weiterverbreiten können. Der Massentest von Gesunden ist also zur Eindämmung der Pandemie vollkommen sinnlos und trägt nur dazu bei, Erkrankungswellen durch falsch positive Befunde „herbeizutesten" und Panik in der Bevölkerung zu verbreiten.

Testpandemie durch falsch eingesetzte PCR-Tests

Die Aussagekraft des PCR-Tests ist zwar deutlich besser als die der Antigenschnelltests, aber auch der PCR-Test weist keine ausreichende Sensitivität und Spezifität für einen Massentest auf. Zudem sind Sensitivität und Spezifität des PCR-Tests ganz entscheidend davon abhängig, wie viele Replikationszyklen zur Vermehrung des genetischen Materials durchgeführt werden. Vor allem zu Beginn der Pandemie wurden die PCR-Tests teilweise mit 40-45 solcher Replikationszyklen angewandt. Hierdurch wird zwar eine hohe Sensitivität erreicht, das heißt, es werden nur wenige Infizierte als Falsch-Negative übersehen, aber es kommt zu einer massiven Übertreibung der Erkrankungszahlen durch Falsch-Positive. Im Allgemeinen geht man davon aus, dass maximal 30-35 Zyklen erfolgen dürfen, weil sonst die Anzahl falsch positiver Befunde stark ansteigt. In Proben, die erst nach mehr als 35 Zyklen positiv wurden, findet man bestenfalls in 8 % der Fälle infektiöse Viren, wenn man die Probe in einer Zellkultur weiteruntersucht.[95]

Auf Anfrage der New York Times teilte ein großes New Yorker Labor im August 2020 mit, dass Corona-PCR-Tests mit durchschnittlich 40 Replikationszyklen durchgeführt würden. Von allen bisher als positiv eingestuften Testergebnissen würde etwa die Hälfte als negativ gelten, wenn man nur Proben als positiv werten würde, die schon bei weniger als 35 Zyklen positiv wurden. Würde man die Grenze gar bei 30 Zyklen ziehen, wären 85-90 % aller als positiv gewerteten Testergebnisse negativ.[96]

Wenn man sich vorstellt, dass nur 15 % der bisherigen sogenannten Corona-Fälle wirkliche SARS-CoV-2 Infizierte sind, dann wären wir für Deutschland nach bald drei Jahren „Pandemie" bei gerade mal 5,7 Millionen Fällen, entsprechend 6,8 % der Bevölkerung oder etwa 2,5 % pro Jahr. Das wäre viel weniger als wir jeden Winter durch Influenza und andere Erkältungskrankheiten erleben. Die Wahrheit liegt wahrscheinlich irgendwo zwischen dieser Zahl und der offiziellen Zählung, und leider werden wir die wahre Zahl nie erfahren, da die Daten, die wir benötigen würden, fehlen oder zumindest nicht öffentlich zugänglich sind. So wurde wohl vor allem in den ersten Monaten der Pandemie bewusst darauf verzichtet, die Anzahl der Replikationszyklen bei den PCR-Testergebnissen zu erfassen und auszuwerten. In Österreich muss erst seit Juli 2020 der ct-Wert auf dem Laborbefund angegeben werden, in den Niederlanden sogar erst seit Sommer 2022.

Die tatsächlichen Sensitivitäts- und Spezifitätswerte der eingesetzten PCR-Tests sind unbekannt. In sogenannten Labor-Ringversuchen werden Laboratorien zur Qualitätskontrolle Proben mit unbekanntem Inhalt (Virus positiv oder Virus negativ) zur Messung zugeschickt. Das Labor führt dann den PCR-Test an den zugesandten Proben durch und berichtet das Ergebnis an die zentrale Qualitätskontrolle. Aus der Anzahl der falschen und richtigen eingereichten Ergebnisse kann dann die Sensitivität und Spezifität des Tests geschätzt werden. In einem solchen Ringversuch von INSTAND,[97] der Gesellschaft zur Förderung der Qualitätssicherung in medizinischen Laboratorien, zeigte sich in Deutschland im April 2020 für den PCR-Test eine

Sensitivität von 98,8 % und eine Spezifität von 98,1 % bei durchschnittlich 26 durchgeführten Replikationszyklen. Setzt man diese Werte in die Vierfeldertafel von Abbildung 11 ein, so steigt der positive Vorhersagewert immerhin gegenüber dem Antigentest auf 24 %. Es sind aber immer noch 76 % der positiven Testergebnisse falsch-positiv. Nur jeder vierte Testpositive ist demnach tatsächlich mit SARS-CoV-2 infiziert.

Milliarden für den Test-Wahnsinn

In Österreich wurden im bisherigen Verlauf der Pandemie 208 Millionen PCR-Tests durchgeführt (Stand 1.5.2023). Das heißt, jeder Österreicher wurde im Durchschnitt 23-mal getestet. In Abbildung 12 ist die tägliche Anzahl von durchgeführten und gemeldeten PCR-Tests in Österreich über den Gesamtverlauf der Pandemie bis April 2023 dargestellt. Die kaum erkennbaren roten Bälkchen stellen den Anteil der positiven Tests dar, insgesamt nur 2,5 % aller durchgeführten PCR-Tests.

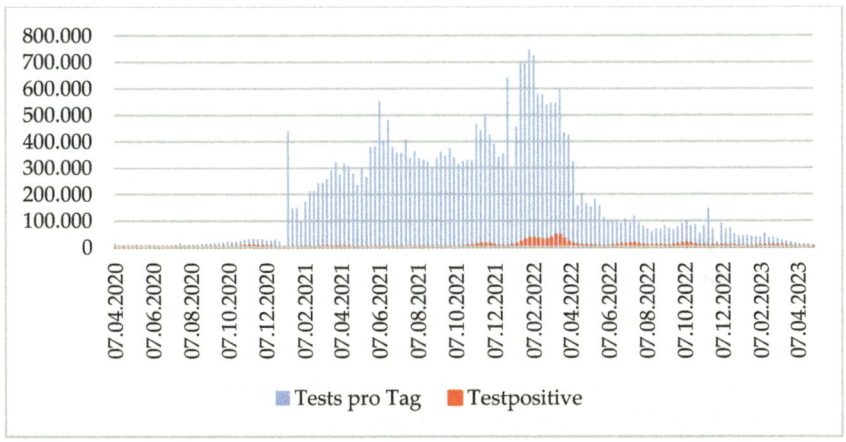

Abbildung 12: Die Test-Pandemie in Österreich: Anzahl Tests und Anzahl Testpositive pro Tag – Mittelwerte über jeweils 7 Tage[11]

Es ist unschwer zu erkennen, dass es im Verhältnis zur großen Zahl der durchgeführten Tests kaum Testpositive gab. Wenn man dann noch berücksichtigt, dass bis zu drei Viertel der Testpositiven falsch positiv sind, wird die vollkommene Bedeutungslosigkeit der gesamten Pandemie ersichtlich. Bei einem durchschnittlichen Testpreis von 20-25 Euro (zu Beginn der Pandemie deutlich teurer) wurden also in Österreich knapp 5 Milliarden Euro allein für PCR-Tests ausgegeben.[98] Die Zahl verhöhnt alle Pflegekräfte, denen seit Jahrzehnten gesagt wird, dass nicht genügend Geld im System sei, um Pflege besser zu bezahlen, und es sollte den Laborärzten, Apothekern und Firmenvertretern die Schamesröte ins Gesicht treiben, in deren Taschen dieses Geld verschwunden ist.

Zusätzlich zum Wahnsinn der PCR-Massentests wurden täglich 100-Tausende von Antigen-Schnelltests durchgeführt. Allein die Schulkinder wurden dreimal pro Woche getestet. Am Arbeitsplatz wurde je nach interner Betriebsvorschrift mehrmals wöchentlich bis täglich getestet.

Im Dezember 2020 rief die Regierung in Österreich zu einem bevölkerungsweiten Massentest mittels kostenloser Antigentests auf, aber die Bürger waren schlauer als die Regierenden und haben nicht mitgemacht. Nur ein knappes Viertel ging zum Test (2,1 Millionen). Nur 6.475 Personen testeten im Antigentest positiv (0,3 %) und von diesen konnten nur etwa 70 % durch einen positiven PCR-Test bestätigt werden.[99] 30 % der Testpositiven waren also falsch-positiv! Trotzdem verharrte Österreich bis zum 8. Februar 2021 im Lockdown. Die epidemiologische Kurve der Neuinfektionen blieb durch die Massentests vollkommen unbeeinflusst.

In Deutschland wurde wahrscheinlich weit weniger getestet. Genaue Zahlen sind jedoch nicht verfügbar, weil nicht die Daten aller Laboratorien zentral erfasst und teilweise nur positive PCR-Tests gemeldet wurden. Das RKI hat etwa 151 Millionen PCR-Tests registriert. Davon waren 32,8 Millionen positiv (21,7 %).[100]

Allein die PCR-Tests kosteten den deutschen Steuerzahler über sechs Milliarden Euro, angeblich viel mehr als der Marktpreis rechtfertigen würde.[101] Über die Staatsausgaben für die zusätzlichen unzähligen Antigen-Schnelltests kann man nur spekulieren. Die Gesamtausgaben für Tests belaufen sich (Stand Dezember 2022) auf mehr als 14 Milliarden Euro.[102]

Die Sinnhaftigkeit des Mund-Nasen-Schutzes

Noch im Februar 2020 hielt das Robert Koch Institut die breite Verwendung von Masken für nicht indiziert. Die Wirksamkeit des Mund-Nasen-Schutzes sei im Community-Setting nicht mit ausreichender Sicherheit nachgewiesen.[103] In einer Presseerklärung riet auch die Bundesvereinigung Deutscher Apothekerverbände Gesunden von einer allgemeinen Maskenanwendung im öffentlichen Raum ab.[104]

Der Effekt von Masken zur Verhinderung viraler Atemwegsinfektionen

Die staatliche Empfehlung oder gar der Zwang zum Tragen eines Mund-Nasenschutzes und vorzugsweise sogar einer FFP2-Maske stützt sich auf eine systematische Übersichtsarbeit, die Mitte 2020 in der renommierten Fachzeitschrift „Lancet" veröffentlicht worden war, in der aber lediglich Beobachtungsstudien mit minderer Qualität und eingeschränkter Aussagekraft Berücksichtigung fanden.[105] Die Autoren geben in dieser Arbeit selbst an, dass es im Sinne evidenzbasierter Medizin nur „niedrige Gewissheit" (low certainty) gibt, dass das Tragen eines Mund-Nasenschutzes die Ausbreitung von SARS-CoV-2 verhindert, und dass Studien mit höherer Qualität erforderlich sind, um dies nachzuweisen.

Genau diese Studien, nämlich randomisiert kontrollierte Untersuchungen, in denen Probanden per Losverfahren einer Gruppe mit oder ohne Maske zugeteilt und über einen längeren Zeitraum beobachtet werden, um dann die Häufigkeit von Infektionen zwischen der Gruppe mit Maske und der Gruppe ohne Maske zu vergleichen, gab es bereits zur Zeit, als die Arbeit von Chu erschienen ist. Sie wurden in einem Cochrane-Review über die Wirksamkeit des Mund-Nasen-Schutzes zur Verhinderung der Verbreitung von Atemwegsinfektionen zusammengefasst, der bereits im April 2020 als Preprint zur Verfügung stand und im November 2020 nach Peer Review publiziert wurde.[106] In diesem Review kamen die Autoren unter Berücksichtigung aller verfügbaren randomisiert kontrollierten Studien zu dem Schluss, dass es keine belastbare Evidenz für eine relevante Wirksamkeit von Mund-Nasen-Schutzmasken gibt. Der Review wurde aber von den Regierungen und ihren vermeintlichen Experten einfach ignoriert, obwohl die Reviews der Cochrane-Gesellschaft den höchsten Standard medizinisch-wissenschaftlicher Evidenzzusammenfassungen verkörpern. Stattdessen stützte man die Empfehlungen auf die minderwertige Zusammenfassung von Beobachtungsstudien.

Der Cochrane-Review wurde 2023 aktualisiert und um elf weitere, zwischenzeitlich publizierte Studien zum Maskeneffekt bei COVID ergänzt, ohne dass sich an der Schlussfolgerung etwas änderte.[107]

Meine kritischen Anmerkungen zur Sinnhaftigkeit des Maskentragens im öffentlichen Raum (wohlgemerkt nicht auf Gesundheitseinrichtungen bezogen!) hatten neben der Disziplinarmaßnahme durch die Ärztekammer ein Nachspiel in der Presse.

Ein Professor der UNIVERSITÄT schrieb im STANDARD[108] *„An die Adresse der Verschwörungstheoretiker"* unter Nennung meines Namens, dass der Sinn der chirurgischen Maske eindeutig erwiesen sei, denn die Wissenschaft sei sich da in Anbetracht der überwältigenden Evidenz einig. Er schreibt wörtlich:

„Corona-Leugner beziehen sich immer auf ‚Wissenschaft', allerdings durch den Filter der selektiven Wahrnehmung nur genehmer negativer Studien – die gibt es, wie auch zur Erde als Scheibe, da man Wasser ja nicht krümmen kann. Wissenschaft ist jedoch nicht Rosinenpicken, ist immer eine Gesamtschau aller verfügbaren Evidenz, und die ist bezüglich der Präventionsmaßnahmen eindeutig. Verschwörungstheoretiker haben auch immer Akademiker in ihren Reihen, wie die ‚Experten' des ‚außerparlamentarischen Corona Untersuchungsausschusses Austria' mit Andreas Sönnichsen, der seit seiner erstaunlichen Berufung an die UNIVERSITÄT hauptsächlich durch paramedizinische Kommentare aufgefallen ist."[108]

Dem setzte eine Kollegin, die ich einmal sehr geschätzt habe, in einem weiteren STANDARD-Artikel noch eins drauf und sprach mir die Kompetenz ab, wissenschaftliche Studien nach der Methodik der evidenzbasierten Medizin zu analysieren und mich hierzu öffentlich zu äußern. Ja, meine Position wird von ihr sogar mit *„Verlassen des wissenschaftsethisch begründeten Vorgehens an sich"* gleichgesetzt. Sie schreibt wörtlich unter Bezugnahme auf das *„Beispiel Sönnichsen"* und mit der Überschrift *„Meinung, nicht Wissen"*:

„Wie kommt es, dass sich eine ganze Reihe bis dato anerkannter Wissenschafter verleiten lassen, ihre eigene Kompetenz zu missachten, die anerkannte und ihnen wohlvertraute, wenn auch mühselige wissenschaftliche Methodik zu verlassen? Die stattdessen blitzartig und reflexhaft auf eine breite Palette von Fragestellungen reagieren und lautstark Antworten geben – die mehr nach Meinungen, Überzeugung und Ideologien klingen als nach geprüftem, reflektiertem Wissen?"[109]

Ich war sprachlos. Dass ein mir nicht einmal persönlich bekannter Professor der UNIVERSITÄT sich, ohne jemals direkt mit mir über das Thema gesprochen zu haben, beleidigend über mich in einer Tageszeitung auslässt, sagt mehr über diesen Herrn und die UNIVERSITÄT aus als über mich. Aber dass sich eine Kollegin, mit der ich fast zwei Jahrzehnte nicht nur fachlich, sondern auch freundschaftlich verbunden war, in der größten Tageszeitung Österreichs abfällig über mich äußert, mir wissenschaftliche Expertise abspricht und meine wissenschaftlich begründeten Äußerungen als „reflexartige lautstarke Ideologie" diskreditiert, hat mich tief getroffen. Mir war nach Heulen zumute und die Trauer mischte sich mit Wut.

„Warum redest du nicht mit mir?", fragte ich mich. *„War die Grundlage unserer gemeinsamen Arbeit, angefangen von unserer ersten Begegnung auf einer allgemeinmedizinischen Tagung in Frankfurt bis zur gemeinsamen Herausgabe der EbM-Guidelines*[110] *und der Zeitschrift für Allgemeinmedizin*[111] *über viele Jahre nicht immer der Diskurs, das Gespräch, die Diskussion, und vor allem der Respekt vor dem anderen Menschen, der anderen Meinung? Was hat COVID mit uns gemacht? Warum hast du mir nicht die Chance gegeben, meine ‚reflexartigen ideologischen Äußerungen' zu diskutieren? Ich hätte dir gerne erklärt, mit welcher Methodik und warum ich zu den Ergebnissen gekommen bin, die ich kundgetan habe."*

Wir haben nie wieder miteinander gesprochen. Die Verletzung war zu groß und sie wird sicher niemals auf die Idee kommen, sich für ihr Verhalten zu entschuldigen.

Ich habe mit einem offenen Brief[112] geantwortet, den ich an den Professor der UNIVERSITÄT, an die ehemals befreundete Kollegin und an den STANDARD schickte.

„Warum melde ich mich zu Wort? Ich bin doch kein ‚Experte'

Im STANDARD vom 29.1.2021 fragt S.R., selbst Allgemeinmedizinerin und Mitglied des COVID-Expertenrats der Bundesregierung: ‚Der Reiz, Experte zu sein – was verleitet Wissenschafter dazu, die eigene Kompetenz zu missachten'[109] *und bezieht sich auf einen Beitrag von W.D., externer Lehrender der UNIVERSI-TÄT, der sagt ‚Verschwörungstheoretiker haben immer Akademiker in ihren Reihen, wie die ‚Experten' des ‚außerparlamentarischen Corona Untersuchungsausschuss Austria' mit Andreas Sönnichsen, der seit seiner erstaunlichen Berufung an die MedUni Wien hauptsächlich durch paramedizinische Kommentare aufgefallen ist, oder wie mehrere vom Leibsender aller Verschwörungstheoretiker, Servus TV, importierte ‚Experten'.''[108]*

Ja, es wimmelt nur noch so von Experten. Die beiden ‚Experten' W.D. und S.R. zeichnet offenbar vor allem die ‚Expertise' aus, zu entscheiden, wer Experte ist, und wer nicht, und wer Wissenschaft korrekt interpretiert und wer nicht. Wodurch sind sie eigentlich legitimiert, zu beurteilen, wer sich äußern darf und wer nicht?

Ja, Herr Kollege D., es geht doch genau um das Rosinenpicken, das Sie anprangern: Ist Ihnen denn nicht bekannt, dass der Mundschutz des guten alten Chirurgen Mikulicz zur Verhinderung bakterieller Wundinfektionen diente und dass Viren und Bakterien unterschiedlich groß sind, dass also der Mundschutz in der Chirurgie mit dem Schutz vor respiratorischen Virusinfekten nichts zu tun hat? Haben Sie die Studien zur Wirksamkeit, zu Nutzen und potenziellem Schaden von Masken bei respiratorischen Virusinfekten gelesen und verstanden?

Dann haben Sie sicher auch gelesen, dass Chu et al. (Lancet 2020;395:1973)[105] – das ist die Studie, auf die sich die Maskenempfehlung in erster Linie stützt – selbst ‚robuste randomisiert kontrollierte Studien' fordern, um die als ‚low certainty' (niedrige Gewissheit) eingestufte Evidenz zur Wirksamkeit von Masken bei viralen Atemwegserkrankungen zu untermauern. Warum fordern die Autoren das, wenn es denn so sicher ist, dass die Masken effektiv sind?

In die Metaanalyse von Chu et al. wurden ausschließlich Beobachtungsstudien (Kohortenstudien) eingeschlossen, für die aus wissenschaftlicher Sicht selbst bei hoher Studienqualität ein hohes Verzerrungspotential (Bias) besteht. In der Evidenzbasierten Medizin werden sie daher als zweitklassig betrachtet. Von den 29 eingeschlossenen Studien zur Maskeneffektivität untersuchten überhaupt nur vier die Wirksamkeit bei COVID-19, und keine einzige der COVID-19-Studien fand im ‚Community Setting' statt, also da draußen, wo jetzt überall Masken getragen werden müssen, im Supermarkt, auf der Straße, in der Schule etc. Überhaupt erfolgten nur drei der Studien – alle untersuchten SARS-CoV-1! – im Community Setting, alle anderen im Bereich von Gesundheitseinrichtungen (Kliniken, Pflegeheimen). 16 der 29 Studien untersuchten die Wirksamkeit von N95 (=FFP2) Masken, nur 13 den Effekt chirurgischer Standardmasken. In sechs Studien kam es weder in der Masken- noch in der Kontrollgruppe ohne Maske überhaupt zu einer einzigen

Infektion – diese Studien schieden von vornherein aus der Metaanalyse aus, weil man ohne Infektion die Wirksamkeit von Masken weder belegen noch widerlegen kann.

Die Metaanalyse mischte offensichtlich Äpfel mit Birnen und Marillen: drei unterschiedliche Viren (SARS-CoV-1, MERS, SARS-CoV-2), zwei unterschiedliche Maskentypen (chirurgischer Mund-Nasen-Schutz, N95/FFP2), und zwei unterschiedliche Settings (healthcare, community). Die Studienheterogenität (das statistische Maß für ,Äpfel und Birnen' - das bedeutet fehlende Vergleichbarkeit der in eine Metaanalyse eingeschlossenen Studien) ist mit einem sogenannten ,I²' von fast 50 % so hoch, dass verlässliche Aussagen nicht mehr abzuleiten sind. Zudem erzielten die eingeschlossenen Studien in der Qualitätsbewertung nach der Newcastle-Ottawa-Scale (eine von der Cochrane-Gesellschaft empfohlene Skala zur Qualitätsbewertung von Beobachtungsstudien) im Mittel gerade einmal 5,8 von 9 Punkten. Als weiterer Kritikpunkt ist anzubringen, dass sich für die Studien der chirurgischen Masken in der statistischen Analyse deutliche Zeichen eines signifikanten Publication Bias (Verzerrung durch unvollständige Publikation von Studien und Studiendaten) finden, d.h. dass möglicherweise negative Studienergebnisse absichtlich nicht publiziert wurden. Hierüber wird aber nur im online-Appendix der Arbeit von Chu et al. berichtet, es fällt also auf den ersten Blick nicht auf.

Die Aussage, dass man aus dieser Metaanalyse eine hohe Wirksamkeit des chirurgischen Mund-Nasenschutzes ableiten könne, steht also wissenschaftlich betrachtet auf tönernen Füßen, ganz zu schweigen von Halstüchern und sonstigen Behelfsmasken, die in keiner der Studien untersucht wurden, die aber breite Verwendung finden. Und nun ist diese ,einfache' Maske ja auch bei unserer Bundesregierung in Ungnade gefallen, weil sie ganz offensichtlich und erwartungsgemäß versagt hat. Seit bald einem Jahr tragen wir brav die Masken. Mit wehender Maske sind wir in die zweite Welle hineingerauscht und trotz Maskerade kommen wir mit der Inzidenz (der Häufigkeit von Neuinfektionen) nicht in den angestrebten Zielbereich. Dafür werden wir nun mit FFP2-Masken beglückt, deren Effizienz im Gesundheitsbereich sicherlich gegeben ist. Die Infektionszahlen in ,freier Wildbahn' werden aber auch die FFP2-Masken kaum beeinflussen. Es gibt jedenfalls keine Studienevidenz für diese Annahme. Hier sollte nicht unerwähnt bleiben, dass es sehr wohl die von Chu et al. geforderten randomisiert kontrollierten Studien gibt. Sie wurden in einem gerade aktualisierten Cochrane Review zusammengefasst und zeigten weder für chirurgische noch für FFP2-Masken einen signifikanten Schutz vor grippeähnlichen Atemwegsinfekten in der Community.[106] Derartige Studien fehlen allerdings abgesehen von der kritisch zu beurteilenden dänischen Studie für SARS-CoV-2.

Verstehen Sie mich nicht falsch: Ich bin nicht gegen Masken und wir müssen in dieser Pandemie mit der bescheidenen Evidenz leben und Entscheidungen treffen, die wir haben: zum Schutz der durch COVID-19 gefährdeten Personen sollten daher im Bereich hohen Risikos, also in Gesundheitseinrichtungen, in der ambulanten Pflege und in Ordinationen FFP2-Masken getragen werden, aber bitte dann nach entsprechender Einschulung und Anpassung und nach den Bestimmungen des Arbeitsschutzes (ohne Ventil max. 75 Minuten, dann mindestens 30 Minuten Pause etc. [§ 3 Abs. 2 und § 7 Z 5 ASchG]). Hinsichtlich der von COVID-19 vor allem betroffenen Pflegeeinrichtungen fragt man sich, warum dies nicht bereits im Frühjahr 2020 umgesetzt wurde.

Im Community Setting aber muss es jedem Bürger eigenverantwortlich freigestellt sein, sich durch eine FFP2-Maske zu schützen oder nicht und in den Schulen und Kitas haben weder FFP2-Masken noch sonstige Masken etwas verloren, weil nicht auszuschließen ist, dass hier tatsächlich Schaden angerichtet wird, und sei es nur ein psychischer.

Menschen mit hohem Risiko für einen ungünstigen Verlauf von COVID-19 kann eine FFP2-Maske empfohlen werden. Aber warum berichten wir den Bürger*innen von Österreich nicht ehrlich über die tatsächlich vorliegenden wissenschaftlichen Erkenntnisse und lassen in Anbetracht der großen Unsicherheit jeden eigenverantwortlich entscheiden?

In der gleichen Lancet-Arbeit werden auch die Effekte von Schutzbrillen untersucht. Nach einer methodisch der Masken-Analyse vergleichbaren Metaanalyse aus 13 Beobachtungsstudien ergibt sich eine Risikoreduktion für respiratorische Infekte durch Coronaviren von 75 % (95 % Konfidenzintervall 57-86 %). Der Effekt ist fast genauso gut wie der Maskeneffekt, obgleich natürlich auch wieder mit ‚geringer Gewissheit‘, aber man fragt sich natürlich, warum uns noch keine Schutzbrillen verordnet wurden. Das kommt dann wahrscheinlich, wenn auch die jetzige FFP2-Maskenverordnung im Community-Setting nichts bringt. Und vor der Verordnung des Ganzkörperschutzanzugs oder der Plexiglashülle kommt dann hoffentlich das Frühjahr und die Infektionszahlen sinken von selbst.

Nun, ich bin ja kein Virologe, und auch kein Public Health Experte, und auch kein Allround-Experte wie die Kollegin S.R. oder der Kollege W.D. Deshalb sitze ich auch nicht im Expertenrat der Bundesregierung.

Aber seit 20 Jahren mache ich eigentlich tagtäglich nichts Anderes als Forschung und medizinisch-wissenschaftliche Studien entweder selbst zu konzipieren oder kritisch zu hinterfragen. Das war auch immer angesehen und hat mir unter anderem die vielleicht gar nicht „sooo" erstaunliche Berufung an die UNIVERSITÄT und den Vorsitz des EbM-Netzwerks eingebracht. An der UNIVERSITÄT darf ich sogar die Vorlesung „Klinische Studien" halten. Wie lange noch, nachdem die UNIVERSITÄT sich nun ständig von mir distanzieren muss und mir auf der Webseite der Abteilung für Allgemeinmedizin, auf Twitter und Facebook bescheinigt, dass ich weder von Biologie noch von der Diagnostik und Therapie von Viruserkrankungen eine Ahnung habe. Und wie gut passt denn eine derartig unsachliche Diskreditierung mit der einen Satz später proklamierten Freiheit von Wissenschaft und Lehre zusammen?

Armes Österreich – solch miserable Professoren wie der Sönnichsen bilden deine zukünftigen Ärzte aus! Dabei könnte man sich doch unter Wissenschaftlern austauschen und im durchaus kontroversen Diskurs dieses Land voranbringen und auch diese Pandemie vielleicht besser bewältigen. Stattdessen fährt unsere Regierung mit all ihren Experten unser Land konsequent an die Wand und jeder, der Kritik übt, wird an den Pranger gestellt und mit Extremisten, Verschwörungstheoretikern und Paramedizinern in eine Schublade gesteckt. So sieht das die österreichische freiheitlich demokratische Grundordnung meines Wissens nicht vor.

Aber im Moment weht halt ein anderer Wind. Expertise hat nur noch, wer das sagt, was gehört werden will.

Vorsorglich halte ich fest, dass meine hier dargelegten Äußerungen wissenschaftlich begründet sind, aber nicht notwendigerweise die Meinung der UNIVERSITÄT wiedergeben. Zudem distanziere ich mich schon jetzt ausdrücklich von jedem Missbrauch meiner wissenschaftlichen Überlegungen durch extremistische oder paramedizinische Gruppierungen, Verschwörungstheoretiker und sonstige Personen, die sich berufen fühlen, meine Aussagen für Ihre Zwecke zu interpretieren.

3.2.2021   *Andreas Sönnichsen"*[112]

Auf meinen Brief erhielt ich weder von S.R., noch von W.D. noch vom STANDARD jemals eine Antwort.

Mögliche Schäden durch Masken

Während es keinen belastbaren wissenschaftlichen Nachweis für den Nutzen von Masken zur Verhinderung viraler Atemwegserkrankungen gibt, mehren sich die Hinweise auf mögliche Schäden, weshalb z.B. das

Tragen von FFP2-Masken auf 75 Minuten begrenzt werden sollte.[113] Bei vielen Menschen führt das längere Tragen einer Maske zu Beschwerden wie Kopfschmerzen, Schwindel, Konzentrationsstörungen, Luftnot und Hautreizung. Eine erhöhte CO_2-Konzentration unter der Maske kann zur verstärkten Rückatmung von CO_2 und einem Anstieg des CO_2-Partialdrucks im Blut führen. Dies kann sich vor allem bei Menschen mit Atemwegserkrankungen und bei Kindern negativ auf Wohlbefinden und Gesundheit auswirken.[114]

Die Maske behindert zudem die zwischenmenschliche Kommunikation, da die Mimik als wichtiger Bestandteil verlorengeht. Die Folge können psychische Belastungen und ein gestörter Spracherwerb bei Kindern sein.

In einer amerikanischen Studie wurde sogar nachgewiesen, dass der Verlauf einer COVID-Erkrankung durch das Tragen einer Maske negativ beeinflusst wird, weil die Betroffenen die abgeatmeten Viren, die in der Maske hängen geblieben sind, bei der nächsten Einatmung wieder aufnehmen. Hierdurch gelangen bereits eliminierte Viren wieder in die Lunge und begünstigen ein Fortschreiten der viral bedingten Entzündung. Unter Maskenträgern wurde daher sogar eine erhöhte COVID-Todesfallrate festgestellt.[115]

Nutzen-Schaden-Bilanz der NPIs

Bereits in meinen ersten Interviews im April 2020 hatte ich gefordert, die Verhältnismäßigkeit der verhängten Eindämmungsmaßnahmen („Non-Pharmaceutical Interventions" – NPI) im Blick zu behalten und den möglichen Schaden zum zu erwartenden Nutzen in Beziehung zu setzen. Die wirtschaftlichen, gesellschaftlichen, psychischen und gesundheitlichen Schäden durch den Lockdown und die Eindämmungsmaßnahmen wurden seit Beginn der Krise und werden noch immer unzureichend beachtet.

In den ersten Wochen der vermeintlichen Pandemie mahnte ich nur vorsichtig, bei allen Entscheidungen zur Eindämmung der Ausbreitung auch mögliche negative Konsequenzen zu bedenken. Als EbM-Netzwerk haben wir nach der Evidenz gefragt, die belegt, dass der Nutzen einer bestimmten Maßnahme größer ist als ihr Schaden. Für keine der ergriffenen

Eindämmungsmaßnahmen, weder für Lockdowns noch für Mund-Nasen-Schutzmasken, Massentestungen, Quarantäne, Ausgangsbeschränkungen oder Schulschließungen gab es Anfang 2020 und gibt es bis heute einen belastbaren Nutzennachweis.

So heißt es denn auch im Bericht des Sachverständigenausschusses zur Evaluation der Rechtsgrundlagen und Maßnahmen der Pandemiepolitik vom 30.06.2022:[116]

„Bereits im Jahr 2001 wurde vom RKI darauf hingewiesen, dass die Wirksamkeit der im Infektions-schutzgesetz verankerten Non-pharmaceutical interventions (NPI) im Pandemiefall, etwa die Schließung von Schulen und Gemeinschaftseinrichtungen, das Verbot von Veranstaltungen oder die Verhängung einer Quarantäne genauso wie Grenzkontrollen oder Beschränkungen des inter-nationalen Reiseverkehrs, nicht näher untersucht und deren Wirksamkeit daher unbekannt sei. Dem RKI war bereits klar, dass demzufolge diese Maßnahmen nur probatorisch angeordnet werden können."

Trotzdem wurden all diese Maßnahmen verhängt ohne mögliche Kollateralschäden in die Entscheidung einzubeziehen und, was noch schlimmer ist, ohne solide flankierende wissenschaftliche Untersuchungen zu Nutzen und Schaden, denn genau diese Begleitforschung hatte der Sachverständigenausschuss angemahnt.

Diese Studien wurden allerdings im Ausland zahlreich durchgeführt und inzwischen wird immer deutlicher, dass die von uns kritischen Wissenschaftlern geäußerten Befürchtungen berechtigt waren und viele Maßnahmen mehr geschadet haben als genützt.

Im Januar 2023 verfasste ich selbst einen ersten Artikel[117] zu den Kollateralschäden, welche die Corona-Maßnahmen in Österreich angerichtet hatten, und publizierte diesen auf der Plattform von „CollateralGlobal.org", einer Wissenschaftsorganisation, die von den Urhebern der „Great Barrington Declaration"[118,m] gegründet worden war, um die weltweiten Kollateralschäden aufzuarbeiten.

---

m Die „Great Barrington Declaration" wurde am 04.10.2020 von den Epidemiologen M. Kulldorff, Harvard University, S. Gupta, Oxford University und J. Bhattacharya, Stanford University, veröffentlicht, um auf die Kollateralschäden durch das vorherrschende Corona-Management aufmerksam zu machen und den fokussierten Schutz vulnerabler Gruppen statt der einschneidenden Maßnahmen für alle zu fordern. Die Deklaration wurde inzwischen von mehr als 938.000 Wissenschaftlern, Ärzten und Bürgern aus aller Welt unterzeichnet.

Ein Artikel des Brownstone-Instituts brachte im November 2021 einen Überblick über mehr als 400 Studien aus aller Welt, welche die negative Nutzen-Schaden-Bilanz der so genannten Nicht-pharmakologischen Maßnahmen (NPI) – Lockdown, Schulschließungen, Ausgangssperren, Maskenzwang – belegten.[119] Die Leidtragenden waren vor allem die Schwächeren in unserer Gesellschaft: die Alten und Kranken, die Kinder und die wirtschaftlich und sozial schlechter Gestellten.

Nutzloser Lockdown

Im Januar 2021 veröffentlichte die Arbeitsgruppe des renommierten Epidemiologen John Ioannidis der Stanford University einen Vergleich zwischen Ländern mit strengem Lockdown (z.B. Deutschland, Frankreich) und Ländern ohne Lockdown (mit nur wenig einschneidenden Hygienemaßnahmen wie Schweden oder Südkorea). Es zeigte sich kein signifikanter Einfluss auf die Entwicklung der Erkrankungsfallzahlen während der ersten Welle.[120] In allen untersuchten Ländern gingen die Fallzahlen ab Mitte März/Anfang April 2020 gleichermaßen zurück. Zwischen Deutschland und Schweden fand sich kein Unterschied.

Zum gleichen Ergebnis kamen dänische Wissenschaftler, die Bezirke mit und ohne Lockdown in Dänemark während der zweiten COVID-Welle im November 2020 miteinander verglichen. Die Fallzahlen entwickelten sich in Regionen mit und ohne Lockdown gleich.[121]

Nun wird man sicher einwenden: Es gibt doch zahlreiche Studien, die einen positiven Effekt des Lockdowns gezeigt haben, z.B. die Studie von Flaxmann et al., die bereits am 30. März 2020 publiziert wurde und prophetisch gezeigt haben will, dass durch den Lockdown zur Eindämmung der ersten Welle in Europa 3,1 Millionen Todesfälle verhindert wurden.[122] Schon das Publikationsdatum der Studie macht deutlich, dass es sich nicht um eine Analyse realer Zahlen handeln kann, denn die lagen Ende März noch gar nicht vor.

Allen diesen Studien ist gemein, dass sie Modellrechnungen darstellen, die davon ausgingen, dass die Fallzahlen ohne Maßnahmen weiterhin exponentiell zunehmen, so wie in den ersten Wochen der Pandemie. Der tatsächliche Rückgang der Fallzahlen wurde dann dem Lockdown-Effekt zugeschrieben. Diese Annahme ist aber eindeutig falsch und widerspricht jedem natürlichen Verlauf von Epidemien. Wie alle vorangegangenen

Epidemien und Pandemien war auch die COVID-Pandemie durch einen natürlichen Kurvenverlauf aus Anstieg, Zenit und Abstieg in mehreren Wellen charakterisiert, vollkommen unabhängig von den Maßnahmen. Das zeigt der Vergleich mit Ländern ohne oder mit wenig einschneidenden Maßnahmen sehr plastisch. Die Modellrechnungen, die von falschen Annahmen ausgehen, machen uns glauben, dass das, was ohnehin eingetreten wäre, auf unsere Maßnahmen zurückzuführen sei. Das ist ein bisschen so, wie wenn man abends alle Vorhänge im Haus zumacht und dann glaubt, man habe damit die Dunkelheit gemacht.

Inzwischen gibt es einige große Reviews und Metaanalysen, die alle verfügbaren Daten zur Wirksamkeit von Lockdowns zusammengefasst haben. So kommt die Metaanalyse von Herby et al. zu dem Ergebnis, dass Lockdowns die COVID-19-Sterblichkeit um maximal 3-10 % vermindert haben.[123] Wenn man bedenkt, dass die COVID-Todesfälle in Deutschland selbst im Jahr 2020 nur 4 % der Gesamttodesfälle ausmachten, die Lockdowns somit höchstens 0,4 % der Gesamttodesfälle (10 % von 4 %) verhindert haben, dann wird deutlich, dass diesem Nutzen wahrscheinlich ein ungleich größerer Verlust an Lebensjahren durch die Lockdownfolgen gegenübersteht.

Lockdown und medizinische Versorgung

In Österreich führte der Lockdown am 16. März 2020 zu einem dramatischen Einbruch in der ambulanten Versorgung. In den Kalenderwochen 12 bis 20 des Jahres 2020 kam es im Vergleich zum gleichen Zeitraum 2019 zu einem Rückgang der ambulanten Behandlungsfälle aller Fachrichtungen um 33,6 %. Vorsorgeuntersuchungen einschließlich Krebsfrüherkennung gingen sogar um 61,3 % zurück.[124] Der Rückgang betraf alle Fachrichtungen, vor allem Allgemeinmedizin, Radiologie, Unfallchirurgie und physikalische Therapie, bis auf zwei Ausnahmen: Die Behandlungsfälle in der Erwachsenen-Psychiatrie und -Psychotherapie nahmen während des ersten Halbjahrs 2020 im Vergleich zu 2019 um 15,9 % zu, und die Behandlungen in der Kinder- und Jugendpsychiatrie um 10,3 %.

Für Deutschland zeigt der Trendreport „Veränderung der vertragsärztlichen Leistungsinanspruchnahme während der COVID-Krise" eine sehr ähnliche Entwicklung. In den Wochen unmittelbar nach Beginn des

Lockdowns kam es teilweise zu Rückgängen der Behandlungsfälle um mehr als 50 % im Vergleich zum Vorjahreszeitraum (Augenärzte -64 %, Kinderärzte -53 %, Hausärzte -39 %). Im Gegensatz zu Österreich gingen auch die psychiatrischen Behandlungen stark zurück (-40 %).[125]

Leider wurden bisher noch keine zuverlässigen Studien veröffentlicht, welche die Auswirkungen der Versorgungsdefizite auf die Gesundheit untersucht haben. Es bleibt also offen, ob es beispielsweise zu einer verzögerten Diagnosestellung bei Krebs, zu schlechterer Behandlung bei Infektionskrankheiten oder zu Gesundheitsschäden durch schlechtere Behandlung von Zuckerkrankheit und anderen chronischen Erkrankungen gekommen ist.

Man muss auf jeden Fall davon ausgehen, dass gerade die ambulante Versorgung der COVID-Patienten versagt hat. Viele Ärzte haben Patienten mit COVID-Verdacht aus der Praxis ausgesperrt und auch bei diesen keine Hausbesuche gemacht – aus Angst vor Ansteckung. Wahrscheinlich sind deshalb mehr Menschen mit COVID ins Krankenhaus aufgenommen worden, als eigentlich nötig gewesen wäre. Diese waren dann im Spital den Krankenhauskeimen ausgesetzt, was sekundäre, bakterielle Lungenentzündungen begünstigt hat, die wiederum die Atmung beeinträchtigt haben, so dass die Patienten auf Intensivstation aufgenommen werden mussten.

Nachweislich wurde viel zu häufig intubiert und künstlich beatmet und den Betroffenen dadurch Schaden zugefügt. So konnte in einer deutschen Studie gezeigt werden, dass die Sterberate von COVID-Patienten auf der Intensivstation durch Vermeidung der Intubation auf 7,7 % gesenkt wurde, gegenüber 50 % von intubierten Patienten.[126] Wahrscheinlich ist ein nicht unbeträchtlicher Anteil der COVID-Todesfälle auf unnötige Krankenhausaufnahmen, Superinfektionen mit Spitalskeimen, weitere Behandlungsfehler und die fehlende ambulante Versorgung zurückzuführen.

Indirekte Hinweise auf Versorgungsdefizite ergeben sich auch aus der Anzahl der im Krankenhaus behandelten Fälle und deren Schweregrad. So war während des Lockdowns ein deutlicher Rückgang der Krankenhausaufnahmen wegen Herzinfarkt und Schlaganfall zu beobachten. Nach einer Österreichischen Studie wurden in der letzten Märzwoche 2020 (mit Lockdown) fast 40 % weniger Herzinfarkte in den spezialisierten Zentren behandelt als in der ersten Märzwoche (ohne Lockdown).[127] Nachdem während des ersten Lockdowns die maximale Auslastung der Intensivkapazitäten durch COVID in Österreich[n] bei 10,5 % (2.537 verfügbare Intensivbetten,[14] maximale Belegung mit COVID-Patienten 267[11] am 8.4.2020) und die Belegung der Krankenhausbetten nur bei maximal 1,4 % (verfügbare Betten 2020: 62.873,[13] maximale Belegung mit COVID-Patienten 857[11] am 7.4.2020) lag, kann der Rückgang nicht auf eine Ablehnung von Herzinfarktpatienten wegen Kapazitätsgrenzen zurückgeführt werden. Im Vergleich zu 2019 ist die Gesamtbelegung im Jahr 2020 in Österreich sogar um etwa 17,2 % zurückgegangen[128, 129], in Deutschland um 13 %.[63]

Es müssen also andere als COVID-bedingte Kapazitätsgründe für die verminderte Inanspruchnahme vorgelegen haben. Zum einen haben Patienten mit Beschwerden eines Herzinfarkts aus Furcht vor Ansteckung keine ärztliche Hilfe in Anspruch genommen oder sie wollten wegen der Lockdown-Bestimmungen ihre Wohnung nicht verlassen, zum anderen waren tatsächlich Arztpraxen aus Furcht vor COVID geschlossen worden und die Notfallversorgung funktionierte nicht mehr.

Ähnliches wie bei den Herzinfarkten ist auch bei operativen Eingriffen und Krebsbehandlungen zu beobachten. Erstere gingen in Österreich während 2020 gegenüber 2019 um 14 % zurück[128, 129], letztere nahmen sogar um bis zu 20 % ab.[130] In Deutschland findet sich ein ähnliches Bild.[125]

Ob die Defizite in der Krankenhausbehandlung eine Auswirkung auf die Sterblichkeit hatten, wird kontrovers diskutiert. In einer amerikanischen Studie zeigte sich für Herzinfarktpatienten ein um 50 % erhöhtes Todesfallrisiko während des Lockdowns im Vergleich zur üblichen Herzinfarktsterblichkeit.[131] In Deutschland wurde für den Herzinfarkt lediglich ein statistisch nicht signifikanter Trend in die gleiche Richtung festgestellt. Allerdings fand sich für Patienten mit Schlaganfall eine deutlich erhöhte Sterblichkeit während des Lockdowns.[132] Die oben genannte Studie aus Österreich stellt aus den verfügbaren Daten eine Hochrechnung an, die zu dem Ergebnis kommt, dass es möglicherweise während des Lockdowns in Österreich zu 110 zusätzlichen und unnötigen Herzinfarkttodesfällen gekommen sein könnte, während im gleichen Zeitraum nur 89 Personen „an" oder „mit" COVID verstarben.[127]

Insgesamt ist die Einordnung schwierig, denn die erhöhte Sterblichkeit könnte auch darauf zurückzuführen sein, dass die leichteren Fälle zu Hause

---

[n] Die Zahlen in diesem Abschnitt divergieren leicht von den Zahlenangaben in meinem Brief an das Rektorat der UNIVERSITÄT vom 06.04.2020, weil genaue Zahlen zum damaligen Zeitpunkt nicht verfügbar waren, siehe S. 20ff.

behandelt wurden und sich dadurch am Verhältnis von Todesfällen zu insgesamt stationär behandelten Patienten nur der Nenner geändert hat, während die Absolutzahl der Verstorbenen gleichgeblieben ist. Hierfür spricht, dass während des Lockdowns zwar die Anzahl der behandelten Herzinfarkte zurückging, jedoch gleichzeitig eine relative Zunahme schwererer Fälle zu beobachten war. Es ist unklar, ob dies darauf zurückzuführen ist, dass die behandelten Infarkt-Patienten im Durchschnitt später ärztliche Hilfe erhielten und dadurch größere Folgeschäden am Herzen entstanden sind, oder ob der durchschnittliche Schweregrad nur relativ zur Gesamtzahl gestiegen ist, weil die weniger schweren Fälle zu Hause blieben.[133]

Mit großer Wahrscheinlichkeit haben auch die versäumten Krebsbehandlungen und der Rückgang an Operationen zu gesundheitlichen Folgeschäden geführt. Es ist allerdings sehr schwierig, diese im äußerst komplexen Gesamtgeschehen der Pandemie auszumachen und exakt zu dokumentieren.

Psychologische Effekte des Lockdowns

Allein die Zunahme ambulanter Behandlungen sowohl in der Erwachsenen-, als auch in der Kinder- und Jugendpsychiatrie in Österreich macht deutlich, dass der Lockdown zusammen mit den anderen nicht-pharmakologischen Maßnahmen (Schulschließungen, Maskenzwang, Quarantäne) erhebliche negative Auswirkungen auf die psychische Verfassung der Menschen hatte. Im Gegensatz zur Zunahme in der ambulanten Inanspruchnahme kam es 2020 im Vergleich zu 2019 wider Erwarten zu einer Abnahme von 15,8 % in der stationären psychiatrischen Behandlung, was nahelegt, dass keine adäquate psychiatrische Krankenhausversorgung mehr gewährleistet war.[128, 130] Dies wird von offizieller Seite darauf zurückgeführt, dass Betten der Akutpsychiatrie als „Notbetten" für COVID-Patienten freigehalten wurden.[130] Da die Kapazitätsgrenzen jedoch nie erreicht wurden, kann man davon ausgehen, dass diese Betten in den meisten Fällen leer blieben.

Auch in Deutschland gingen die stationären psychiatrischen Behandlungsfälle 2020 im Vergleich zu 2019 um 14 % zurück. Im April 2020 betrug der Rückgang im Vergleich zum Vorjahreszeitraum sogar 33 %. Der Rückgang in der teilstationären Versorgung lag im Jahresschnitt bei 30 %, mit einem Maximum von 73 % im April 2020.[134] Es ist also von einer drastischen

Unterversorgung psychisch kranker Menschen während des Lockdowns auszugehen.

Während die Versorgung schlechter wurde, nahm die Anzahl der Betroffenen zu, sodass schon im Januar 2021 alarmierende Schlagzeilen erschienen: Laut Aussage des Leiters der Kinderpsychiatrie am Allgemeinen Krankenhaus (AKH) in Wien kam es durch die Corona-Maßnahmen zu einer massiven Zunahme kinderpsychiatrischer Fälle. Der Lockdown mache immer mehr Kinder krank und die Stationen seien überfüllt.[135] Die tatsächlichen Belegungszahlen für 2021 zeigen in Österreich zwar gegenüber 2020 eine Zunahme um 5,2 %, aber die Zahlen von vor der Pandemie werden bei Weitem nicht erreicht.[136] Der Widerspruch zwischen der Aussage des Leiters der Kinder- und Jugendpsychiatrie am AKH und den Belegungszahlen ist nur dadurch zu erklären, dass offenbar vor allem die Kinder- und Jugendpsychiatrie überlastet war, die Belegungszahlen sich aber auf die Psychiatrie insgesamt beziehen.

Auch in Deutschland blieb es 2021 bei einem Rückgang der vollstationär behandelten psychiatrischen Fälle um 18% im Vergleich zu 2019.[137] Somit besteht der Verdacht auf ein persistierendes Versorgungsdefizit im zweiten Pandemiejahr.

Laut einer Umfrage der Abteilung für Psychiatrie der Donau-Universität Krems kam es in Österreich während des ersten Lockdowns zu einer deutlichen Zunahme psychischer Erkrankungen. Im April 2020 war im Vergleich zu vor der Pandemie ein Anstieg von 21,0 % für Depressionen, von 19,0 % für Angststörungen und von 15,7 % für Schlafstörungen zu verzeichnen.[138] Eine Nachuntersuchung im Juni zeigte, dass die erhöhte psychische Krankheitslast auch nach Ende des Lockdowns fortbestand.[139]

Besonders Kinder wurden durch Lockdown und Schulschließungen psychisch belastet. Eine Umfrage unter 5.000 Schulkindern in Österreich ergab, dass fast 50 % der Kinder durch Ängste betroffen waren. Die Panikkampagne der Regierungen und ihrer Experten hat hier offensichtlich ihre Wirkung besonders effektiv entfaltet. 70 % der Kinder fühlten sich insgesamt schlechter als vor der Pandemie, obwohl Kinder durch COVID und insbesondere schwere COVID-Verläufe so gut wie gar nicht betroffen sind. Fast die Hälfte der befragten Kinder gab an, unter Einsamkeit zu leiden, und gut 40 % fühlten sich ständig depressiv.[140]

Sehr ähnliche Daten wurden auch in Deutschland erhoben. In einer Befragung von Müttern fand sich bei 35 % der Kinder eine Verschlechterung der psychischen Gesundheit. Bei 20 % kam es im Verlauf der Pandemie zu vorher nicht gekannten Verhaltensauffälligkeiten. Es zeigte sich, dass besonders Kinder aus Familien mit niedrigerem Bildungsniveau und Einkommen betroffen sind.[141]

In einer US-amerikanischen Untersuchung der geistigen Entwicklung von 525 Kindern unter 3 Jahren war in den Jahren 2020-2022 eine deutliche Abnahme der kognitiven Fähigkeiten im Vergleich zu den Jahren 2011-2019 festzustellen. Dieser Verlust betraf sowohl die allgemeinen wie auch die verbalen und die nonverbalen Funktionen. Auch in dieser Studie waren vor allem Kinder aus weniger gut situierten Verhältnissen von den Einbußen betroffen.[142]

Lockdown und Arbeitslosigkeit

Während des ersten Lockdowns haben die Arbeitslosenzahlen massiv zugenommen. In Österreich stieg die Zahl der Erwerbslosen im April 2020 auf über 500.000 und der AMS (Arbeitsmarktservice Österreich) beschreibt das Jahr 2020 als *„das seit Jahrzehnten schwierigste Jahr am Arbeitsmarkt"*[143]. In Deutschland haben durch die Lockdowns des Jahres 2020 über eine Million Menschen ihre Arbeit verloren. Die Arbeitslosenquote stieg von einem Durchschnittswert von 5,0 % im Jahr 2019 bis auf maximal 6,4 % im August 2020.[144] Im Durchschnitt lag die Arbeitslosenquote sowohl in Österreich als auch in Deutschland 2020 um 0,9 % über 2019.

In Deutschland entstanden durch die Zunahme der Arbeitslosigkeit allein 2020 11,5 Milliarden Euro zusätzliche Kosten[145] für die öffentliche Hand, ein Plus von 22 % gegenüber 2019. Im Jahr 2021 kamen nochmals fünf Milliarden Euro hinzu, so dass die jährliche Gesamtbelastung der öffentlichen Haushalte durch Arbeitslosigkeit auf knapp 68 Milliarden Euro stieg.[146]

Hier geht es jedoch nicht nur um die Belastung des Steuerzahlers und die wirtschaftlichen Probleme, in die Menschen aufgrund von Arbeitslosigkeit geraten, sondern vor allem auch um die gesundheitlichen Folgen. In der GeDa-Studie („**Ge**sundheit in **D**eutschland **a**ktuell") konnte nachgewiesen werden, dass ein Prozentpunkt Zunahme von Arbeitslosigkeit im Durchschnitt der betroffenen Bevölkerung zu einer Abnahme der Lebenserwartung von 3 Monaten bei Männern und von einem Monat bei Frauen führt.[147] Die Bewohner von Regionen mit hoher Arbeitslosigkeit weisen im

Vergleich zu Regionen mit niedriger Arbeitslosigkeit eine um 2,5 Jahre geringere Lebenserwartung auf.[148] Eine systematische Übersichtsarbeit von 42 weltweit durchgeführten Studien bestätigt diesen negativen Effekt: Das Todesfallrisiko ist für Arbeitslose gegenüber der arbeitenden Bevölkerung um etwa 60 % erhöht. Besonders betroffen sind jüngere Männer in den ersten zehn Jahren der Arbeitslosigkeit.[149]

Durch die Lockdown-Maßnahmen wird es somit sicher zu einem substanziellen Verlust von Lebensjahren kommen, und es dürfte unumstritten feststehen, dass der immense Schaden, den der Lockdown angerichtet hat, niemals durch den insgesamt mehr als fraglichen Nutzen aufgewogen werden kann.

Wirtschaftlicher Schaden

Das reale Bruttoinlandsprodukt (BIP) schrumpfte in Deutschland im Jahr 2020 um 3,7 %. Die Erholung 2021 (+2,6 %) war zwar gut für die gesamtwirtschaftliche Lage, aber gleichzeitig führte die Inflationsrate von 3,1 % für den Bürger zu einem realen Einkommensverlust. Für 2022 wird zwar ein Wirtschaftswachstum von 3 % prognostiziert, die Inflation ist aber auf über 8 % hochgeschnellt.[150]

Die Gesamtkosten der Coronakrise werden für Deutschland auf etwa 440 Milliarden Euro geschätzt.[151] Der größte Teil der Kosten entfällt auf die Maßnahmen und Ausgleichszahlungen an die Wirtschaft für Verluste durch die Maßnahmen. Allein die Corona-Schnell- und PCR-Tests haben den deutschen Steuerzahler etwa 14 Milliarden Euro gekostet.[102]

In Deutschland gingen laut Institut für Arbeitsmarkt- und Berufsforschung im Lauf der Corona-Krise 48,2 Millionen Arbeitstage durch Krankschreibung wegen COVID verloren.[152] Dazu kommen weitere 37,9 Millionen ausgefallene Arbeitstage durch Quarantäne für Personen, die sich vollkommen gesund fühlten, aber als Kontaktpersonen oder (falsch) positiv Getestete nicht zur Arbeit gehen durften. Laut einer großen Metaanalyse[153] verläuft COVID bei bis zu 30 % der Infizierten asymptomatisch, sodass ohne das in vielen Fällen zufällig erhobene positive Testergebnis keine Krankschreibung erfolgt wäre.

Für den größten Teil der verlorenen Arbeitstage – 98,5 Millionen – sind jedoch die Kita- und Schulschließungen verantwortlich, die Mütter und Väter für die Betreuung ihrer Kinder von der Arbeit abhielten.

Tabelle 4 zeigt die verlorenen Arbeitstage (in Millionen) durch Kita- und Schulschließungen, Quarantäne asymptomatischer Personen und tatsächliche COVID-Erkrankungen.

Verlorene Arbeitstage durch:	1. Welle (2020)[154]	2. Und 3. Welle (20/21)[152]	4. Und 5. Welle (21/22)[155]	Gesamt
Kita-/Schulschließungen	55,8	37,4	5,3	98,5
Quarantäne	3,5	17,7	16,7	37,9
Krankenstand	6,5	8,7	43,0	48,2

Tabelle 4: Verlorene Arbeitstage in Deutschland durch Kita- und Schulschließungen, Quarantäne und COVID in Millionen

Insgesamt gingen 2020-2022 etwa 180 Millionen Arbeitstage verloren,[o] davon nur 26 % durch die Erkrankung und 74 % durch die Eindämmungsmaßnahmen.

Der wirtschaftliche Schaden ist schier unermesslich und der zusätzliche Schaden durch Verlust an Lebensjahren und psychische Belastungen wurde im Pandemiemanagement überhaupt nicht berücksichtigt.

Die durch die Eindämmungsmaßnahmen heraufbeschworene Wirtschaftskrise hat zu einer weiteren Öffnung der Schere zwischen Arm und Reich beigetragen. Laut einer Studie der Hans-Böckler-Stiftung wurden fast 50 % der Menschen mit ohnehin bereits niedrigem Haushaltseinkommen durch die Corona-Maßnahmen wirtschaftlich relevant geschädigt, während Personen mit einem hohen Haushaltseinkommen nur zu 26 % von Einbußen betroffen waren. Für etwa 60 % der Betroffenen mit einem Haushaltseinkommen unter 900 Euro/Monat betrug der Einkommensverlust durch die Coronamaßnahmen über 25 %.[156]

Es liegt auf der Hand, dass derartige Einkommensverluste auch gesundheitliche Folgen nach sich ziehen. Es kommt nicht nur zu einer vermehrten psychischen Belastung, die zu Depression, Angststörungen und Schlaflosigkeit führt, sondern auch zu einer Zunahme von Suchtverhalten und

---

[o] Die reale Gesamtzahl ist wahrscheinlich etwas niedriger, weil Doppelangaben nicht herausgerechnet wurden. Die exakten Zahlen sind nicht verfügbar.

Erkrankungen sowie zu einer Steigerung der Sterblichkeit. Eine vom Robert-Koch-Institut in Deutschland durchgeführte Studie hat gezeigt, dass die Lebenserwartung von Männern, deren Einkommen unter 60 % des nationalen Durchschnitts beträgt, eine um 10,8 Jahre niedrigere Lebenserwartung haben als Männer mit einem Einkommen, das über 150 % des Einkommensdurchschnitts liegt. Bei den Frauen beträgt dieser Unterschied 8,4 Jahre.[157]

Wenn man sich also den allenfalls geringen Effekt von Lockdowns auf die COVID-Sterblichkeit (siehe z.B. die Meta-Analyse von Herby et al.[123]) vor Augen führt, wird bei der Betrachtung der wirtschaftlichen Lockdownfolgen endgültig deutlich, dass der Verlust an Lebensjahren viel größer ist als der Gewinn. Hinzu kommt, dass durch COVID vor allem alte und kranke Menschen mit einer ohnehin reduzierten Restlebenserwartung betroffen sind, während die Schäden durch die staatlichen Eindämmungsmaßnahmen vor allem Kinder sowie Erwachsene im jüngeren und mittleren Lebensalter betreffen.

Auch eine in Großbritannien durchgeführte Studie offenbart, dass die Kosten durch den Lockdown zur Rettung von Lebenszeit für die Gesellschaft mindestens siebenmal so hoch sind wie die Kosten, die sonst in unserem Gesundheitssystem für Lebensverlängerung von der Solidargemeinschaft getragen werden.[158]

Hier gerät man sehr schnell in das bekannte und vieldiskutierte ethische Dilemma, welchen Preis unsere Gesellschaft bereit ist, für die Rettung von Leben zu bezahlen. Es geht hier aber nicht nur um den Preis in Form von Geld und Ausgaben, sondern vor allem um den Preis von Lebenszeit gegen Lebenszeit. Wie sinnvoll ist es, für alte und kranke Menschen durch Pandemie-Eindämmungsmaßnahmen das Leben zu verlängern, die gleichzeitig jungen und gesunden Menschen Lebenszeit stehlen? Diese Frage stellt sich vor allem dann, wenn nicht einmal wissenschaftlich gesichert ist, dass die Maßnahmen ihren erhofften Effekt tatsächlich erzielen. Aus juristischer Sicht ist es unzulässig, Leben für die Erhaltung anderen Lebens zu opfern. Hierzu gab es nach den Anschlägen vom 11.9.2001 auf das World Trade Center ein Urteil des deutschen Bundesverfassungsgerichts, das feststellte, dass es dem Staat nicht erlaubt sei, Tötung als Mittel zur Rettung anderer zu benutzen.[159]

Schulschließungen

Schon zu Beginn der Pandemie war eindeutig klar, dass Kinder weder „Treiber" der Pandemie noch selbst durch COVID in nennenswertem Ausmaß gefährdet sind. Dennoch haben sich viele Länder der Welt dazu entschlossen, die Schulen und Kitas zu schließen, unter der Vorstellung, dass hierdurch die für COVID vulnerablen alten und kranken Menschen geschützt werden könnten. Die Dauer der Schulschließungen variierte aber stark und weist zumindest auf den ersten Blick keine Korrelation zu einem erfolgreichen Pandemiemanagement auf. Im Gegenteil zeigt sich, dass gerade Länder wie Brasilien und die USA mit den längsten Schulschließungen zu den Ländern mit den höchsten COVID-Todesfallzahlen gehören. Abbildung 13 zeigt den internationalen Vergleich für ausgewählte Länder (Daten der UNESCO).[160]

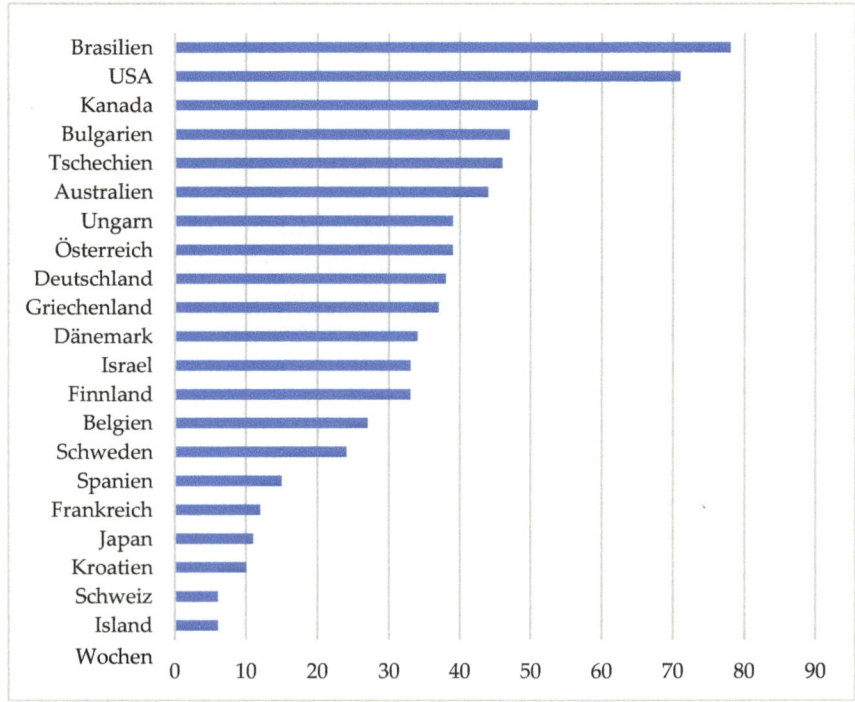

Abbildung 13: Dauer der vollständigen und teilweisen Schulschließungen 2020-2021 in Wochen in ausgewählten Ländern

Deutschland und Österreich nehmen mit 39 bzw. 38 Wochen mindestens teilweiser Schulschließung im internationalen Vergleich einen mittleren Platz ein. In der Schweiz blieben die Schulen nur sechs Wochen geschlossen, ohne dass es durch die frühe Öffnung der Schulen zu einem Anstieg von COVID-Toten gekommen ist. In Schweden wurden die Schulen für 25 Wochen ausschließlich teilweise geschlossen. Eine vollständige Schulschließung wurde ganz vermieden.

Die Wirksamkeit von Schulschließungen wird noch immer kontrovers diskutiert. Je nach zugrunde liegenden Annahmen kommen die Modellrechnungen zu unterschiedlichen Ergebnissen. Wenn überhaupt, dann reduzieren Schulschließungen die Übertragung der Erkrankung in der Gesamtbevölkerung nur in sehr begrenztem Ausmaß. Die Autoren eines Globalen Assessments schlussfolgern dementsprechend: *„Schulschließungen sind wohl eher keine nachhaltige Intervention zur Kontrolle der Ausbreitung von COVID-19".* [161] Ob also Schulschließungen zu einer Verminderung der Todesrate in der vulnerablen Bevölkerung führen, mag eher bezweifelt werden. Dies wurde jedenfalls bisher durch keine einzige Studie belegt.

So kommt auch ein kürzlich publizierter Cochrane-Review zu der Schlussfolgerung: *„Die Gewissheit hinsichtlich der Wirksamkeit von Schulschließungen ist auf der Basis der vorliegenden Studienevidenz sehr gering."* [162] Man kann jedenfalls mit Sicherheit davon ausgehen, dass so gut wie keine schweren Erkrankungen oder Todesfälle bei Kindern verhindert wurden, da sie ohnehin vom Tod durch COVID nicht betroffen sind. Auch schwere Verläufe sind bei Kindern selten (siehe S. 69f).

Der wahrscheinlich geringen Wirksamkeit zur Eindämmung von COVID steht der mögliche Schaden durch Schulschließungen gegenüber. Laut einer deutschen Studie war die durchschnittliche tägliche Lernzeit während der Schulschließung um 3,8 Stunden vermindert. Bei schwächeren Schülern betrug die Lernzeitabnahme sogar 4,1 Stunden pro Tag.[163] Dies hat sicherlich Auswirkungen auf die Bildung. Mit 38 Wochen Schulschließung ging zumindest einem Großteil der Schüler mehr als ein halbes Schuljahr verloren und die sozial schwächeren Schüler waren stärker betroffen als die Bessergestellten. Diese Beobachtung ist einleuchtend: Kinder, die sich im so genannten „Distance-Learning" mit Geschwistern in einer Drei-Zimmer-Wohnung einen Computer teilen mussten, waren hier deutlich benachteiligt. Laut Angaben von Lehrern[164] waren in sogenannten Brennpunktschulen bis zu 20 % der sozial benachteiligten Schüler während des „Distance-Learnings" überhaupt nicht mehr erreichbar.

Wie groß der Schaden durch Schulschließungen wirklich ist, wird sich erst in zukünftigen Studien im vollen Ausmaß offenbaren. Inzwischen hat der deutsche Gesundheitsminister zumindest eingeräumt, dass die Schließung von Kitas unnötig war und mehr geschadet als genützt hat.[165] Die deutsche „Corona-Kita-Studie"[166] zeigte sehr deutlich, dass Kitas weder die Ausbreitung der Pandemie befördert haben noch, dass die Kinder selbst von schweren COVID-Verläufen betroffen waren.

Es ist schon unglaublich, dass ein Bundesgesundheitsminister heute sagt, er halte nichts von Schuldzuweisungen. Bundesregierung und Länder hätten das damals gemeinsam beschlossen. Jetzt sei man mit „neuen" wissenschaftlichen Erkenntnissen zu dem Schluss gekommen, dass die Kitaschließungen nicht nötig gewesen wären.

Doch Wissenschaftler, die auf Basis der 2020 bereits vorhandenen Erkenntnisse (von schweren COVID-Verläufen sind so gut wie ausschließlich alte, kranke Menschen betroffen, Kinder machen die Infektion zu einem Großteil ohne Symptome durch, eine rasche „Durchseuchung" der Kinder beschleunigt die Herdenimmunität der Bevölkerung und schützt somit die vulnerablen Gruppen) vor Schul- und Kitaschließungen gewarnt haben, wurden als rechtsradikale Schwurbler, Querdenker und Covidioten diffamiert und werden bis heute mit Disziplinarmaßnahmen verfolgt.

Eine systematische Übersichtsarbeit, die 36 Studien aus 11 Ländern berücksichtigte, bestätigt, dass Schulschließungen bei den betroffenen Schülern zu erheblichen psychischen Belastungen, Angststörungen und Depressionen führten. Zudem kam es zu einer Zunahme von „Bildschirmzeit" und „Social Media Konsum" sowie zu einer Abnahme der körperlichen Aktivität.[167] Es bleibt abzuwarten, welche Spätfolgen der Schulschließungen bisher noch nicht ausreichend erfasst werden konnten, wobei es natürlich schwierig sein wird, die Folgen von Schulschließungen, Lockdown und anderen Einschränkungen zu differenzieren.

Eine amerikanische Modellrechnung[168] macht es wahrscheinlich, dass durch Schulschließungen aufgrund von Folgeschäden (Bildungsverlust, Bewegungsmangel, Gewichtszunahme, vermehrte Beschäftigung mit Computerspielen und Social Media, Begünstigung ungesunder Ernährung) weit mehr Lebensjahre verloren gehen werden als durch die allenfalls marginale Eindämmung der Pandemie gewonnen wurden.

Von der Wissenschaft in die Politik

Mit Beginn der Coronakrise habe ich einen Niedergang der Wissenschaft erlebt, den ich in diesem Ausmaß nie für möglich gehalten hätte. An die Stelle von wissenschaftlichem Diskurs traten Dogmen von vermeintlichen „Experten", die mit Regierungen und Industrie zusammenarbeiteten. Eine differenzierte Meinungsäußerung war plötzlich nicht mehr erwünscht und nicht mehr möglich. „Wahrheit" wurde von sogenannten „Faktencheckern" mit nie dagewesenem Absolutheitsanspruch festgelegt. Organisationen wie „Correctiv.org", denen man bisher glaubte vertrauen zu können, verbreiteten nur noch regierungsgenehme Nachrichten, die dem Corona-Narrativ dienten, bar jeglicher wissenschaftlichen Evidenz.

Im November 2020 hatte ich David Claudio Siber kennengelernt. Wir waren – unabhängig voneinander – von Servus-TV in die Hangar-7-Talkshow eingeladen worden. Das Thema war „Corona-Weltmeister Österreich: Alles falsch gemacht?"[169] Nach der Sendung ergab sich noch die Gelegenheit mit David zu diskutieren. Er erzählte mir von seinen Erlebnissen bei den Grünen nach seiner Rede auf der Corona-Großdemonstration in Berlin am 29. August 2020.

Diese Demonstration stellte einen ersten Höhepunkt der Protestbewegung gegen die Einschränkung der im Grundgesetz verankerten Grund- und Menschenrechte durch die deutsche Corona-Politik dar. Nach einem vergeblichen Versuch, die Demonstration von staatlicher Seite gänzlich zu verbieten, wurde die gesamte Bewegung einschließlich der hinter der berechtigten Kritik stehenden Wissenschaftler mit Hilfe linientreuer Medien als „rechtsradikal" stigmatisiert. Unter anderem wurde hierfür der wahrscheinlich vom Verfassungsschutz inszenierte Versuch einiger „Reichsbürger", den Reichstag zu „stürmen", benutzt, um alle bürgerlichen Demonstrationsteilnehmer mit den „Reichsbürgern" gleichzusetzen.

Auch David Claudio Siber war nach der Demonstration von seiner damaligen Partei vorgeworfen worden, sich mit „Rechtsradikalen" verbündet zu haben und der Partei im Corona-Krisenmanagement in den Rücken gefallen zu sein. Letztendlich führte seine Coronamaßnahmen-kritische Haltung zum Ausschluss aus der Partei „Bündnis 90/die Grünen".

Das Gespräch machte mich sehr nachdenklich und ich begann, diese Pandemie nicht mehr nur aus medizinischer Sicht zu betrachten, sondern aus politischer. Um was ging es hier wirklich?

Wir erlebten seit Anfang 2020 die Ausbreitung eines typischen grippalen Infekts mit einer im Vergleich zur herkömmlichen Grippe unwesentlich höheren Sterblichkeit. Dies war spätestens seit der Publikation der ersten systematischen Übersichtsarbeit zur Infection Fatality Rate (IFR – Infektionssterblichkeit) durch den renommierten Wissenschaftler John Ioannidis im WHO-Bulletin am 14. Oktober 2020 bekannt und eindeutig belegt.[170] Von der Erkrankung waren im Gegensatz zur Grippe fast ausschließlich alte und kranke Menschen betroffen. Trotzdem wurde nicht nur ein Panikszenario aufgebaut, das fern jeglicher Realität lag, sondern es wurden auch noch Menschen, die einen kühlen Kopf bewahrten und zu einem bedachten Umgang mit der Krise aufriefen, als rechtsradikale Verschwörungstheoretiker und Covidioten diffamiert. Erst ein gutes halbes Jahr nach Beginn der Krise wurde mir langsam klar, dass wir uns offensichtlich nicht nur in einer medizinischen, sondern vor allem in einer schwerwiegenden politischen Krise befanden. Es ging schon lange nicht mehr, ja vielleicht sogar von Anfang an nicht um Gesundheit, Wissenschaft und Suche nach wissenschaftlicher Wahrheit, denn diese kann nur im Diskurs der unterschiedlichen Meinungen erarbeitet werden. Nein, es ging darum, dass eine Gruppe von Menschen in Machtpositionen hier eine Agenda voranbringen wollte, koste es, was es wolle.

Ich begann erst Ende 2020, mich abseits der etablierten Medien zu informieren und stellte sehr schnell fest, dass es um Geld, Macht und Kontrolle ging, und dass unser politisches System durch Großkapital, internationale Konzerne, allen voran die Pharmaindustrie, viel tiefgreifender korrumpiert wurde, als mir bis dahin bewusst war. Ja, ich musste mir selbst eingestehen, dass ich in fast unverzeihlicher Naivität Politik und Medien bisher weitgehend vertraut hatte. Was war aus meiner Kritikfähigkeit und meinem politischen Engagement zu Zeiten von Umwelt-, Antikernkraft- und Friedensbewegung in den 80er Jahren geworden? Familie, Beruf und Karriere hatten mich offenbar in einen Tiefschlaf aus Naivität und unkritischer Akzeptanz versetzt. Erst die vollkommen irrationalen Geschehnisse im Rahmen der Corona-Pandemie machten mir bewusst, dass die Akteure in unserem politischen und wirtschaftlichen System lange aufgehört haben, Entscheidungen zum Wohl der Bevölkerung zu treffen. Wir werden nicht mehr von den von uns demokratisch gewählten Politikern regiert, die sich in unserem Auftrag für unser Wohlergehen einsetzen, sondern diese sind allenfalls Marionetten, die als Handlanger übergeordneter Machthaber versuchen, noch ein paar eigene Schäfchen ins Trockene zu bringen.

Mir wurde erst zur Jahreswende 2020/2021 klar, dass die gesamte Pandemie inszeniert war, um die im Eiltempo entwickelten „Impfstoffe" zu vermarkten. Bill Gates hatte bereits am 15. April 2020, wenige Wochen nach Beginn der Pandemie gefordert, dass sieben Milliarden Menschen die neue „Impfung" erhalten sollten.[171] Bereits am 27. April wurde die Zulassungsstudie für den mRNA-Impfstoff von BioNTech/Pfizer im (US-basierten) internationalen Studienregister „ClinicalTrials.gov" registriert.[172] Als Startdatum der Studie, das ist der Tag, an dem der erste Proband in die Studie aufgenommen wird und das zu testende Medikament erhält, nennt die Studienregistrierung den 29. April 2020. Das Studienprotokoll ist sogar bereits auf den 15. April 2020 datiert und ein Studienprotokoll kann kaum erstellt werden, bevor die Substanz, um die es geht, überhaupt verfügbar ist.[173] Die Genom-Sequenz des neuartigen Coronavirus SARS-CoV-2 war aber, wie eingangs bereits geschildert, angeblich erst um die Jahreswende 2019/2020 isoliert und sequenziert worden, und erst Ende Januar erschien die betreffende Originalpublikation im New England Journal of Medicine.[174] Das bedeutet, dass der neuartige mRNA-Impfstoff innerhalb von wenigen Wochen entwickelt worden sein muss. An der mRNA-Technologie wird seit über 30 Jahren erfolglos „herumgebastelt", und jetzt sollte plötzlich innerhalb so kurzer Zeit der Durchbruch gelungen sein? Virusisolation, Sequenzierung, mRNA-Herstellung, Einfügen derselben in Lipid-Nanopartikel, erforderliche Testung im Tierversuch oder zumindest in Zellkulturen, Erstellung eines 376 Seiten umfassenden Studienprotokolls, und das alles in wenigen Wochen? Die ganze Geschichte ist hochgradig unglaubwürdig! Jeder, der einmal in einem Forschungslabor gearbeitet hat, weiß, dass Laborforschung mit einem immensen Zeitaufwand verbunden ist. Vielmehr spricht heute einiges dafür, dass SARS-CoV-2 das künstliche Produkt von Gain-of-Function[d]-Forschung ist und sowohl PCR-Test als auch Genom-Sequenz und mRNA-Impfstoff bereits „in der Schublade" waren, als die Krankheit „COVID" zur Jahreswende 2019/2020 bekannt (gemacht) wurde.[175]

Der Zweck der „Pandemie" und der konzertierten, weltweiten Panik wäre dann die geplante Testung und Vermarktung der mRNA- oder Vektor-basierten „Impfstoffe" mit einem schier unfassbaren Potenzial zur Gewinnmaximierung durch „Impfung" der kompletten Menschheit. Die Inszenierung ist offenbar hervorragend gelungen, aber der Widerstand gegen den kapitalistisch-totalitären Supergau für unsere Welt formiert sich.

Über David Claudio Siber wurde ich auf „dieBasis", die „Basisdemokratische Partei Deutschland", aufmerksam, die am 4. Juli 2020 gegründet worden war. Um die Jahreswende 2020/21 fing ich an, auf den Webseiten von dieBasis zu schmökern und Satzung und Rahmenprogramm zu studieren und ich kam ziemlich rasch zu der Überzeugung: das ist genau das, was wir jetzt brauchen: Freiheit, Machtbegrenzung, Achtsamkeit und Schwarmintelligenz, die vier Säulen basisdemokratischer Politik, um den Menschen in unseren Ländern wieder eine Stimme zu geben und den Mächtigen und Abzockern die Stirn zu bieten. Am 8. Januar 2021 wurde ich Mitglied der Basisdemokratischen Partei Deutschland und begann, mich politisch zu engagieren.

Das Editorial in der Zeitschrift für Allgemeinmedizin

Etwa zeitgleich verfasste ich ein Editorial für die Zeitschrift für Allgemeinmedizin, Fachzeitschrift und Organ der Deutschen, Österreichischen und Südtiroler Gesellschaften für Allgemein- und Familienmedizin (DEGAM, ÖGAM und SÜGAM). Ich war seit 2008 einer der fünf Mitherausgeber der Zeitschrift und somit in der Arbeitsteilung der Herausgeberschaft für den Inhalt jedes fünften Hefts zuständig und verantwortlich. Das Januar-Heft 2021 wurde von mir zusammengestellt und verantwortet und ich schrieb das Editorial dazu, das sich meist thematisch an Teilen des Heftinhalts orientierte. Nachdem das Heft das kurz zuvor veröffentlichte „Strategiepapier der DEGAM zum Langzeitmanagement der COVID-19-Pandemie aus allgemeinmedizinischer Sicht"[176] thematisierte, verfasste ich mein Editorial für das Heft ebenfalls zum Thema COVID, das hier im vollen Wortlaut wiedergegeben wird:

„Ein Jahr COVID – ein Ende in Sicht?[177]

Der erste COVID-19-Fall in Deutschland liegt genau ein Jahr zurück. Kein Thema seit dem zweiten Weltkrieg hat für so lange den Alltag, die Medien, die Politik, die Medizin so beherrscht wie diese Pandemie. Nun stellen sich zwei Fragen:

Erstens, ist ein Ende in Sicht, und zweitens, hat dieses Virus so viel Aufmerksamkeit verdient?

,Ja' und ,Nein' – Ein Ende ist nicht in Sicht, wenn man damit das Verschwinden von SARS-CoV-2 gleichsetzt. Das Virus wird bleiben, es werden weiter Menschen an COVID-19 erkranken und versterben. Ob die ,Impfung' dauerhaft hilft, lässt sich aus den vorliegenden Studienergebnissen nicht ableiten. Dazu ist die Beobachtungszeit zu kurz. Dennoch lässt sich auf ein Ende hoffen. Das Winterende wird die Infektionszahlen zurückdrängen, und vielleicht bleiben uns weitere Wellen erspart. Auch die Spanische Grippe war nach drei Wellen vorbei – ohne Impfung! – hat aber 25–50 Millionen Tote gefordert (auf die heutige Weltbevölkerung umgerechnet 100–200 Millionen Tote – COVID 1,8 Millionen = 1 %!). Anders als bei COVID waren junge Erwachsene betroffen. 500 Millionen Menschen waren damals mit dem H1N1-Virus infiziert, ein Viertel der Weltbevölkerung, und die Letalität[p] lag bei 5–10 %.

Das Ende der Spanischen Grippe war kaum auf Herdenimmunität zurückzuführen, sondern auf eine Mutation des Virus hin zu geringerer Pathogenität. Aber H1N1-Viren sind nicht verschwunden, sondern sind regelmäßig Bestandteil der jährlichen Influenza-Wellen, pandemisch zuletzt 2009. Eine Ausrottung ist ausgeschlossen, da sich die Viren durch Antigenshift[q] der natürlichen und der Impf-immunität entziehen und zudem ein unerschöpfliches Reservoir im Tierreich besteht. Das gleiche gilt leider auch für Corona-Viren. Sie springen in immer neuen Varianten von Tieren auf den Menschen über und es ist zweifelhaft, ob es überhaupt eine bleibende natürliche oder Impfimmunität gibt (ganz abgesehen davon, dass die zugelassenen SARS-CoV-2-,Impfstoffe' aufgrund fehlender Langzeitsicherheitsdaten allenfalls Hochrisikopersonen empfohlen werden können). Die ,Impfung' ist also mit sehr hoher Wahrscheinlichkeit nicht die ersehnte Lösung.

Zu Recht fordert die DEGAM eine Langzeitstrategie, die in dieser ZfA vorgestellt wird. Die erste Unterüberschrift lautet: ,Schäden vermeiden' und greift ein Grundprinzip der Medizin auf: Primum nil nocere.[r] Und hier kommen wir zur zweiten Frage von oben: Verdient COVID so viel Aufmerksamkeit? – Einerseits ja, denn an dieser Erkrankung sterben Menschen. Aber die ergriffenen Maßnahmen dürfen niemals mehr Schaden anrichten als Prävention und Behandlung

---

[p] Letalität = „Tödlichkeit" einer bestimmten Erkrankung (bezeichnet den Anteil der Erkrankten, die an der Krankheit versterben)

[q] Antigenshift = die Veränderung der Antigenstruktur eines Erregers durch genetische Mutation, wodurch er für das Immunsystem nicht mehr erkennbar ist und damit eine zuvor vorhandene Immunität erlischt.

[r] Primum nil nocere (lateinisch) = vor allen Dingen nicht schaden

verhindern. Ob hier in dieser Pandemie das Augenmaß bewahrt wird, muss zumindest diskutiert werden. Damit meine ich nicht, dass man sich Verschwörungstheorien öffnen soll. Aber es muss erlaubt sein zu fragen, ob die Verhältnismäßigkeit gewahrt ist, wenn Kinder vor allem aus sozial schwachen Verhältnissen ein Schuljahr verlieren, Einschränkungen von Lebensqualität, Wirtschaft und Grundrechten mit ihren Auswirkungen auf Gesundheit/Lebenserwartung in Kauf genommen werden, durch Medien und Politik inadäquate Angst verbreitet wird, und global betrachtet durch die Maßnahmen mehr Menschen sterben als durch das Virus selbst (prognostizierte Zunahme an Todesfällen durch Hunger, Malaria, Tuberkulose, AIDS etc.). Diese Überbewertung hat SARS-CoV-2 nicht verdient, und man fragt sich, warum anderen vermeidbaren Todesursachen nicht diese Aufmerksamkeit entgegengebracht wird. Wie viel Leben könnten wir retten, wenn die wirtschaftlichen Ressourcen, die zur Pandemiebekämpfung aus dem Ärmel geschüttelt werden, in Pflege, Bildung, soziale Absicherung und Klimaschutz investiert würden?

Ich wünsche Ihnen – uns allen – ein gutes – besseres – Jahr 2021, und vor allem einen ehrlichen, offenen Diskurs über die drängenden Themen unserer Zeit.

Herzlichst,
Andreas Sönnichsen"

Kurz bevor das Heft in Druck ging, rief mich einer meiner Mitherausgeber, der die Druckfahnen korrekturgelesen hatte, aufgeregt und empört an und fragte mich:

„Du willst doch wohl nicht im Ernst, dass dieses Editorial so abgedruckt wird, oder?" –

Ich war perplex. *„Warum denn nicht? In diesem Editorial steht doch nichts Falsches." –*

„Aber so kann man das nicht sagen, das erweckt einen vollkommen falschen Eindruck." –

„Vielleicht ist ja dieser falsche Eindruck gar nicht so falsch", entgegnete ich. *„Wir müssen doch der überzogenen Panik entgegenwirken, die Gefährlichkeit der Pandemie in Relation zu anderen Risiken einordnen und sachlich über die bestmögliche Strategie diskutieren. Dazu gehört auch, über die möglichen und wahrscheinlichen Kollateralschäden der ergriffenen Maßnahmen zu sprechen."*

Nach kurzem Schweigen schleuderte mir mein Kollege aus der Herausgeberschaft entgegen: *„Du wirst schon sehen, was passiert, wenn du darauf bestehst, dass das Editorial so gedruckt wird."* Mit dieser Drohung war das Gespräch beendet.

Ich fragte mich wieder einmal, warum die Menschen in der COVID-Pandemie offenbar die Fähigkeit zum Diskurs verloren hatten. Im gleichen Heft der Zeitschrift schrieb doch die Deutsche Gesellschaft für Allgemein- und Familienmedizin in der Einleitung zu ihrem Strategiepapier zum Pandemiemanagement explizit: *„Die DEGAM lebt von einem offenen Diskurs, der in erster Linie auf Evidenz beruht."*[178]

Warum war es dann nicht mehr erlaubt, diesen Diskurs einzufordern und zu führen, sich die vorliegenden Studien und Daten genau und kritisch anzusehen, und die Interpretation der Studienergebnisse zu hinterfragen?

Als ich zwei Wochen später das gedruckte Exemplar des Januarhefts der Zeitschrift für Allgemeinmedizin in Händen hielt, war ich sprachlos. Ich sah, was passierte, nachdem ich auf dem Abdruck des Editorials bestanden hatte: Meine Mitherausgeber hatten – ohne mein Wissen – einen polemischen Kommentar in das von mir verantwortete Heft einlegen lassen, mit der Überschrift *„Verharmlosung oder Verleugnung?"*[179]

In dieser „Schmähschrift" gegen mein Editorial, in dem ich die Existenz von COVID mit keinem einzigen Wort geleugnet hatte, zeigt sich in voller Klarheit, wie weit sich Menschen, die ich vor der Corona-Krise für integer, kritisch und wissenschaftlich gehalten hatte, von den Prinzipien guter Wissenschaft, kritischen Denkens und kollegialen Umgangs entfernt hatten. Sie distanzierten sich aufs Schärfste von mir, sprachen mir jegliche wissenschaftliche Expertise ab und diskreditierten mich als Corona-Leugner. Die „Impfung" wird in diesem Papier meiner Mitherausgeber auf der Basis der Zulassungsstudien (mit Beobachtungszeiten von wenigen Wochen) als effektiv und sicher dargestellt (*„Schwere Erkrankungen werden weitgehend vermieden, ernsthafte unerwünschte Wirkungen sind bisher nur selten aufgetreten"*). In der Zulassungsstudie waren schwere Erkrankungen gar nicht vorgekommen. Zur Beurteilung seltener schwerer Nebenwirkungen war die Fallzahl zu gering. Woher nahmen meine Mitherausgeber die Gewissheit für ihre Behauptung?

Als Vergleich zur Sterblichkeit in der Pandemie werden die Toten im ersten Golfkrieg bemüht, was mehr als an den Haaren herbeigezogen ist. Die Infektionssterblichkeit von COVID wird als 14-mal so hoch wie diejenige der Influenza angegeben. Kurzum: das Papier strotzt von Diffamierungen, Falschaussagen und unbelegten Behauptungen, die in der vermeintlich wissenschaftlichen Argumentation der Maßnahmenbefürworter seit nunmehr fast drei Jahren gebetsmühlenartig wiederholt werden und jeglichen kritischen Diskurs unmöglich machen.

Ein klärendes Gespräch war weder mit den übrigen Herausgebern noch mit den Präsidenten von DEGAM oder ÖGAM möglich, die angeblich von nichts wussten, und gleichzeitig zu feige waren, Stellung zu beziehen: *„Das war Sache der Herausgeber, wir haben damit nichts zu tun"*, teilten sie mir lapidar mit.

Ich legte mein Amt als Herausgeber der Zeitschrift für Allgemeinmedizin mit sofortiger Wirkung nieder. Zu groß war die Verletzung durch diese Menschen, denen ich über viele Jahre vertraut hatte, ja, die ich zu meinen Freunden gezählt hatte.

Beginn der Impfkampagne

Am 23. Dezember 2020 verkündete der österreichische Bundeskanzler Sebastian Kurz: *„Wir haben …. immer gewusst …, dass die COVID-19-Impfung der Game-Changer sein wird…. Dieser Tag wird in die Geschichte eingehen!"*[180]

Im Januarheft erschien in der Österreichischen Ärztezeitung eine doppelseitige Anzeige, in der namhafte Persönlichkeiten für die COVID-„Impfung" warben (siehe Abbildung 14).[181]

„Die Impfung wird sehr sicher und sehr wirksam sein und einen wesentlichen Beitrag zur Überwindung der Pandemie leisten", bemerkte etwa der Rektor der UNIVERSITÄT, und man fragt sich, woher er das zum damaligen Zeitpunkt eigentlich wusste, denn die vorliegende Studienevidenz zur Wirksamkeit z.B. des Pfizer-Impfstoffs Comirnaty® stammte ausschließlich aus einer Zwischenauswertung der Zulassungsstudie mit einem Beobachtungszeitraum von gerade einmal 6,6 Wochen – viel zu kurz, um eine Aussage zur Wirksamkeit und Sicherheit einer „Impfung" machen zu können.[182] Mit dieser Studie werde ich mich weiter unten noch detailliert befassen. Mit der Evidenz für die anderen Ende 2020 oder Anfang 2021 bedingt zugelassenen „Impfstoffe" sah es nicht anders aus.

Noch verlogener ist ein Video, in dem der Rektor der UNIVERSITÄT wortwörtlich behauptet:

„Also, was die Sicherheit [der COVID-Impfung] betrifft, wurde kein Abstrich gemacht. Also, es war ein Zulassungsverfahren wie für alle anderen Arzneimittel, die Sie auch in der Apotheke täglich konsumieren. In Österreich gibt es etwa 10.000

Arzneimittelprodukte, die Sie über Apotheken beziehen können, und die Standards für die COVID-Impfungen waren exakt dieselben, wie gesagt der einzige Unterschied war dieses Rolling-Review-Verfahren, dass es einfach bürokratisch-organisatorisch schneller funktioniert hat, aber die Latte für die Sicherheit war wie für alle anderen Arzneimittelprodukte, die es in Europa gibt, sehr, sehr hoch."[183]

 „Die Impfung wird sehr sicher und wirksam sein und einen wesentlichen Beitrag zur Überwindung der Pandemie leisten." **Univ. Prof. Markus Müller,** Rektor der Medizinischen Universität Wien

 „Allein aus Rücksichtnahme auf das Personal (…) sollte hier das Motto gelten, rasch und effizient durchzuimpfen." **Daniel von Langen,** Stellvertretender Obmann der Bundeskurie angestellte Ärzte und Turnusärztevertreter der ÖÄK

 „Das Wissen um die Wirkung, Dauer des Impfschutzes, die Reduktion der Viruslast (…) erweitert sich kontinuierlich und wird von uns transparent kommuniziert werden." **Univ. Prof. Ursula Wiedermann-Schmidt,** Vorsitzende des Nationalen Impfgremiums

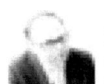 „Die Impfung ist ein ‚Gamechanger', solange es kein Medikament gibt, mit dem schwere Verläufe von COVID-19-Infektionen verhindert werden können." **Univ. Prof. Thomas Szekeres,** Präsident der ÖÄK

 „Die Hausärztinnen und Hausärzte spielen eine wichtige Rolle bei der Impfung für die breite Masse." **Johannes Steinhart,** Obmann der Bundeskurie niedergelassene Ärzte der ÖÄK

 „Wir wollen raus aus den Beschränkungen. Die Impfung ist unsere einzige Chance." **Rudolf Anschober,** Bundesminister für Soziales, Gesundheit, Pflege und Konsumentenschutz

 „Die Bevölkerung in Österreich soll möglichst schnell die Möglichkeit bekommen, geimpft zu werden." **Harald Mayer,** Vizepräsident und Obmann der Bundeskurie angestellte Ärzte der ÖÄK

 „Der E-Impfpass funktioniert technisch reibungslos und ist österreichweit voll einsatzbereit." **Edgar Wutscher,** Bundesobmann der Sektion Allgemeinmedizin der ÖÄK

 „COVID-19-Impfungen bedeuten weniger Infizierte sowie drastisch weniger Erkrankte und Tote." **Univ. Prof. Florian Krammer,** Virologe am Mount Sinai Hospital in New York

 „Die ÖÄK arbeitet intensiv mit einem hochkarätigen wissenschaftlichen Expertenboard zusammen, um sowohl die Ärzteschaft als auch die Patienten fundiert beraten zu können." **Rudolf Schmitzberger,** Leiter des Impfreferats der ÖÄK

„Der Spuk (die Nebenwirkungen der Impfung; Anm.) dauert einen Tag. Dann ist er weg." **Univ. Prof. Herwig Kollaritsch,** Leiter der Abteilung Epidemiologie und Reisemedizin am Institut für Spezifische Prophylaxe und Tropenmedizin an der Medizinischen Universität Wien

Abbildung 14: Doppelseitige Werbeseite für die COVID-„Impfung" in der Österreichischen Ärztezeitung[181]

Mit keinem Wort wurde erwähnt, dass die COVID-„Impfstoffe" gerade wegen fehlender Sicherheitsdaten von der Europäischen Arzneimittelbehörde EMA nur bedingt zugelassen worden waren und dass weder zur Langzeiteffektivität noch zur Langzeitsicherheit bisher ausreichende Daten vorlagen. So heißt es denn auch in dem für drei Jahre geheim gehaltenen und erst Ende 2023 der Öffentlichkeit zugänglichen Vertrag zwischen Pfizer und der Europäischen Union bzw. der einzelnen Mitgliedsstaaten:

„Die [am Vertrag] teilnehmenden Staaten nehmen zur Kenntnis, dass die Langzeiteffekte und die Wirksamkeit des Impfstoffs derzeit nicht bekannt sind und dass unerwünschte Wirkungen auftreten könnten, die derzeit nicht bekannt sind.“[184]

Dennoch war die „Impfung auch für den Präsidenten der Ärztekammer *„ein Game-Changer"* und der Leiter der Abteilung für Epidemiologie und Reisemedizin der UNIVERSITÄT fügte großspurig hinzu: *„Der Spuk (die Nebenwirkungen) dauert einen Tag. Dann ist er weg."*

Auch in der Laienpresse und auf Plakaten wurde massiv für die „Impfung" geworben. Ziel war es, in wenigen Monaten die komplette Bevölkerung zweimal zu impfen. Von der Booster-„Impfung" und weiteren „Auffrischungsimpfungen" war damals noch nicht die Rede, denn alle Welt glaubte noch an den langdauernden Impfschutz und eine daraus resultierende Herdenimmunität, obwohl sich diese Überzeugung aus keiner der vorliegenden wissenschaftlichen Studien ableiten ließ.

„Impfstraßen" und „Impfzentren" wurden eingerichtet, „Impfbusse" fuhren durchs Land und alle Ärzte waren aufgerufen, sich an der Impfkampagne zu beteiligen, und wurden dafür reichhaltig entlohnt. So erhielt ein niedergelassener Arzt in Österreich 25 Euro für jede „Erstimpfung". In den Impfzentren wurde ein Stundensatz von 150 Euro vergütet. In Deutschland war das Honorar sogar noch etwas höher und das wird auch ohne Scham berichtet, z.B. im „Monitor" des WDR (ARD):

„Meyer (Anm.: ein Arzt) ist ehrlich genug zuzugeben, worüber viele Ärztinnen und Ärzte nicht so gern sprechen: dass Impfen – bei allem Aufwand – auch ein einträgliches Geschäft ist. In Stoßzeiten arbeiten hier sieben Leute, darunter zwei Impfärzte. Zehn Stunden täglich, sieben Tage die Woche, im Schnitt etwa 300 Impfungen am Tag. In der Woche gibt es für jede Impfung 28,- Euro, am Wochenende 36,- Euro. Das macht bei durchschnittlich 300 Impfungen täglich rund 64.000 Euro Honorar pro Woche – und pro Monat über eine Viertelmillion – abzüglich der Kosten für Personal oder Miete.“[185]

„Drei aufeinanderfolgende Immunisierungsphasen sollen der Pandemie in Österreich den Garaus machen", schrieb der STANDARD schon am 24. November 2020. In Phase 1 wurden Bewohner und Personal von Alten- und Pflegeheimen geimpft, in Phase zwei alle über 65-Jährigen sowie systemrelevante Personen, und in Phase drei dann der Rest der Bevölkerung. In Deutschland wurde laut Deutschlandfunk die Impf-Priorität in vier

Stufen nach Alter festgelegt, Stufe 1 die über 80-Jährigen plus Pflegeheimbewohner sowie Personal von Pflegeheimen, Intensivstationen, Notaufnahmen und Rettungsdiensten, Stufe 2 die über 70-Jährigen, Stufe 3 die über 60-Jährigen, und Stufe 4 der Rest der Bevölkerung.[186]

Dazu wird in dem Artikel des Deutschlandfunks (DLF) vom 08. Februar 2021 noch behauptet: *„Es gebe bisher keine Hinweise auf schwere Langzeitnebenwirkungen... Die schwersten Nebenwirkungen seien ... bisher Gelenkschmerzen und Lymphknotenschwellungen von bis zu einer Woche gewesen."* Wenige Zeilen weiter wird jedoch in dem gleichen Bericht bereits zugegeben, dass in Deutschland bereits sechs Fälle mit anaphylaktischem Schock und sieben Todesfälle im unmittelbaren zeitlichen Zusammenhang mit der „Impfung" gemeldet worden waren. Wie das mit den Gelenkschmerzen und Lymphknotenschwellungen als bisher schwersten aufgetretenen Nebenwirkungen zusammenpasst, bleibt ein Rätsel.

Trotz der fehlenden Daten zur Wirksamkeit und der bereits eindeutigen Hinweise auf mögliche schwerwiegende Nebenwirkungen bescheinigt Klaus Cichutek, der Präsident des Paul-Ehrlich-Instituts, den „Impfstoffen" im DLF eine *„ganz hervorragende Wirkung"* und Marylyn Addo, Leiterin der Infektiologie des Uniklinikums Hamburg-Eppendorf fügt hinzu:

„An Impfstoffe, die in Deutschland oder der EU zugelassen werden, werden immer, egal welches Tempo, die höchsten Sicherheitsstandards angelegt."

Und weiter in besagtem DLF-Artikel:

„Es seien in sicherheitsrelevanten Fragen keine Kompromisse eingegangen worden. Bundesgesundheitsminister Spahn und Forschungsministerin Anja Maria-Antonia Karliczek bestätigten, dass es keine ‚riskanten Abkürzungen' gebe."[186]

Leider waren alle diese Aussagen nicht durch wissenschaftliche Daten gedeckt und man fragt sich, wie und warum sich die Betreffenden haben verleiten lassen, derartige Aussagen zu tätigen, die ganz offensichtlich nicht den Tatsachen entsprachen.

Was wussten wir wirklich zum damaligen Zeitpunkt über die COVID-„Impfungen"?

Wirkungsweise der COVID-„Impfstoffe"

Mit den Ende 2020 bzw. Anfang 2021 zugelassenen COVID-„Impfstoffen" beschritt die Medizin Neuland. Es wurden zwei im Impfwesen neue Verfahren angewandt, mit denen zwar in den vergangenen Jahrzehnten bereits „herumprobiert" worden war, ohne jedoch jemals eine Zulassung zu erhalten. Zum einen handelte es sich um die „Impfung" mit sogenannten mod-mRNA-„Impfstoffen", zum anderen um die Immunisierung mit sogenannten Vektor-„Impfstoffen". Erst 2022 wurden dann zwei nach herkömmlichen Verfahren hergestellte Impfstoffe, ein proteinbasierter Impfstoff und ein inaktivierter Ganzvirus-Impfstoff, zugelassen.

Mod-mRNA-„Impfstoffe"

Diese „Impfstoffe", zu denen Comirnaty® von Pfizer und Spikevax® von Moderna zählen, bestehen aus einem Messenger-Ribonukleinsäure (mRNA)-Fragment von SARS-CoV-2, das den genetischen Bauplan für das Spikeprotein, ein Eiweiß (Protein) auf der Oberfläche des Virus enthält. Diese mRNA wird gentechnologisch produziert. Für die Herstellung wurden zwei Verfahren angewandt. Für die Zulassungsstudien wurde die für die „Impfung" erforderliche mRNA direkt mittels PCR vervielfältigt, wodurch ein sehr reiner „Impfstoff" hergestellt werden konnte. Für die Massenproduktion zur breiten Anwendung des Arzneimittels in der Bevölkerung werden hingegen zunächst E.coli-Bakterien gentechnologisch verändert, indem ihnen ein DNA-Fragment (Plasmid) eingepflanzt wird, das den Bauplan für das Spikeprotein von SARS-CoV-2 enthält. Diese Bakterien inklusive der eingepflanzten Plasmide werden dann in riesigen Kulturbehältern stark vermehrt und ermöglichen so die Bildung von massenhaft mRNA mit dem genetischen Code für Spikeprotein. Anschließend werden die Bakterien abgetötet und die mRNA wird in einem Filter- und Reinigungsprozess aus der Bakterienkultur extrahiert. Bei diesem Schritt kann es zu erheblichen Verunreinigungen mit bakterieller DNA und anderen Bestandteilen kommen. Zudem entsteht ein hoher Anteil an mRNA-Bruchstücken, die nur für Teile des Spikeproteins kodieren und zu Kettenabbrüchen bei der Eiweißbildung führen. [187],[188] Sowohl die Verunreinigungen als auch die mRNA-Bruchstücke könnten für die hohe Nebenwirkungsrate von bestimmten Chargen des „Impfstoffs" verantwortlich sein und es besteht die Möglichkeit, dass bakterielle DNA in das menschliche Genom eingebaut wird und dort zu einer dauerhaften Veränderung des menschlichen Erbguts führt.[189]

Damit die mRNA überhaupt in die menschliche Zelle gelangen kann, muss sie chemisch modifiziert und durch eine „Verpackung" geschützt werden, sonst würde sie durch den menschlichen Organismus sofort zerstört. Aus diesem Grund wird die mRNA des „Impfstoffs" auch mod-mRNA (modifizierte mRNA) genannt. Hierzu wird erstens die Nukleinsäure Uridin durch Pseudouridin ersetzt, um das menschliche Immunsystem zu „überlisten" und zu verhindern, dass die mRNA von der menschlichen Abwehr angegriffen und unschädlich gemacht wird.[190] Ob durch diese Ausschaltung des Immunsystems andere wichtige Funktionen der menschlichen Abwehr verlorengehen, mit möglicherweise fatalen Folgen, ist weitgehend unbekannt. Zweitens werden die mod-mRNA-Fragmente in winzige positiv geladene (kationische) Fetttröpfchen (sogenannte Lipid-Nanopartikel) eingeschlossen, welche die äußere Hülle menschlicher Körperzellen, die Zellmembran, leicht durchdringen können. Auf diese Weise gelangt die „Impf"-mod-mRNA in die Zelle. Dort wird durch zelleigene Strukturen nach dem eingeschleusten genetischen Bauplan das Viruseiweiß, das sogenannte Spikeprotein hergestellt und anschließend von der betreffenden Zelle entweder in die Blutbahn abgegeben, auf der Zelloberfläche präsentiert, ins Gewebe abgegeben oder es bleibt zum Teil innerhalb der Zelle. Vor allem an der Zelloberfläche, im Gewebe und in der Blutbahn wird das Virusprotein von Abwehrzellen als Fremdeiweiß erkannt und bekämpft. So lernt das Immunsystem, das Viruseiweiß als „Eindringling" zu beseitigen. Wenn nun eine tatsächliche Infektion mit vollständigen Viren erfolgt, kann das menschliche Immunsystem den Erreger schnell erkennen und beseitigen, bevor er großen Schaden anrichten kann. Allerdings werden als Nebeneffekt auch die Körperzellen angegriffen, auf deren Oberfläche sich Spikeprotein befindet. So kann es zu autoimmunologischen Phänomenen (das heißt das Immunsystem greift den eigenen Körper an) kommen, die wahrscheinlich für einen Großteil der schweren Nebenwirkungen verantwortlich sind. Das Spikeprotein wird von vielen Pharmakologen als hochgradig toxisch (giftig) angesehen.

Vektor-„Impfstoffe"

Zu dieser Gruppe von „Impfstoffen" zählen Vaxzevria® von Astra-Zeneca, Jcovden® von Janssen und das russische Produkt mit Namen Sputnik®. Für das auf sogenannten Vektorviren basierende Prinzip werden für Menschen in der Regel selbst nicht krankmachende Adenoviren von Schimpansen gentechnologisch so manipuliert, dass Spikeprotein hergestellt wird, wenn diese Viren in menschliche Wirtszellen eindringen und die Proteinproduktion in der Zelle „umprogrammieren". Auch dies führt zur Präsentation von Spikeproteinantigenen auf der menschlichen Zelloberfläche bzw. zur Freisetzung von Spikeprotein in die Blutbahn und ins Gewebe (und so zu einer Immunantwort). Die unerwünschten Wirkungen entstehen dann auf ähnliche Weise wie bei den mod-mRNA-„Impfstoffen", nur dass die Information für das Spikeprotein in Form einer DNA im modifizierten Adenovirus-Genom gespeichert ist. Als zusätzliches Risiko könnte das Adenovirus selbst auch noch Nebenwirkungen entfalten. Auch hier könnte es zum Einbau von Virus-DNA in das menschliche Erbgut kommen. Vieles ist bisher noch nicht ausreichend erforscht, um sichere Aussagen machen zu können.

Proteinbasierte Impfstoffe

Der einzige in Europa zugelassene proteinbasierte Impfstoff ist Nuvaxovid®. Er wird auf ähnliche Weise wie einige traditionelle Impfstoffe hergestellt, z.B. der Grippe-Impfstoff. Das Protein (Eiweiß), das der Impfstoff enthält, ist allerdings genau jenes toxische Spikeprotein, das im Verdacht steht, Nebenwirkungen zu verursachen. Es wird zunächst in Insektenzellkulturen massenhaft erzeugt und dann gereinigt und mit einem Hilfsstoff versehen, der die Immunreaktion des menschlichen Organismus verstärkt. Der Vorteil ist, dass dieses Spikeprotein bereits fertig von außen zugeführt und nicht von menschlichen Zellen selbst hergestellt wird. Aus diesem Grund kann es sich anders als bei mod-mRNA- und Vektor-„Impfstoffen" nach der Injektion im Körper nicht mehr vermehren. Es bleibt bei der definierten Dosis, die mit der Spritze verabreicht wird.

Inaktivierte Ganzvirusimpfstoffe

Auch aus dieser Gruppe von Impfstoffen gibt es nur einen, der in Europa zugelassen ist: Valneva®. Dieser Impfstoff wird durch Vermehrung von SARS-CoV-2 auf Zellkulturen gewonnen. Die Viren werden aber vor der Verwendung als Impfung abgetötet (inaktiviert). Sie enthalten zwar noch alle Antigene, unter anderem auch das Spikeprotein, aber sie können sich im menschlichen Organismus nicht mehr vermehren und daher auch keine infektiöse Erkrankung auslösen. Theoretisch können sie aber eine „Impf-COVID-Reaktion" auslösen, die dann in der Regel milde verläuft.

Die Zulassungsstudien der COVID-„Impfstoffe"

Jedes Arzneimittel, das in der Europäischen Union bzw. in einem ihrer Mitgliedsstaaten in Verkehr gebracht wird, muss ein gesetzlich vorgeschriebenes Zulassungsverfahren durchlaufen. Dieses besteht neben administrativen Schritten aus klinischen Studien am Menschen in vier Stufen. In der ersten Stufe („Phase I") wird das Arzneimittel oder in diesem Fall der „Impfstoff" an einer kleinen Anzahl (20-100) freiwilliger gesunder Probanden auf Sicherheit und Verträglichkeit getestet. In der Phase-II-Studie wird erstmals die Wirkung in unterschiedlichen Dosierungen an einer etwas größeren Zahl von (100-500) Probanden getestet. Als entscheidende Studie für die Zulassung wird in Phase III eine große, randomisiert kontrollierte Studie durchgeführt. Randomisiert kontrolliert bedeutet, dass durch Zufallsauswahl bestimmt wird, welche Probanden den Wirkstoff und welche – zur Kontrolle – ein Placebo erhalten. In Phase IV Studien wird nach der Zulassung weiter beobachtet, ob das Arzneimittel effektiv und sicher ist. Diese Studien werden auch als „Pharmakovigilanzstudien" oder „Wirksamkeits- und Sicherheitsstudien nach Zulassung" bezeichnet.[191]

Um zur Bekämpfung der COVID-Pandemie möglichst rasch „Impfstoffe" verfügbar zu machen, wurde das Zulassungsverfahren verkürzt („teleskopiert"). Dies sei am Beispiel des Studienprotokolls für die

Zulassung des Pfizer-Impfstoffs Tozinameran (BNT162b2, Comirnaty®) illustriert.[173]

Zunächst hat man das Zulassungsverfahren dadurch verkürzt, dass man vor dem Einsatz am Menschen auf wesentliche Tierversuche bzw. Laborstudien verzichtet hat, mit denen z.B. eine krebserregende Wirkung oder eine Schädigung der Fertilität untersucht werden müssen. Abweichend vom üblichen Phase I-IV-Schema wurden sodann bereits in Phase I 195 gesunde Personen in 13 Gruppen á 15 Probanden mit unterschiedlichen Dosierungen des „Impfstoffs" behandelt. In jeder Gruppe erhielten zwölf Personen den Wirkstoff und drei Personen ein Placebo. Zur Überprüfung der Wirksamkeit wurde bereits in Phase I die Bildung neutralisierender Antikörper gegen das Spike-Eiweiß des SARS-CoV-2-Virus gemessen. Man hat also sowohl die Dosisfindung als auch den ersten Vergleich zwischen Placebo und „Impfstoff" sowie die Erhebung erster Effektivitätsdaten in die Phase I verlegt. Die Phasen II und III wurden sodann zu einer einzigen großen randomisiert kontrollierten Studie zusammengefasst. Es war geplant, insgesamt etwa 44.000 Probanden für die Studie zu rekrutieren. Die ersten 360 Studienteilnehmer dieser kombinierten Phase-II/III-Studie wurden als Phase-II-Studie deklariert, und deren Daten wurden in einer Zwischenauswertung einen Monat nach der zweiten „Impfung" als „Phase-II-Ergebnis" bei den Zulassungsbehörden eingereicht.

Die Ergebnisse der Zulassungsstudien

Die Zulassungsstudien der ersten vier ab Dezember 2020 in der EU und somit in Deutschland und Österreich zugelassenen COVID-„Impfstoffe" [182,192,193,194] (die mod-mRNA-„Impfstoffe" Comirnaty® und Spikevax® sowie die Vektor-„Impfstoffe" Vaxzevria® und Jcovden®) zeigen in den Publikationen der Fachpresse eine vermeintlich hohe Schutzwirkung gegen symptomatische Infektionen durch SARS-CoV-2 (siehe Tabelle 5). Erst Ende 2021 wurde der nach herkömmlicher Technik hergestellte proteinbasierte Impfstoff Nuvaxovid® bedingt zugelassen und Mitte 2022 erfolgte die Vollzulassung des inaktivierten Ganzvirusimpfstoffs Valneva®, also eines klassischen Totimpfstoffs. Für Nuvaxovid® zeigte sich in zwei Zulassungsstudien eine hohe relative Wirksamkeit.[195,196] Die Wirksamkeit von Valneva® hingegen wurde gar nicht in einer placebokontrollierten Studie untersucht. Es erfolgte lediglich ein Vergleich mit Vaxzevria® hinsichtlich der gebildeten Antikörper.[197]

Handelsname	Generischer Name	Hersteller	Impfeffektivität hinsichtlich symptomatischer Infektion (%)
Comirnaty®	BNT162b2	Pfizer/BioN-Tech	95,0[182]
Spikevax®	mRNA-1273	Moderna	94,1[192]
Vaxzevria®	AZD1222	AstraZeneca	62,1[193]
Jcovden®	Ad26.COV2.S	Jansen	66,9[194]
Nuvaxovid®	NVX-CoV2373	Novavax	90,4[195,196]
Valneva®	VLA2001	Valneva	nicht bestimmt[197]

Tabelle 5: Impfeffektivität der in Deutschland und Österreich zugelassenen COVID-„Impfstoffe" hinsichtlich einer symptomatischen, PCR-Test-positiven Infektion mit SARS-CoV-2 in den jeweiligen Zulassungsstudien

Doch was bedeutet diese „Impfeffektivität" wirklich? Dies sei am Beispiel der Pfizer-Studie verdeutlicht. In die Studie wurden laut New England Journal of Medicine 43.498 Probanden aufgenommen. 21.720 wurden durch Losentscheid der Impfstoffgruppe und 21.728 der Placebogruppe zugeteilt. In der Gruppe der Geimpften wurden insgesamt neun PCR-Test-positive, symptomatische Infektionen mit SARS-CoV-2 festgestellt, in der Placebogruppe 169.

Für die Berechnung der „Impfeffektivität" hat man all die Teilnehmer, bei denen keine PCR-Test-positive symptomatische Infektion festgestellt wurde, „unter den Tisch fallen lassen". Das heißt, man hat lediglich die neun Infektionen der Impfgruppe zu den 169 Infektionen in der Placebogruppe in Beziehung gesetzt und ist in Anbetracht der gleichen Gesamtgröße der beiden Gruppen davon ausgegangen, dass durch die „Impfung" 160 Infektionen (169 minus 9) verhindert wurden. Bildet man nun den Prozentsatz der „verhinderten Infektionen" (160) in Bezug zur Gesamtzahl der Infektionen ohne „Impfung" (169), so ergibt sich eine prozentuale Impfeffektivität von gerundet 95 % (160/169*100). Dieser Prozentsatz wird in Studien auch als „Relative Risikoreduktion" bezeichnet. Diese wird in Studien der Pharmaindustrie häufig als wichtigste Zielgröße angegeben, um Effekte größer erscheinen zu lassen, als sie wirklich sind.

Kritik an den Zulassungsstudien

Betrachtet man die Impfeffektivität unter Berücksichtigung der Gesamtzahl der Studienteilnehmer, so sieht das Ergebnis ganz anders aus, denn auch in der Placebogruppe hatte nur ein kleiner Bruchteil der Patienten eine PCR-Test-positive, symptomatische Infektion. Allerdings wurden in der Publikation gar nicht alle Studienteilnehmer ausgewertet. Die Ergebnisse werden nur für 18.198 Geimpfte berichtet, von denen laut NEJM neun (0,05 %) erkrankten, und für 18.325 Ungeimpfte, von denen 169 (0,92 %) eine symptomatische, PCR-Test-positive SARS-CoV-2-Infektion durchmachten. Es bleibt weitgehend unklar, wohin die etwa 6000 Probanden „verschwunden" sind, die zwar „Impfung" oder Placeboinjektion erhalten hatten, die aber in der Auswertung nicht mehr auftauchen. In beiden Gruppen erkrankte jedenfalls die große Mehrheit der Probanden nicht an COVID. Der absolute Unterschied zwischen Geimpften und Ungeimpften, auch absolute Risikoreduktion oder in diesem Fall absolute Impfwirksamkeit genannt, beträgt also gerade einmal knapp 0,9 %. In Abbildung 15 sind relative und absolute Risikoreduktion (Impfeffektivität) in der Pfizer-Studie veranschaulicht.

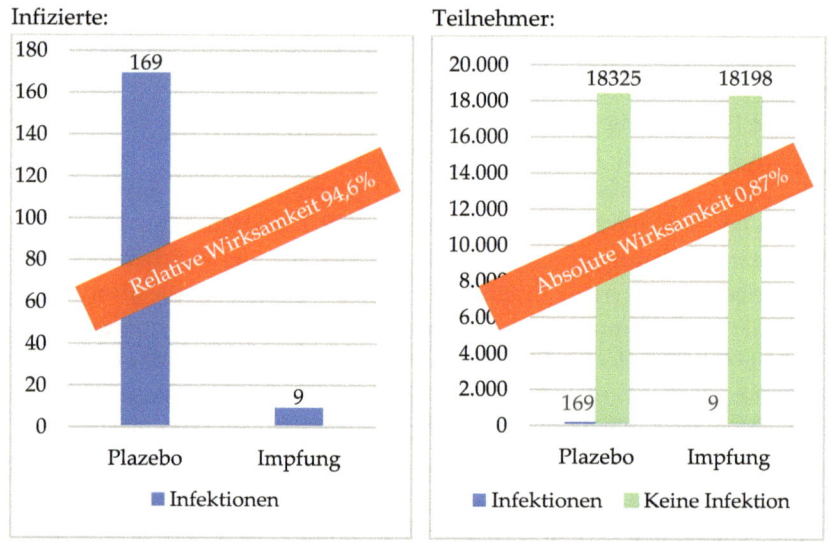

Abbildung 15: Absolute und relative Impfeffektivität des Pfizer-Impfstoffs

Neben der Vortäuschung einer hohen Impfeffektivität durch Verwendung relativer Häufigkeiten in allen Zulassungsstudien gibt es noch eine Reihe weiterer schwerwiegender Kritikpunkte. Auch hier werden wir uns exemplarisch vor allem mit der Pfizer-Studie befassen, da der Pfizer-Impfstoff der in Deutschland und Österreich bei Weitem am häufigsten angewandte ist. Die Aussagen gelten jedoch weitgehend auch für die Studien der anderen COVID-„Impfstoffe".

In allen Zulassungsstudien wird mit der Messung der Impfeffektivität erst sieben Tage nach der letzten „Impfung" begonnen. Da es jedoch in der Realität nicht möglich ist, den vulnerablen Zeitraum zwischen der ersten „Impfung" und der Entwicklung des vollen Impfschutzes ab der zweiten Woche nach der letzten „Impfung" zu „überspringen", sind die Ergebnisse aller Zulassungsstudien nur eingeschränkt valide und lassen mit diesem „Trick" die „Impfung" besser dastehen als sie ist.

Es könnte nämlich sein, dass Geimpfte gerade in der ersten Zeit nach der „Impfung" besonders empfänglich für eine Infektion sind, weil ihr Immunsystem durch die „Impfung" geschwächt ist. Zudem sind Personen, die in dieser vulnerablen Zeit COVID durchmachen, fortan aufgrund der durch die Infektion aufgebauten Abwehr und nicht wegen der Impfung gegen eine erneute SARS-CoV-2-Infektion geschützt. Für einen fairen Vergleich zwischen Placebo- und Impfgruppe müssen also alle Infektionen ab dem ersten Tag der „Impfung" mitgezählt werden. So ist das in der medizinischen Wissenschaft auch üblich: Wenn die Effektivität einer Chemotherapie zur Bekämpfung eines Krebsleidens getestet werden soll, muss selbstverständlich die Zeit ab Beginn der Therapie mitevaluiert werden, da gerade diese Zeit für den Behandelten mit einem besonders hohen Risiko verbunden ist.

In den bei der FDA eingereichten Zulassungsunterlagen für Comirnaty® werden diese Zahlen denn auch tatsächlich berichtet. [198] In der Publikation im New England Journal of Medicine hingegen wurden sie unterschlagen. In den ersten sieben Tagen nach der „Impfung" traten mit 409 Verdachtsfällen in der Impfgruppe und nur 287 in der Placebogruppe deutlich mehr Infektionen unter den Geimpften auf (Relatives Risiko 1,44), entsprechend einer Risikoerhöhung um 44 % durch die „Impfung".

Ein weiterer Kritikpunkt an der Zulassungsstudie ist, dass nur PCR-Test-positive Infektionen und nicht alle symptomatischen COVID-19-Verdachtsfälle gewertet wurden. Es wurde aber laut Publikation gar nicht in allen COVID-Verdachtsfällen ein PCR-Test durchgeführt. Wegen der fehlenden

Verblindung (ein weiterer Kritikpunkt! Nur die „Beobachter" waren verblindet: „observer-blinded", siehe unten) wurde aber möglicherweise in der Placebogruppe häufiger getestet als in der Impfgruppe. Es könnte also sein, dass die COVID-Fälle vor allem in der Impfgruppe unvollständig erfasst wurden. Auch die mangelhafte Sensitivität und Spezifität des PCR-Tests wird nicht berücksichtigt, und die Geimpften könnten darüber hinaus eine gesteigerte Anfälligkeit für andere Atemwegserkrankungen haben. Genau aus diesem Grund gilt die Empfehlung, nicht zu impfen, wenn das Immunsystem schon mit einem anderen Infekt „beschäftigt" ist.

Tatsächlich finden sich auch zu diesen Kritikpunkten relevante Daten in den bei der FDA eingereichten Unterlagen. Dort erfahren wir, dass in der Gruppe der Geimpften 1.594 und in der Placebogruppe 1.816 „influenza-ähnliche Erkrankungen" dokumentiert wurden. Das heißt, es traten sehr viele grippale Infekte auf, denen sehr wohl eine SARS-CoV-2-Infektion zugrunde liegen könnte, aber es wurde kein PCR-Test durchgeführt, um diese zu verifizieren. Nimmt man diese Zahlen, so sinkt die relative Impfeffektivität auf 12,2 % zur Vermeidung einer „influenza-ähnlichen Erkrankung" (1.816 minus 1.594 geteilt durch 1.816 mal 100). Mit einer Impfeffektivität von 12 % hätte der Impfstoff jedoch niemals zugelassen werden dürfen. Ob wohl absichtlich nicht so genau gemessen wurde?

Des Weiteren ist an allen Zulassungsstudien die zu kurze Beobachtungszeit zu kritisieren, die eine Aussage zur Dauer des Impfschutzes nicht zulässt. Bezüglich der Effektivitätsmessung betrug die Beobachtungszeit in der Pfizer-Studie im Durchschnitt aller Probanden nur 46 Tage (6,6 Wochen) und bezüglich der Sicherheit nur 12-14 Wochen.[182]

Die öffentlich zugänglichen Studienprotokolle und Studienregistrierungen machen deutlich, dass alle Zulassungsstudien auf einen geplanten Beobachtungszeitraum von 26 Monaten ausgelegt sind.[173] Nachdem einige Monate für die Rekrutierung der Probanden benötigt wurden, wird in der Studienregistrierung der Pfizer-Studie der 10.02.2023 als offizielles Studienende angegeben, also knapp drei Jahre nach dem Studienbeginn am 29.4.2020.[172]

Die publizierten Ergebnisse sind also allenfalls als frühe Zwischenergebnisse zu bewerten und sind nicht geeignet, die Wirksamkeit oder Sicherheit der „Impfung" nachzuweisen. Genau aus diesen Gründen erfolgte in den USA durch die FDA nur eine „Emergency Use Authorization"[199] und in Europa durch die EMA eine „Conditional Marketing Authorisation" (=

bedingte Zulassung).[200] Die Vollzulassung wurde an die Vorlage weiterer Wirksamkeits- und Sicherheitsdaten geknüpft.

Zudem ist wie bereits erwähnt für die beiden mRNA-Studien kritisch anzumerken, dass es sich bei beiden Zulassungsstudien nicht um klassische Doppelblindstudien handelt, wie sie üblicherweise zur Testung von Arzneimitteln durchgeführt werden. Dies geht aus den Publikationen im New England Journal of Medicine jedoch nicht eindeutig hervor. In der Publikation wird von „observer-blinded" gesprochen und es bleibt offen, was genau damit gemeint ist. In den Studienprotokollen der Firmen wird dies explizit dargestellt: Verblindet waren nur die Teilnehmer und das Studienpersonal, das die Auswertung vornahm, nicht aber das medizinische Personal, das die Injektionen von Impfstoff bzw. Placebo durchgeführt und ggf. auch mittels PCR-Test auf COVID getestet hat.[173,201] Wegen der sehr häufigen Lokalreaktionen der „Impfung", die nach Placebo nur sehr selten auftraten, muss auch davon ausgegangen werden, dass die meisten Probanden zumindest vermuten konnten, ob sie Placebo oder „Impfstoff" injiziert bekamen. Fehlende Verblindung stellt ein hohes Risiko für Verzerrung von Studienergebnissen dar. So könnte man beispielsweise vermuten, dass sich Personen, die glaubten, dass sie Placebo erhalten haben, öfter einem PCR-Test unterzogen als Personen, die der Meinung waren, dass sie ja geimpft und somit vor COVID geschützt seien. Allein hierdurch könnte es zu häufigeren positiven PCR-Test-Ergebnissen in der Placebogruppe gekommen sein.

Zu guter Letzt wurde in den Zulassungsstudien entgegen den Prinzipien evidenzbasierter Medizin ein klinisch nur wenig relevantes Zielkriterium zur Messung der Impfeffektivität gewählt, nämlich die PCR-Test-positive symptomatische COVID-Infektion, also ein banaler grippaler Infekt. Dieser ist für die meisten Menschen vollkommen unbedeutend und eine „Impfung" dagegen ist somit unnötig und irrelevant. Durch die „Impfung" sollen eben gerade nicht ungefährliche Erkältungssymptome, sondern schwere Verläufe von COVID sowie Todesfälle verhindert werden. Zu diesen beiden Zielkriterien können jedoch aus den Zulassungsstudien wegen zu weniger Ereignisse keine belastbaren Aussagen abgeleitet werden.

Diese Kritikpunkte wurden schon sehr früh thematisiert. So schreibt Peter Doshi, Professor für Versorgungsforschung in Baltimore, Maryland, USA, und einer der Herausgeber des British Medical Journals, schon im Oktober 2020:

„Die laufenden Studien zu den COVID-Impfstoffen werden uns weder eine Aussage darüber erlauben, ob sie schwere Verläufe und Todesfälle durch COVID verhindern, noch ob die Weitergabe der Infektion unterbrochen wird."[202]

In einem weiteren Beitrag[203] im British Medical Journal fordert er die Herausgabe der Originaldaten zur Überprüfung der publizierten Ergebnisse:

„Die Pfizer-Studie wurde von der Firma bezahlt, entworfen, durchgeführt und ausgewertet. Die Autoren der Publikation sind Angestellte von Pfizer. Die Firma und ihre Subunternehmer halten alle Daten unter Verschluss."

Und weiter:

„Big Pharma ist die am wenigsten vertrauenswürdige Industrie. Mindestens drei der Pharmafirmen, die COVID-Impfstoffe entwickeln, sind in der Vergangenheit straf- und zivilrechtlich belangt worden, eine wurde wegen Betrugs verurteilt."[203]

Warum sollten wir der Pharmaindustrie auch dieses Mal misstrauen? Inzwischen sind noch zahlreiche weitere Ungereimtheiten in der Pfizer-Studie zutage getreten. Mindestens in zwei Studienzentren wurden Daten manipuliert. Laut Aussage einer Regionaldirektorin der zuständigen Forschungsfirma wurden in einem Studienzentrum in Texas Daten gefälscht, die Verblindung aufgehoben und Nebenwirkungen nicht ausreichend nachverfolgt.[204] Die Direktorin, welche die Missstände offenlegte, wurde noch am gleichen Tag fristlos entlassen.

Mehr als ein Jahr nach der Publikation der Zulassungsstudie im New England Journal of Medicine traten Ungereimtheiten in einem weiteren Studienzentrum zutage: Offenbar wurden im argentinischen Studienzentrum in Buenos Aires, in dem etwa 15 % aller Studienprobanden untersucht worden waren, erhebliche Unregelmäßigkeiten aufgedeckt. Zum einen waren in diesem Zentrum über 4.500 Probanden innerhalb der kurzen Zeit von nur drei Wochen rekrutiert worden, was unglaubwürdig ist und erste Fragen aufwarf.[205]

Angeblich wurden sodann Probanden mit Impfnebenwirkungen aus der Studie genommen, Todesfälle verschwiegen und COVID-Fälle von der geimpften in die ungeimpfte Gruppe überführt, um den Impfstoff besser dastehen zu lassen. Zwar wurde inzwischen gerichtlich verfügt, dass die

Originaldaten der Studie sukzessive veröffentlicht werden müssen, aber Pfizer verzögert nach wie vor die Herausgabe und der Studienleiter aus Argentinien, zugleich Pfizer-Mitarbeiter und Erstautor der wissenschaftlichen Publikation, hüllt sich in Schweigen.[206] Gesichert ist inzwischen, dass ein Proband, der den Impfstoff erhielt und eine schwere Nebenwirkung (Perikarditis) erlitt, aus der Studie genommen wurde, angeblich „aus persönlichen Gründen", und dass seine Symptome in den Studienunterlagen als Folgen einer COVID-19-Erkrankung klassifiziert wurden.[207]

Normalerweise müsste in solch einem Fall eine Untersuchungskommission eingesetzt werden. Die Originalpublikation der Studie müsste zurückgezogen oder zumindest durch ein Erratum korrigiert werden, unter Herausnahme der Daten aus dem betroffenen Studienzentrum. Nichts von dem geschah. „...schränkt die Aussagekraft der Zulassungsstudie nicht ein" und „reicht nicht aus, um an der Qualität der klinischen Studie von BioNTech/Pfizer zu zweifeln", sind sich die „Experten" einig.[208] Es macht einen fassungslos, dass mit der Ausrede der Pandemiebekämpfung alle Regeln für integre, transparente und ethische Wissenschaft außer Kraft gesetzt wurden und die massiven Interessenkonflikte von wissenschaftlich tätigen Firmenangestellten keine Beachtung mehr fanden.

In der Publikation der Pfizer-Studie im viel gelobten und der Wahrheit verpflichteten New England Journal of Medicine, dem wohl angesehensten Medizinjournal der Welt, steht wörtlich:

„Pfizer war für die Planung und Durchführung der Studie, die Datenerhebung, die Datenanalyse, die Datenauswertung und die Abfassung des Manuskripts verantwortlich. BioNTech war der Sponsor der Studie, stellte das klinische Studienmaterial BNT162b2 her und trug zur Interpretation der Daten und zum Verfassen des Manuskripts bei."

Die Originaldaten der Pfizer-Studie sollten laut ursprünglichem Plan der Firma erst nach 70 Jahren veröffentlicht werden. Wie soll man da noch von einer wissenschaftlich objektiven Berichterstattung ausgehen? Das wäre so, als wenn man zu Studierenden sagen würde: Ihr dürft die Unterrichtsskripten selbst schreiben, die Prüfung selbst entwerfen, durchführen und bewerten, und zum Schluss gebt ihr euch selbst die Note. Und ihr müsst die Prüfung erst nach 70 Jahren herzeigen (wenn ihr euer ärztliches Berufsleben beendet habt)!

Eine sehr lesenswerte, ausführliche Darstellung der Ungereimtheiten der Pfizer-Studie wurde von dem israelischen Wissenschaftler Josh Guetzkow verfasst.[209]

Folgeauswertungen der Zulassungsstudien

Nur für den Pfizer-Impfstoff Comirnaty® wurde eine weitere Zwischenauswertung nach sechs Monaten Nachbeobachtung publiziert.[210] Die tatsächliche durchschnittliche Beobachtungszeit der Studienteilnehmer betrug allerdings auch in dieser Analyse nur knapp vier Monate. Innerhalb dieser Beobachtungszeit war es nur bei einem Geimpften zu einer schweren COVID-Erkrankung gekommen, während 30 schwere Fälle in der Placebogruppe zu verzeichnen waren. Dies entspricht einer Impfeffektivität von 96,7 % zur Verhinderung eines schweren COVID-Verlaufs. Auch in dieser Betrachtung wurden jedoch nur PCR-Test-positive Fälle berücksichtigt, die mindestens sieben Tage nach der letzten „Impfung" auftraten, und die geringe Ereignisrate (absolut 0,004 % bei den Geimpften und 0,13 % in der Placebogruppe) macht das Ergebnis insgesamt fragwürdig.

Die absolute Risikominderung für einen schweren COVID-Verlauf lag demnach nur bei knapp 0,13 %. Entsprechend müssten 770 Personen geimpft werden, um einen schweren COVID-Verlauf zu verhindern. Zur Erreichung dieses Ziels mussten aber bei 1,16 % der Geimpften schwerwiegende Nebenwirkungen in Kauf genommen werden. Es waren also etwa neunmal mehr geimpfte Studienteilnehmer von einer schweren Nebenwirkung betroffen als von der „Impfung" hinsichtlich schwerer COVID-Erkrankungen profitierten.

Die Gesamthospitalisierungsrate wird nicht berichtet. Es könnte also sein, dass insgesamt mehr Geimpfte (vielleicht aufgrund von Impfnebenwirkungen) hospitalisiert werden mussten, die Studienautoren dieses Ergebnis aber verschweigen.

Allerdings wird in dieser Publikation zumindest die Gesamtsterblichkeit bei mit Comirnaty® Geimpften im Vergleich zu Placebo-Behandelten ausgewiesen: in der Gruppe der Geimpften traten 15 Todesfälle und in der Placebogruppe 14 auf. Das Todesfallrisiko war also in beiden Gruppen annähernd gleich. Die Zahlen werden nur im Online-Appendix genannt. Aufgrund der geringen Ereigniszahlen ist aus den einzelnen

Zulassungsstudien eine belastbare Aussage zur Impfeffektivität hinsichtlich Tods oder Hospitalisierung nicht möglich.

In einer Metaanalyse aus dem Jahr 2022 [211] (Preprint noch ohne Peer Review) wurde die Gesamtsterblichkeit in allen vorliegenden randomisiert kontrollierten Studien der mRNA- und Vektor-„Impfstoffe" untersucht und zusammengefasst. Für die mRNA-"Impfstoffe" fand sich kein Effekt auf die Gesamtsterblichkeit (relatives Risiko 1.03, 95 % KI 0.63-1.71), für die Vektor-„Impfstoffe" hingegen schon (relatives Risiko 0,37, 95 % KI 0,19-0,70). Den Vorteil der Vektor-„Impfstoffe" schreiben die Autoren unspezifischen immunologischen Effekten zu. In Anbetracht der niedrigen Fallzahlen und der kurzen Beobachtungszeiten könnte das Ergebnis jedoch auch einfach auf Zufällen beruhen. In ihrer Schlussfolgerung fordern die Autoren daher zurecht weitere randomisiert kontrollierte Vergleichsstudien mit längerer Beobachtungsdauer.

Auch ein 2022 publizierter Cochrane-Review kommt zu dem Ergebnis, dass zwar die Anzahl schwerer COVID-Verläufe durch die „Impfungen" vermindert wird, die Gesamtsterblichkeit jedoch unbeeinflusst bleibt.[212] Die in den Review eingeschlossenen Studien weisen aber alle den bereits erwähnten Fehler auf, dass Todesfälle, Hospitalisierungen und Infektionen erst ab sieben Tage nach der zweiten „Impfung" gezählt werden. Es könnte also sogar sein, dass durch die „Impfung" mehr Menschen sterben als durch Placebo, wenn man die frühen Todesfälle nach „Impfung" mitzählen würde. Diese werden aber in den Publikationen der Studien verschwiegen.

Den Stand des Wissens zu Beginn der Impfkampagne kann man wie folgt zusammenfassen:

In den ersten Wochen nach Abschluss der „Impfungen" zeichnet sich in den Zulassungsstudien eine hohe Impfeffektivität hinsichtlich der Verhinderung symptomatischer, PCR-Test-positiver COVID-Infektionen ab. Die Wirksamkeit ist wahrscheinlich deutlich geringer, wenn die vulnerable Zeit zwischen der ersten „Impfung" und der vollen Ausbildung des Schutzes und das Auftreten von grippalen Erkrankungen ohne COVID-Nachweis mittels PCR-Test berücksichtigt werden, denn die „Impfung" nützt ja nichts, wenn sie zwar ab eine Woche nach der zweiten „Impfung" COVID-Erkrankungen verhindert, diese oder andere grippale Infekte dafür aber (z.B. als Folge der Schwächung des Immunsystems durch die „Impfung") insgesamt häufiger auftreten als ohne „Impfung".

Ein Impfeffekt auf die Gesamtsterblichkeit konnte bisher in randomisiert-kontrollierten Studien nicht nachgewiesen werden.

Schlussfolgerungen auf die Langzeiteffektivität der „Impfstoffe" sind aufgrund zu kurzer Beobachtungszeiträume nicht ableitbar. Auch die unvollständige Verblindung in den mRNA-Studien könnte Ursache für Verzerrung der Studienergebnisse sein.

Vor allem aber lagen zu Beginn der Impfkampagne Ende 2020 noch keine zuverlässigen Sicherheitsdaten zu den „Impfstoffen" vor. Dazu waren die Beobachtungszeiten viel zu kurz und die Fallzahlen viel zu gering. Die vollmundig verkündete Aussage *„die COVID-‚Impfstoffe' sind effektiv und sicher"* war also falsch, und die Menschen sind durch die Impfpropaganda belogen und in die Irre geführt worden. Entsprechend wurde auch in den Verträgen zwischen Pfizer und der EU bzw. den Mitgliedsstaaten auf die fehlenden Erkenntnisse zu Effektivität und Sicherheit hingewiesen.[184]

Aufklärungskampagne gegen die COVID-„Impfung"

Aufgrund der offensichtlichen Propagandalügen, die im Herbst und Winter 2020/2021 über die Wirksamkeit und Sicherheit der COVID-„Impfstoffe" verbreitet wurden, sahen sich die verschiedenen kritischen Initiativen gezwungen, eine Aufklärungskampagne zu starten, um Schaden von der Bevölkerung abzuwenden. Ein Teil dieser Kampagne war der bereits oben erwähnte offene Brief des ACU-Austria,[87] in dem auf das Sicherheitsrisiko der „Impfstoffe" aufgrund fehlender Langzeitdaten hingewiesen wurde. Auch in meinem Editorial in der Zeitschrift für Allgemeinmedizin hatte ich bereits auf die fehlenden Effektivitäts- und Sicherheitsnachweise hingewiesen.[177]

Am 25.2.2021 veröffentlichte ich über die Plattform RESPEKT eine erste Evidenzzusammenfassung über die damals in Deutschland und Österreich zugelassenen „Impfstoffe" von Pfizer, AstraZeneca und Moderna. In meiner Zusammenfassung der vorliegenden Erkenntnisse heißt es:[213]

„Alle drei bisher in Europa zugelassenen COVID-19-‚Impfstoffe' haben nur eine bedingte Zulassung erhalten, da die vorliegenden Studiendaten weder zur Langzeiteffektivität noch zur Sicherheit zuverlässige Aussagen erlauben. Die Anzahl

schwerer unerwünschter Wirkungen übersteigt möglicherweise die Anzahl der verhinderten Erkrankungen an COVID-19. Auch eine Aussage über die Verhinderung von schweren Verläufen oder Todesfällen ist auf der Basis der vorliegenden Daten nicht möglich. Ebenfalls ist noch unbekannt, ob die ‚Impfung' nur den Ausbruch von Symptomen verhindert oder auch die Infektion und damit die Möglichkeit, die Erkrankung weiterzugeben.

Besonders gravierend ist, dass es bisher keine zuverlässigen Aussagen zur Wirksamkeit der ‚Impfung' bei denjenigen gibt, die vor allem von schweren Verläufen mit Todesfolge durch COVID-19 betroffen sind: die alten und durch Begleiterkrankungen besonders vulnerablen Menschen.

Ebenfalls unbekannt ist, ob die ‚Impfungen' effektiv vor Infektionen mit den bereits bekannten und den zu erwartenden zukünftigen Mutationen von SARS-CoV-2 schützen. Ein dauerhafter Schutz ist aber – wie auch schon von der Influenza bekannt – eher unwahrscheinlich.

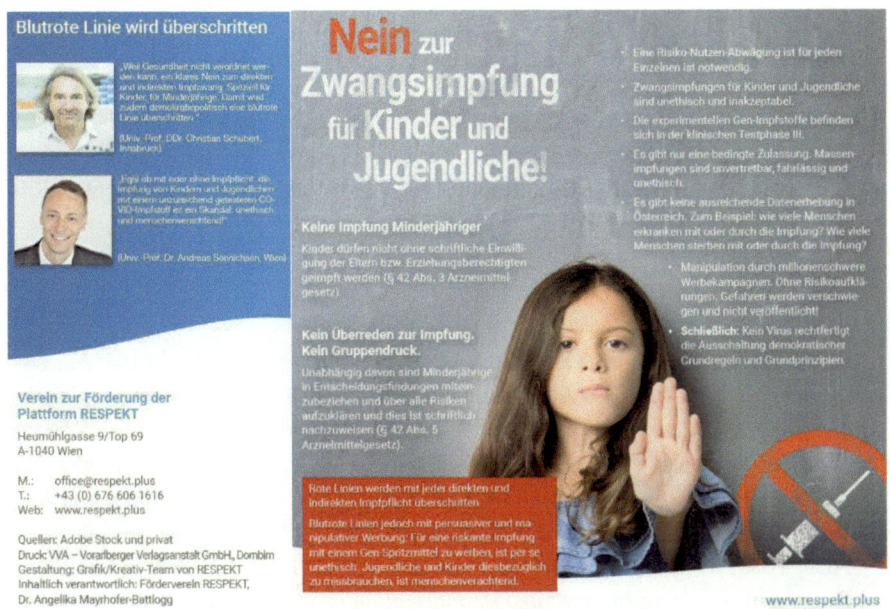

Abbildung 16: Infoflyer der Plattform RESPEKT zur Kinder- und Jugendimpfung

Nach den bisher vorliegenden Daten kann die ‚Impfung' keinesfalls generell empfohlen werden. Vor allem ist im Gegensatz zur derzeit vorherrschenden Impfpropaganda eine ehrliche und lückenlose Aufklärung über möglichen Nutzen und Schaden der ‚Impfungen' zu fordern, um unseren Bürgerinnen und Bürgern eine informierte partizipative Entscheidung für oder gegen die ‚Impfung' zu ermöglichen."

Es folgten Flugblatt-Aktionen von RESPEKT, um die Bevölkerung und vor allem Jugendliche zu informieren, dass sie durch die „Impfung" weder selbst geschützt sind noch ihre Angehörigen schützen, ja, dass die „Impfung" mit erheblichen Risiken verbunden sein könnte, die zum jetzigen Zeitpunkt noch gar nicht bekannt sind. In Abbildung 16 ist der Impfaufklärungsflyer der Plattform Respekt wiedergegeben.

Abschied vom EbM-Netzwerk

Auch das EbM-Netzwerk blieb von der Spaltung unserer Gesellschaft in Befürworter und Kritiker der Coronamaßnahmen nicht verschont. Der offene Brief des ACU-Austria (siehe S. 63) führte zu einer Zerreißprobe. Ein Mitglied schrieb mir direkt:

„Sehr geehrter Herr Dr. Sönnichsen!

Sie haben dadurch, dass Sie Ihren Namen für ein Inserat im Kurier und in „Österreich" (offener Brief des ACU) zur Verfügung gestellt haben, Ihrem Ruf als verantwortungsvollem Arzt und Wissenschaftler schweren Schaden zugefügt. Wie ich Ihrer Stellungnahme im „STANDARD" entnehme, haben Sie der Endredaktion des Inserats zugestimmt, obwohl Sie unvollständig und irreführend zitiert werden. Eine halbe Wahrheit kann auch eine Lüge sein. Was schlimmer wäre: Sie haben der ACU eine Art ‚Blankoscheck' für die Verwendung Ihres Namens gegeben. Ihr Name wird in einem Inserat zur Desinformation benutzt, um dem einen seriösen, wissenschaftlichen Anstrich zu geben. Ihr Vorgehen ist unseriös und verantwortungslos.

Mit besten Grüßen, XYZ"

126

Der Brief macht deutlich, wie die Tatsachen in der Wahrnehmung der Menschen im „COVID-Wahn" verdreht wurden. Zum einen tauchte mein Name in dem offenen Brief überhaupt nicht auf, zum anderen hatte ich auch in dem STANDARD-Interview nicht der „Endredaktion des Inserates" zugestimmt, geschweige denn dem ACU einen „Blankoscheck" zur Verwendung meines Namens ausgestellt. Meine „Kollektiv-Schuld" bestand lediglich darin, dass ich Mitglied dieser Organisation war. Die Mitgliedschaft in einer Organisation impliziert aber mitnichten, dass man mit allen Aussagen des Vorstands der Organisation einverstanden sein muss und dafür zur Rechenschaft gezogen werden kann.

Von mehreren Mitgliedern innerhalb und außerhalb des erweiterten Vorstands wurde ich zum Rücktritt als Vorsitzender aufgefordert. Das EbM-Netzwerk war mir wichtig, die Arbeit im Vorstand hatte mir seit fast vier Jahren das Gefühl gegeben, etwas zu bewegen. Wir hatten Einfluss und unsere Position war bisher immer wahrgenommen worden. Unser Schwerpunkt war seit der Gründung des Netzwerks die Kritik an nicht evidenzbasierten Maßnahmen im Gesundheitssystem und das Aufzeigen von Interessenkonflikten, eigentlich genau das, was ich auch im Rahmen der Auseinandersetzungen um die Coronamaßnahmen forderte und selbst tat.

Wie sollte ich reagieren? Der Brief des ACU-Austria war von mir in der veröffentlichten Form nicht freigegeben worden. Er war plakativ formuliert, aber es stand kaum etwas darin, was man – auch aus heutiger Sicht – als falsch bezeichnen könnte. Er wandte sich gegen die Einschränkung der Grundrechte und vor allem gegen den bereits angekündigten Impfzwang, der dann im weiteren Verlauf der Krise in Österreich rigoros umgesetzt wurde. Die in dem Brief geäußerten Forderungen waren alle richtig und begründet. Die Evidenz für den Sinn grundrechtseinschränkender Maßnahmen muss der liefern, der die Grundrechte einschränken möchte. Es ist nicht legitim, die Beweislast umzukehren und von demjenigen, dessen Grundrechte eingeschränkt werden, den Beweis zu verlangen, dass die Einschränkungen unnötig sind.

Ich habe den Druck nicht mehr ertragen und bin am 11.01.2021 als Vorsitzender des EbM-Netzwerks zurückgetreten:

„Liebe Alle,

die ganze Sache reibt mich zusehends auf und ich habe einfach keine Lust mehr, zwischen den Fronten zerrieben zu werden.

Ich trete mit sofortiger Wirkung zurück, um weiteren Schaden vom EbM-Netzwerk abzuwenden. Die gestern von xyz umformulierte Erklärung kann so - ergänzt um die Erklärung meines Rücktritts veröffentlicht werden.
Schade, dass es so gekommen ist. Diese Welt geht wirklich den Bach runter.
Es war eine gute Zeit mit Euch, aber sie geht jetzt zu Ende.
Liebe Grüße, Andreas"

Innerlich war ich dem Weinen nahe. Ich hatte geglaubt, die Menschen im EbM-Netzwerk, in der Österreichischen Gesellschaft für Allgemeinmedizin, die vielen Kolleginnen und Kollegen, die mich gerade wegen meiner kritischen Analysen schätzten, wären meine Freunde, aber kein einziger solidarisierte sich mit mir. Es war ein herber Schlag, der mich tief getroffen hat. Ich hätte nie für möglich gehalten, dass es einmal nicht mehr möglich sein könnte, einen sachlichen wissenschaftlichen Diskurs zu führen.

Das Urteil

Am 21.06.2021 fand eine Verhandlung der Disziplinarkommission in meiner Abwesenheit statt. Ich hatte angeboten, mit einem entsprechenden Expertengremium der Ärztekammer die zur Debatte stehenden Fragen wissenschaftlich zu erörtern, mich aber geweigert, mich von einer Disziplinarkommission verhören zu lassen, die eher an die Inquisition erinnert als an eine wissenschaftlich fundierte Auseinandersetzung. Zum einen hielt ich die Disziplinarkommission nicht für das geeignete Gremium für einen wissenschaftlichen Austausch, weil den Mitgliedern hierzu die fachliche Kompetenz fehlte. Zum anderen war es für mich inakzeptabel, wissenschaftlichen Diskurs zum Gegenstand einer Disziplinarverhandlung zu machen. Ich schrieb an die Ärztekammer:

„Wie bereits in einem vorangehenden Schreiben ausgeführt, weise ich die Beschuldigungen durch die Ärztekammer als unsachlich, unwissenschaftlich und unbegründet zurück. Sämtliche von mir getätigten Aussagen hinsichtlich der SARS-CoV-2 Pandemie sind wissenschaftlich begründet und durch Literatur sowie die öffentlich verfügbaren statistischen Daten belegbar. Ich werde daher der Ladung vor die Disziplinarkommission nicht Folge leisten."[214]

Wie zu erwarten, wurde ich von der Kommission zu einer Disziplinar-strafe verurteilt:

„Der Disziplinarbeschuldigte Univ. Prof. Dr. Andreas Sönnichsen ist schuldig, er hat in einer Pressekonferenz am 07.10.2020 in Wien unter Berufung auf seine Stellung als Arzt die Gefährlichkeit der COVID-19-Pandemie verharmlost, in dem er angab, die Gefährlichkeit von COVID-19 werde massiv überschätzt, die Todes-rate sei auf Lebensumstände, auf Zustand und Ausrichtung des Gesundheitssys-tems sowie auf die unterschiedliche Zählweise bei Statistiken zurückzuführen, der von der Bundesregierung verordnete Mund-Nasen-Schutz bringe mehr Schaden als Nutzen, die einzig sinnvolle Maßnahme zum Schutz vor COVID-19 sei Hän-dehygiene, Hust- und Niesetikette und Abstand von Erkrankten, sowie indem er im Jänner 2021 in Wien in einem Interview mit der Tageszeitung STANDARD angab, er stehe voll und ganz hinter den Aussagen zum Thema Zwangsimpfung des im Kurier im Jänner 2021 veröffentlichten offenen Briefes an die österreichische Bundesregierung und an die österreichische Bevölkerung, wonach die mRNA-Imp-fung nicht verantwortungsvoll geprüft worden sei und keine Langzeitstudien vor-lägen und die überwiegende Mehrheit der Wissenschaftler vor den drohenden Ne-benwirkungen warne, und hat er dadurch das Ansehen der in Österreich tätigen Ärzteschaft beeinträchtigt und damit das Disziplinarvergehen nach § 136 Abs 1 Z 1 ÄrzteG begangen.

Über Univ. Prof. Dr. Andreas Sönnichsen wird gemäß §139 Abs 1Z 2 ÄrzteG die Disziplinarstrafe der Geldstrafe von 5.000 Euro verhängt.

Gemäß § 163 Abs 1 ÄrzteG hat der Disziplinarbeschuldigte Univ. Prof. Dr. An-dreas Sönnichsen die mit 1.000 Euro bestimmten Kosten des Disziplinarverfahrens zu ersetzen.“[215]

Das Urteil kam für mich nicht überraschend. Die Ärztekammer war zum „Inquisitor", zum Handlanger von Regierung, Pharmalobby und vermeint-lichen „Experten" verkommen, und betrieb Impfpropaganda weit entfernt von jeglicher wissenschaftlichen Evidenz.

Klage vor dem Landesverwaltungsgericht Wien

Es blieb keine andere Wahl, als gegen die Disziplinarstrafe vor Gericht zu ziehen. Die Argumentation war einfach: Alle meine Aussagen, die in dem Disziplinarurteil als Begründung für die Verurteilung angeführt wurden, entsprachen wissenschaftlich fundierten Tatsachen, die sich durch Literatur und Daten belegen ließen. Zudem wären derartige pauschale Aussagen, selbst wenn sie falsch wären, durch Meinungs- und Wissenschaftsfreiheit gedeckt.

Letztendlich ließen sich alle meine Aussagen zu drei wesentlichen Kernaussagen zusammenfassen, die alle wissenschaftlich korrekt und belegbar waren und noch immer sind:

- Kinder und junge, gesunde Menschen sind durch COVID in der Regel nicht gefährdet. Die Aussage wird belegt durch die offiziell verfügbaren Zahlen und entspricht der Auffassung der Deutschen Gesellschaft für Pädiatrische Infektiologie.[90]
- Alle in der EU verfügbaren COVID-„Impfstoffe" waren zum damaligen Zeitpunkt nur bedingt zugelassen, weil wesentliche Sicherheitsdaten zum Zeitpunkt der Zulassung fehlten. Das bedeutet, dass ungewiss war, ob die „Impfstoffe" sicher sind.[216]
- Es gab damals und gibt auch heute noch keine Evidenz für den Nutzen der „harten" Corona-Maßnahmen Lockdown, Schulschließungen und Maskenpflicht. Diese Aussage wird belegt durch die Arbeit von Ioannidis, in der er die Effekte harter und weniger eingreifender Maßnahmen verglich und zu dem Ergebnis kam, dass die härteren Maßnahmen keinen zusätzlichen Vorteil brachten.[120] Die Aussage zur Maskenpflicht stützt sich auf den oben bereits besprochenen Cochrane-Review.[106]

In ihrer Erwiderung unserer Berufung gegen das Disziplinarurteil verließ die Ärztekammer endgültig den Boden einer sachlichen Erörterung der Thematik und versuchte durch polemisierende Formulierungen Stimmung gegen mich zu machen. Sie schrieb:

„Der Disziplinarbeschuldigte kann doch nicht ernsthaft glauben, dass ein Arzt in Pandemiezeiten ungehindert die Allgemeinheit mit falschen Informationen verunsichern und damit die Volksgesundheit gefährden darf ...... weil ...... der

Disziplinarbeschuldigte nicht bloß ‚impfkritische' Äußerungen tätigte, sondern …
falsche Behauptungen aufstellte, die eine Verunsicherung der Bevölkerungen be-
wirken und … zu einer Beeinträchtigung der weltweiten Volksgesundheit führen…
Das Verhalten des Disziplinarbeschuldigten kostet letztlich Menschenleben! [Er]
schürt mit falschen … Behauptungen Ängste und hält damit die Bevölkerung da-
von ab, sich impfen zu lassen. Auf diese Weise wird auch eine Herdenimmunität
verhindert, die andere Personen das Leben kostet."[s,217]

Und weiter:

„Es ist nicht einzusehen, warum Ärzte in der Öffentlichkeit durch falsche Be-
hauptungen die Bevölkerung verunsichern, Impfängste schüren und dadurch zum
Tod ungeschützter Bevölkerungsgruppen beitragen… In Anbetracht der derzeiti-
gen Situation wäre eine Rechtsprechung, die Verhalten wie das gegenständliche
unsanktioniert lässt, schlicht unverständlich und letztlich menschenverachtend."

Und zur Wirksamkeit von Masken sagt die Ärztekammer:

„Zu bestreiten, dass wissenschaftlich erwiesen ist, dass das Tragen einer FFP2-
Maske vor Ansteckung mit großer Wahrscheinlichkeit schützt, ist grotesk."

Offenbar war der Ärztekammer die zum damaligen Zeitpunkt vorliegende wissenschaftliche Literatur und vor allem der Cochrane-Review
nicht bekannt.

Am 06.10.2021 fand die Verhandlung vor dem Landesverwaltungsgericht in Wien statt. Die Ärztekammer hatte keinen Vertreter entsandt. Nach
kurzer Verhandlung und Erörterung der Sachlage erging folgendes Urteil:

„ … Der Disziplinarbeschuldigte [wird] … freigesprochen … Die vom Diszip-
linarbeschuldigten getätigten … Äußerungen … stellen Werturteile dar, die auf
einer faktischen Grundlage beruhen. Diese Äußerungen unterfallen daher sowohl
der verfassungsrechtlich gewährleisteten Freiheit der Meinungsäußerung als auch
der Freiheit der Wissenschaft …

---

[s] Der Text wurde von der Ärztekammer tatsächlich so formuliert: die Herdenimmunität kostet laut Auffassung der Kammer offensichtlich andere Personen
das Leben. Die schlampige Formulierung macht deutlich, dass es überhaupt nicht
um Inhalte ging, sondern ausschließlich darum, systemkritische Ärzte zu schika-
nieren.

Die dem Disziplinarbeschuldigten angelasteten Äußerungen sind weder abwertend noch benachteiligen sie die Stellung von Berufskollegen in der Öffentlichkeit; viel weniger noch bergen sie in ihrer Formulierung oder in ihrem Inhalt unsachliche Kritik. Die Möglichkeit zur sachlichen, in der gebotenen Form geäußerten Kritik ist ein unverzichtbares, aus der Meinungsäußerungsfreiheit erfließendes, jedermann zustehendes Recht in einem demokratischen Gemeinwesen."[218]

Leider reichte das Verständnis für Demokratie und Grundrechte in der Ärztekammer nicht aus, um das Urteil zu akzeptieren. Sie beantragte Revision beim Verwaltungsgerichtshof und bezeichnete in ihrem Revisionsansuchen die Argumentation des Landesverwaltungsgerichts als *„absurd"*, präsentierte aber selbst eine ganze Serie von Falschaussagen zur COVID-19-Pandemie, wie sie in der Propaganda der österreichischen Regierung seit Beginn der Krise gebetsmühlenartig wiederholt wurden, so z.B., dass in Österreich *„durch die COVID-‚Impfung'….allein von Februar bis Juli 2021 …über 2.200 Personen vor dem Tod gerettet [wurden]."* Zudem wurde von der Ärztekammer darauf hingewiesen, dass ich in einer „Anti-Corona"-Partei (die Basis, Deutschland) politisch aktiv sei. Durch Beilagen von diffamierenden Schriftstücken als „Beweise" wurde versucht, nahezulegen, dass ich *„die Nähe zu rechtsnationalen und antisemitischen Positionen [suche]"*.

So sollte ich auf vollkommen unsachliche Art und Weise als Mensch diskreditiert werden, denn erstens habe ich niemals rechtsnationale oder gar antisemitische Standpunkte vertreten und zweitens hätte das mit der Thematik des Disziplinarverfahrens überhaupt nichts zu tun.

Auch dank der Replik meines Anwalts und Freunds Georg Prchlik aus Wien hat der Verwaltungsgerichtshof im März 2023 den Revisionsantrag abgelehnt. Damit wurde die Entscheidung des Landesverwaltungsgerichts rechtskräftig.[219]

Impfeffektivität

Wie oben bereits dargestellt, konnten aus den Zulassungsstudien keine belastbaren Aussagen zur Impfeffektivität hinsichtlich schwerer Verläufe und Tod abgeleitet werden. Zu dieser Fragestellung wurden nach Erteilung der bedingten Zulassung („post-marketing" = nach der Marktzulassung) zahlreiche retrospektive (rückblickende) Beobachtungsstudien publiziert.

Als wichtiges Beispiel für eine solche Studie gilt eine große Kohortenstudie (= eine Studie, in der eine Gruppe von Personen über einen bestimmten Zeitraum beobachtet wird) aus Israel, in der mit Hilfe von Daten einer großen Krankenversicherung je 596.618 mit dem Pfizer-Impfstoff Comirnaty® Geimpfte und Ungeimpfte hinsichtlich des Risikos COVID-bedingter Hospitalisierung oder Tod verglichen wurden.[220]

Die relative Risikoreduktion von Geimpften bezüglich einer Krankenhausbehandlung wird in der Publikation im New England Journal of Medicine ab 14 Tage nach der ersten „Impfung" mit 74 % und ab sieben Tage nach der zweiten „Impfung" mit 87 % angegeben, betrug aber, wenn man die rohen Zahlen ab dem Tag der „Impfung" analysiert, tatsächlich nur 58 % (110 hospitalisierte von 596.618 geimpften Studienteilnehmern, 259 hospitalisierte von 596.618 ungeimpften Studienteilnehmern; $\frac{259-110}{259} * 100 = 57{,}5$) - was bereits viel weniger ist, als die Zulassungsstudien vermuten ließen.

Die absolute Risikoreduktion, die in der Publikation nicht angegeben wurde, die sich aber aus den veröffentlichten Zahlen berechnen lässt, betrug sogar nur 0,025 %. Das bedeutet, dass etwa 4.000 Personen geimpft werden müssen, um _eine_ COVID-bedingte Hospitalisierung zu verhindern. Bezüglich der Verhinderung eines COVID-assoziierten Todesfalls wird das absolute Risiko durch die „Impfung" sogar nur um 0,0039 % gesenkt. Das heißt, dass etwa 26.000 Menschen geimpft werden müssen, um _einen_ COVID-Todesfall zu verhindern. Die Wahrscheinlichkeit für den Einzelnen, durch die „Impfung" geschützt zu werden, ist also extrem gering und muss daher unbedingt gegen die Risiken der „Impfung" abgewogen werden.

Ein wichtiger Kritikpunkt an dieser Studie ist, dass für die Angabe der Impfeffektivität in der Zusammenfassung lediglich Ereignisse gewertet wurden, die mindestens 14 Tage nach der ersten oder sieben Tage nach der zweiten „Impfung" auftraten. Die wahren Gesamtzahlen der Ereignisse findet man nur in den Abbildungen.

Die durchschnittliche Beobachtungszeit für den einzelnen Studienteilnehmer in dieser Studie lag bei gerade einmal 15 Tagen. Es lassen sich daher also kaum Schlussfolgerungen auf die Langzeiteffektivität der „Impfung" ziehen.

Ein weiterer Kritikpunkt ist, dass lediglich die COVID-spezifischen Hospitalisierungen und Todesfälle angegeben wurden und nicht die Gesamthospitalisierungsrate und die Gesamtsterblichkeit. Wir erfahren also nicht, ob und wie viele Studienteilnehmer wegen anderer Ursachen, also nicht wegen COVID, sondern vielleicht als Folge einer Impfnebenwirkung hospitalisiert werden mussten oder gar verstarben. Damit ist diese Studie aber vollkommen wertlos hinsichtlich ihrer Aussage. Denn was nützt die „Impfung", wenn man zwar nicht an COVID, aber dafür als Folge der „Impfung" selbst verstirbt.

Aus der allgemeinen Todesursachenstatistik wissen wir, dass COVID nur für wenige Prozentpunkte der Gesamtsterblichkeit verantwortlich ist (in Israel, dem Land, in dem die Studie stattfand, 2021 knapp 10 %). Das bedeutet, dass sich für die Gesamtsterblichkeit durch die „Impfung" wahrscheinlich keine wesentlichen Veränderungen ergeben werden. Wenn man einmal davon ausgeht, dass das Studienkollektiv der Bevölkerungsstruktur ähnlich ist und analog zur Bevölkerungssterblichkeit in Israel (ca. 139 Todesfälle pro Tag bei 9,4 Millionen Einwohnern[221]) im untersuchten Studienkollektiv von zweimal knapp 600.000 Personen täglich neun Todesfälle sowohl unter den Geimpften als auch unter den Ungeimpften zu erwarten sind, so ergibt sich eine erwartete Anzahl von 135 Todesfällen in jeder Gruppe in einem Beobachtungszeitraum von 15 Tagen. Rechnet man zu diesen 135 Todesfällen bei den Ungeimpften die in der Studie aufgetretenen 32 COVID-Todesfälle hinzu, und bei den Geimpften die neun COVID-Todesfälle, so ergibt sich ein Verhältnis von 167 zu 144. Der relative Unterschied in der Gesamtsterblichkeit (bzw. die Impfeffektivität zur Verhinderung eines Todesfalls) betrüge also gerade einmal 23/167 = 13,8 %. Dieser minimale Risikounterschied wäre statistisch nicht signifikant (für die mathematisch Interessierten: das 95 % Konfidenzintervall ginge von -7,8 % bis +31,0 %) und hätte niemals für die Zulassung der „Impfstoffe" ausgereicht. Es ist also klar, warum die Gesamtsterblichkeit in allen Impfstudien nicht berichtet wird: Das Ergebnis ließe sich selbst bei einem minimalen Vorteil für die Impfung nicht gut verkaufen, und noch viel weniger, wenn die Impfung selbst auch Todesfälle verursacht.

Des Weiteren ist an der Studie von Dagan et al. zu kritisieren, dass alle im Gesundheitsbereich tätigen Personen, Pflegeheimbewohner, Pflegedürftige, die in einer eigenen Wohnung leben, Personen, die an den drei vorangegangenen Tagen Kontakt mit dem Gesundheitssystem hatten, und Genesene von der Teilnahme an der Studie ausgeschlossen wurden. Aus der Studie lassen sich also gerade für die Personen, die am ehesten von der „Impfung" profitieren würden, keine Aussagen ableiten.

Auch hinsichtlich der Impfeffektivität in unterschiedlichen Altersgruppen lassen sich keine validen Schlussfolgerungen ableiten, da die Ereigniszahl insgesamt zu niedrig ist. Die Zahlen für Hospitalisierungen und Todesfälle werden deshalb auch gar nicht für einzelne Altersgruppen berichtet. Nur im Supplement, einem online verfügbaren Zusatzdokument der Studie, erfährt man, dass für alle Altersgruppen unter 70 Jahren keine Berechnung der Impfeffektivität möglich war, weil es kaum Todesfälle gab. Für die über 70-Jährigen wird die Impfeffektivität mit 75 % angegeben, aber die absolute Anzahl der Todesfälle wird nicht verraten.[222]

Inzwischen liegen zahlreiche weitere, vergleichbar gestrickte Beobachtungsstudien mit ähnlichen Ergebnissen vor, auf die allerdings dieselben Kritikpunkte zutreffen, vor allem die Nichtberücksichtigung von Ereignissen in den ersten Wochen nach der „Impfung" und die fehlende Berichterstattung über Gesamthospitalisierungsrate und Gesamtsterblichkeit.[223,224,225]

Es zeigt sich also in all diesen Studien nur bei ausschließlicher Berücksichtigung der COVID-spezifischen Endpunkte und Ausklammerung der vulnerablen Zeit zwischen der ersten „Impfung" und der Entwicklung des Impfschutzes eine zwar deutliche, aber auf einen sehr kurzen Beobachtungszeitraum von maximal wenigen Wochen begrenzte Impfeffektivität hinsichtlich der Verhinderung COVID-bedingter Hospitalisierung und Tod durch COVID. Es gibt jedoch keine belastbare Studienevidenz, welche eine Reduktion von Gesamthospitalisierungsrate und Gesamtsterblichkeit belegt, und es bleibt unklar, wie lange der vermeintliche gemessene Impfschutz anhält.

In Anbetracht der vorliegenden Studienevidenz ist es daher vollkommen unverständlich, wie die STIKO in Deutschland und das Nationale Impfgremium in Österreich die „Impfung" ohne Einschränkungen empfehlen konnten. Noch unverständlicher ist es, dass die Regierungen durch Propaganda und Bestimmungen einen unfassbaren Druck auf die Menschen ausübten, sich impfen zu lassen, und dass kritische Stimmen mit aller Macht mundtot gemacht werden mussten, so, wie es die Ärztekammer in Österreich mit vielen kritischen Ärzten immer wieder aufs Neue versucht hat und weiter versucht.

Die schwindende Impfeffektivität

Wie bereits aus den Darstellungen der randomisiert kontrollierten Zulassungsstudien sowie der rückblickenden Beobachtungsstudien zu entnehmen, lässt sich aus keiner dieser Studien eine belastbare Aussage zur Dauer des Impfschutzes vor COVID ableiten, da die Beobachtungszeiträume hierfür viel zu kurz waren. Die längste Nachverfolgung der Studienteilnehmer erfolgte in der Pfizer-Studie für BNT162b2 (Comirnaty®) und betrug im Durchschnitt 110 Tage, also nicht einmal vier Monate, wurde aber in der Publikation als „6-Monats-Follow-up" verkauft.[210] Nach dieser Zeit lag die vermeintliche relative Impfeffektivität zur Verhinderung einer symptomatischen COVID-Erkrankung noch bei 91,3 %, wobei die bereits erwähnten Kritikpunkte (siehe S. 113ff) zu berücksichtigen sind, nämlich vor allem das falsche Zielkriterium (PCR-Test-positive Erkältungssymptome statt Krankenhausaufnahmen oder Todesfällen), die Unterschlagung der Ereignisse bis sieben Tage nach der zweiten „Impfung" und die Unregelmäßigkeiten in mindestens zwei Studienzentren.

Inzwischen liegen zahlreiche weitere Belege vor, dass abgesehen von den bereits geschilderten Kritikpunkten hinsichtlich der Verhinderung einer Infektion oder eines schweren Verlaufs bereits nach wenigen Monaten keine Wirksamkeit mehr nachweisbar ist.

In einer schwedischen Studie wurde gezeigt, dass die Impfeffektivität hinsichtlich der Verhinderung einer SARS-CoV-2-Infektion jeglichen Schweregrads 15-30 Tage nach der zweiten „Impfung" bei 92 % liegt, während diese nach etwa 200 Tagen auf 23 % sinkt, wobei die statistische Signifikanz verloren geht.[226]

Eine israelische Beobachtungsstudie machte deutlich, dass sowohl das generelle Infektionsrisiko als auch das Risiko für einen schweren COVID-Verlauf bei Personen, deren letzte „Impfung" sechs Monate zurückliegt, fast doppelt so hoch ist wie bei den vor vier Monaten Geimpften.[227]

In einer US-amerikanischen rückblickenden Kohortenstudie wurde offenbar, dass die relative Impfeffektivität von BNT162b2 hinsichtlich einer Infektion innerhalb von fünf Monaten von 88 % auf 47 % sank.[228]

Eine 2022 erschienene Metaanalyse stellte nach Auswertung von 18 Studien fest, dass schon die anfängliche Impfeffektivität nur bei 83 % liegt, also deutlich unter der Wirksamkeit, die von den Zulassungsstudien behauptet wurde.[229] Diese sinkt innerhalb von fünf Monaten auf 22 %, bleibt aber hinsichtlich der COVID-bedingten Hospitalisierung angeblich bei 90 %. Wie kann das sein?

All diesen Studien liegen die methodischen Fehler zugrunde, dass Infektionen erst ab einem bestimmten Zeitraum nach der letzten „Impfung" gewertet und dass keine Zahlen zur Gesamthospitalisierungsrate und Gesamtsterblichkeit vorgelegt werden. Krankenhausaufnahmen und Todesfälle zwischen der ersten und dem gewählten Zeitraum nach der letzten „Impfung" und solche, die nicht durch COVID bedingt sind (also z.B. Krankenhausaufnahmen wegen Impfnebenwirkungen), fallen also unter den Tisch. Zudem wurden in den Studien teilweise Ungeimpfte während des Studienzeitraums geimpft und dann für die restliche Beobachtungszeit als Geimpfte gewertet. In diese Gruppe fielen aber natürlich nur Ungeimpfte, die den Zeitraum vor der „Impfung" überlebt haben, also bevorzugt natürlich gesündere und fittere. All diese Faktoren lassen die Effekte der „Impfung" größer erscheinen als sie wirklich sind. Aus diesem Grunde wäre es wichtig gewesen, die randomisiert kontrollierten Zulassungsstudien wie ursprünglich geplant über die vollen zwei Jahre weiterzuführen. Leider wurde die Placebogruppe bereits nach sechs Monaten fast vollständig geimpft, angeblich, weil man die so unglaublich effektive „Impfung" der Placebogruppe aus ethischen Gründen nicht länger vorenthalten konnte. Der wahre Grund ist wohl, dass ein weiterer randomisiert kontrollierter Vergleich verhindert werden sollte, bei dem als einzig mögliches Ergebnis herausgekommen wäre, dass die „Impfung" mehr schadet als nützt.

Letztendlich muss man davon ausgehen, dass nach wenigen Monaten keine relevante Impfeffektivität mehr vorliegt, und das ist auch nicht überraschend. Für alle viralen Erkältungskrankheiten ist bekannt, dass durch eine Infektion kein dauerhafter Immunschutz aufgebaut wird, weil Erkältungsviren in immer neuen Varianten auftauchen und so die Gedächtnisfunktion unseres Immunsystems umgehen. Was für die natürliche Infektion gilt, trifft selbstverständlich auch für Impfungen zu. Aus diesem Grunde muss die Grippe-Impfung, die auch nur eine sehr geringe Wirksamkeit aufweist, jedes Jahr wiederholt werden. Für die meisten anderen Erkältungsviren (Rhinoviren, Adenoviren, Parainfluenzaviren u.a.) ist es bisher überhaupt nicht gelungen, eine einigermaßen effektive Impfung zu entwickeln. Gleiches gilt offenbar ebenfalls für die „Impfungen" gegen COVID. Ein eventuell in den ersten Wochen nach der vollständigen „Impfung" vorhandener Schutz geht innerhalb weniger Monate wieder verloren. Eine dauerhafte Ausrottung von SARS-CoV-2 durch „Impfungen" ist daher genauso wenig möglich wie der Aufbau einer langwirksamen Herdenimmunität.

Als sich diese Erkenntnis langsam durchsetzte, wurden die vollmundigen Anfangsversprechungen der „sicheren und effektiven Impfung" Schritt für Schritt zurückgenommen. So verlautbart der Virologe Christian Drosten im Oktober 2021: *„Übertragungsschutz schwindet zwei bis drei Monate nach der Immunisierung".*[230] Ohne wissenschaftlichen Nachweis wurde jedoch weiterhin behauptet, dass die „Impfungen" dauerhaft vor schweren Verläufen und Todesfällen schützen würden. Gleichzeitig wurde aber die „Booster-Impfung" als unbedingt notwendig propagiert. Der Widerspruch ist offenbar niemandem aufgefallen. Spätestens sechs Monate nach der „Grundimmunisierung", bestehend aus zwei Injektionen, wurden die Menschen zur dritten Spritze genötigt – ohne jede Evidenz: Der Leiter der Forschungsgruppe Infektionsimmunologie und Impfstoffforschung an der Berliner Charité, Leif Erik Sander, bemerkte hierzu im Oktober 2021 erstaunlich ehrlich: *„Ich gehe davon aus, dass es eine Booster-Wirkung geben wird. Aber wie gut die ist, ist noch Gegenstand der Forschung."*[231]

Die Booster-„Impfungen"

Als Beleg für die Wirksamkeit der Booster-„Impfung" zur Verhinderung schwerer Krankheitsverläufe und COVID-assoziierter Todesfälle wird in erster Linie die Studie von Barda et al. angeführt.[232] In dieser Studie wurden 738.321 Personen mit Booster-„Impfung" mit der gleichen Anzahl doppelt geimpfter Personen ohne Booster verglichen. Bei den Geboosterten startete die Beobachtungszeit erst sieben Tage nach der Booster-„Impfung". Die mittlere Beobachtungszeit betrug nur 13 Tage. Als Zielkriterien wurden nur „COVID-bedingte" Hospitalisierung, „COVID-bedingte" schwere Erkrankung und „COVID-assoziierter" Tod ab dem achten Tag nach der „Impfung" gewertet. Die Gesamtzahl der Hospitalisierungen, schwerer anderer Erkrankungen und der Todesfälle insgesamt wird nicht berichtet, vor allem nicht in den ersten sieben Tagen nach der „Impfung". Personen aus Pflegeeinrichtungen und im Gesundheitsbereich tätige Personen wurden ausgeschlossen. In der nur zweifach geimpften Gruppe kam es zu 231 COVID-assoziierten Hospitalisierungen (0,03 %), 157 schweren COVID-

Erkrankungen (0,02 %) und 44 COVID-assoziierten Todesfällen (0,006 %). Bei den Geboosterten wurden nur 29 COVID-assoziierte Hospitalisierungen (0,004 %), 17 schwere Verläufe (0,002 %) und 7 Todesfälle (0,001 %) beobachtet. Die absoluten Risikominderungen, die in der Publikation nicht angegeben wurden, sich aber aus den präsentierten Zahlen berechnen lassen, lagen also bei 0,026 %, 0,018 % und 0,005 %.

Für die Altersgruppe unter 40 Jahren konnte wegen fehlender Ereignisse überhaupt keine Aussage getroffen werden und die Population mit dem höchsten Risiko für schwere COVID-Verläufe (Pflegeheimbewohner) war schon von vornherein ausgeschlossen worden.

Die absoluten Effekte sind also marginal. Hinzu kommt, dass die Studie methodisch erhebliche Schwächen aufweist, welche die Studienautoren auch unumwunden diskutieren. Hier sei vor allem auf die generelle Problematik rückblickender Beobachtungsstudien hingewiesen (fehlende Vergleichbarkeit der untersuchten Teilnehmergruppen, Verzerrung durch eine ungleiche Teilnehmerauswahl und ungleiche Behandlung der Teilnehmer in Abhängigkeit von der Gruppenzugehörigkeit). So könnte z.B. in der Ungeimpften Gruppe häufiger getestet worden sein, was zu mehr nachgewiesenen Infektionen geführt haben könnte. Auch kann aus einer Beobachtungszeit von etwa 13 Tagen keine Aussage über eine dauerhafte Wirksamkeit der Booster-„Impfung" abgeleitet werden. Durch das Fehlen von Gesamtsterblichkeit und Gesamthospitalisierungsrate und den Beginn der Beobachtungszeit erst sieben Tage nach der Booster-„Impfung" (also Ausklammerung der Zeit des höchsten Risikos für Nebenwirkungen) wird die Aussagekraft der Studie deutlich vermindert.

Als weiterer Nachweis für die Wirksamkeit der Booster-„Impfung" wird die Studie von Bar-On et al. angesehen.[233] In dieser Studie wurden insgesamt etwa 1,1 Millionen Versicherte im Alter von über 60 Jahren für durchschnittlich etwa zehn Tage beobachtet. Die Booster-„Impfung" musste mindestens zwölf Tage zurückliegen. In der Analyse war das Risiko für eine COVID-Infektion für nur zweimal Geimpfte 11,3-mal so hoch wie für Geboosterte, und das Risiko für einen schweren Verlauf 19,5-mal so hoch. Die absoluten Effekte waren jedoch auch in dieser Studie marginal. Wie auch in der Barda-Studie wurden Gesamthospitalisierungsrate und Daten zur Gesamtsterblichkeit nicht berichtet. Die Studie erlaubt daher weder eine Aussage zur Gesamthospitalisierungsrate und Gesamtsterblichkeit unter Einbeziehung der Zeit unmittelbar nach der „Impfung" noch zur Wirksamkeit des Boosters bei jungen, gesunden Menschen (unter 60-Jährige waren ausgeschlossen), noch zu Langzeiteffekten einer dritten „Impfung".

Bis heute gibt es nur eine einzige retrospektive Kohortenstudie, welche die Gesamtsterblichkeit im Vergleich zwischen Ungeimpften, einfach Geimpften, doppelt Geimpften und Geboosterten untersuchte.[234] Diese kommt zu dem Ergebnis, dass Ungeimpfte vermeintlich ein dreifach höheres Sterberisiko aufweisen als Geboosterte. Einfach Geimpfte sterben jedoch erstaunlicherweise doppelt so häufig wie Ungeimpfte, und zweifach Geimpfte, deren letzte „Impfung" mehr als sechs Monate zurückliegt, sogar viermal so häufig. Offensichtlich wirkt sich also einmal oder zweimal impfen ungünstig auf die Sterblichkeit aus, während der Booster vor dem Tod schützen soll. Wie kann das sein?

Die Studie weist nur eine Beobachtungszeit von drei Monaten auf und alle Booster-"Impfungen" fallen in diesen Beobachtungszeitraum, so dass der reale Beobachtungszeitraum für die Geboosterten viel kürzer ist als für die Ungeimpften. Alle Ungeimpften, die sich während des Studienzeitraums impfen ließen, werden in der Auswertung als geimpft gewertet. Man hätte also die Todesfälle nicht nur auf den Impfstatus beziehen müssen, sondern auch auf die Personenmonate unter Risiko in der jeweiligen Gruppe. Diese Größe kann man aus den Angaben in der Studie nur grob schätzen, und es erscheint durchaus möglich, dass das Sterberisiko auch für Geboosterte insgesamt höher ist als für Ungeimpfte. Das wäre zumindest plausibel, wenn man berücksichtigt, dass das Risiko offenbar mit jeder weiteren „Impfung" zugenommen hat. Der Ausschluss von Pflegeheimbewohnern und Personen, die im Studienzeitraum an COVID erkrankten, verstärkt die mögliche Verzerrung des Ergebnisses. Die Studie ist also kaum geeignet, um Wirksamkeit hinsichtlich der Gesamtsterblichkeit zu beweisen.

Zudem zeigte sich auch für die Booster-„Impfung" ein rasches Nachlassen der Impfeffektivität. Eine große US-amerikanische Fall-Kontroll-Studie, in der fast 900.000 Erwachsene mit Grundimmunisierung, dritter und vierter „Impfung" untersucht wurden, machte deutlich, dass die Wirksamkeit der Booster-„Impfung" nach mehr als acht Monaten nur noch bei 17 % lag. Für die Messung der Wirksamkeit wurde die Verhinderung einer Krankenhausaufnahme infolge einer COVID-Symptomatik ausgewertet.[235]

Die Booster-„Impfung" etwa sechs Monate nach Abschluss der Grundimmunisierung führt also möglicherweise bei Menschen über 60 Jahren zu einer kurzfristigen Reduktion schwerer COVID-Verläufe und

COVID-assoziierter Todesfälle. Diese Aussage wird allerdings durch schwere methodische Fehler in den Studien geschwächt. Ein günstiger Effekt hinsichtlich der COVID-Hospitalisierungs- und -Todesrate junger, gesunder Menschen wurde bisher nicht nachgewiesen. Aussagen zur Gesamthospitalisierungsrate und zur Gesamtsterblichkeit lassen sich aus den vorliegenden Studien nicht ableiten.

Impfeffektivität gegen Varianten

Alle in Europa ursprünglich verfügbaren „Impfstoffe" richteten sich gegen Antigene des ursprünglichen Wuhan-Wildtyps von SARS-CoV-2. Wie bereits auf S. 40ff besprochen, kommt es auch bei SARS-CoV-2 zu häufigen Mutationen und damit zur Ausbildung neuer Virus-Varianten, die unter anderem vom European Centre for Disease Prevention and Control (ECDC) beobachtet werden.[54]

Für die pandemische Kontrolle stellt sich die wichtige Frage, ob die „Impfstoffe", die sich gegen Antigene des Wildtyps richten und bereits Erkrankung und Ansteckung mit dem Wildtyp nur mangelhaft verhinderten, überhaupt noch eine relevante Wirkung zum Schutz vor den neueren Varianten entfalten.

Eine systematische Übersichtsarbeit zur Impfeffektivität gegen die Alpha-, Beta- und Gamma-Variante, in die 35 Studien eingeschlossen werden konnten, zeigte eine nur leicht reduzierte Wirksamkeit zwischen 70 % und 100 % (21 Studien) für die Alpha-Variante im Vergleich zu den Zulassungsstudien. Hinsichtlich der Beta-Variante ergaben sich widersprüchliche Ergebnisse (Impfeffektivität zwischen 21,9 % und 100 %; sieben Studien). Zur Verhinderung von Infektionen mit der Gamma-Variante war die Wirksamkeit mit 36,8 % und 46,8 % (zwei Studien) deutlich reduziert.[236] Es wurde fast ausschließlich nur die Impfeffektivität hinsichtlich des wenig relevanten Zielparameters „COVID-Infektion" untersucht.

Im Vergleich zur Wirksamkeit gegen Alpha zeigte sich für die Delta-Variante eine reduzierte Impfeffektivität[237] von 88 % zur Verhinderung einer Infektion für den BNT162b2-mRNA-Impfstoff Comirnaty® und von 67 % für den ChAdOx1-Vektor-Impfstoff Vaxzevria®.

In einer weltweiten Korrelationsstudie war kein Zusammenhang zwischen der Ausbreitung der Delta-Variante und der Impfquote der untersuchten Länder erkennbar. [238] Auch dies spricht für eine deutlich eingeschränkte Impfeffektivität gegenüber Delta. Selbst eine sehr hohe Durchimpfung der Bevölkerung konnte die Ausbreitung der Delta-Variante offenbar nicht verhindern, da sich viele Geimpfte infizierten und die Infektion weitergaben.

Im Vergleich zur Delta-Variante wurde in einer großen britischen Beobachtungsstudie eine nochmals deutlich reduzierte Impfeffektivität hinsichtlich der Omikron-Variante nachgewiesen. Für den ChAdOx1-Impfstoff (AstraZeneca) war 20 Wochen nach der zweiten „Impfung" kein Effekt mehr feststellbar. Zwei bis vier Wochen nach der zweiten „Impfung" zeigte sich für BNT162n2 (Pfizer) noch eine Impfeffektivität von 65,5 %, die aber nach 25 Wochen auf unter 10 % abfiel. [239]

Inzwischen wurde auch eine Metaanalyse von 15 Studien veröffentlicht, welche die Impfeffektivität hinsichtlich Erkrankungen und Krankenhausaufnahmen durch die Omikron-Variante zusammenfasste. [240] Die Autoren geben für die Verhinderung der symptomatischen Erkrankung eine Impfeffektivität von 31,5 % an. Sechs Monate und mehr nach der letzten „Impfung" schwindet die Impfeffektivität auf gerade noch 22 %. An dieser Stelle sei nochmals daran erinnert, dass eine mindestens 50 %ige Impfeffektivität die Voraussetzung für die Zulassung der „Impfstoffe" darstellte!

Die Risikoreduktion hinsichtlich Krankenhausaufnahmen beträgt über alle Studien gerade diese 50 %, geht nach sechs Monaten jedoch auf 24 % zurück. Eine etwas höhere Wirksamkeit wird durch eine Booster-„Impfung" erzielt, aber auch hier liegt der Schutz vor Hospitalisierung nach sechs Monaten nur noch bei 55 %.

Die Validität dieser Metaanalyse wird durch mehrere Faktoren eingeschränkt. Zum einen liegt eine sehr hohe Studienheterogenität vor (I^2 = 99 %), sodass hier mit hoher Wahrscheinlichkeit „Äpfel und Birnen im Korb" sind, das heißt, dass die Studien nicht ähnlich genug sind, um überhaupt eine Metaanalyse machen zu können. Zweitens kann eine Metaanalyse qualitativ immer nur so gut sein wie die Studien, die in sie eingeschlossen werden. Alle hier eingeschlossenen Studien weisen aber den Fehler auf, dass Ereignisse zwischen der ersten und 7-14 Tage nach der letzten „Impfung" nicht gewertet wurden, sodass sich für die „Impfung" möglicherweise ein geschöntes Bild ergibt.

Zudem wurde in allen Studien nur die Krankenhausaufnahme wegen COVID bewertet, nicht die Gesamtzahl der Krankenhausaufnahmen. Diese wird uns leider konsequent verschwiegen, ebenso wie die Gesamtsterblichkeit.

Soweit untersucht (nicht für alle „Impfstoffe" liegen überhaupt belastbare Studiendaten vor), nimmt also die Wirksamkeit der verfügbaren „Impfstoffe" mit zunehmender Entfernung der Varianten vom ursprünglichen Wuhan-Wildtyp ab. Zudem kommt es innerhalb weniger Monate zu einem raschen Abbau der initial erzielten Teilimmunität.

Adaptierte „Impfstoffe"

In Anbetracht der schwindenden Wirksamkeit der ursprünglichen, gegen den Wuhan-Wildtyp gerichteten „Impfstoffe" wurden 2022 die ersten an neuere Varianten angepassten „Impfstoffe" entwickelt und zugelassen (1.9. bzw. 12.9.22). Sie kamen als „bivalente Kombiimpfstoffe", die sowohl den ursprünglichen als auch den adaptierten Impfstoff enthielten, auf den Markt. Solche adaptierten „Impfstoffe" gab es zunächst nur für die mRNA-„Impfstoffe" (Comirnaty-bivalent® [241] und Spikevax-bivalent® [242]). Beide „Impfstoffe" waren in zwei Varianten verfügbar. Sie beinhalteten den gegen den Wildtyp gerichteten Originalimpfstoff und eine zusätzliche Komponente, die entweder vor der Omikron-Subvariante BA.1 oder vor den Subvarianten BA.4 und BA.5 schützen sollte. Für die Zulassung beider „Impfstoffe" wurde lediglich für den bivalenten BA.1-Impfstoff in einer klinischen Studie getestet, ob er eine Antikörperbildung bewirkt. Ein Studiennachweis für Impfeffektivität im Sinne der Verhinderung von Ereignissen wurde nicht erbracht. Die Zulassung der BA.4/BA.5-adaptierten „Impfstoffe" stützte sich ausschließlich auf Labordaten und Tierversuche.[243] Es wurden nicht einmal Antikörperstudien am Menschen vorgelegt.

In einer klinischen Studie zu Spikevax-bivalent® (BA.1) wurden 814 Probanden untersucht, die entweder den Original-Impfstoff oder den bivalenten Impfstoff erhielten. Durch Spikevax-bivalent® wurden höhere Antikörpertiter erzielt als durch den ursprünglichen Impfstoff allein. Die Anzahl der COVID-Infektionen war kein Zielkriterium der Studie, wurde aber erfasst: Nach der bivalenten „Impfung" erkrankten elf von 437 Teilnehmern (2,5 %) an COVID, nach der „Impfung" mit dem Originalimpfstoff neun von 377 (2,4 %).[244] Ein Vorteil für den bivalenten Impfstoff ist also trotz der besseren Antikörperbildung nicht erkennbar.

Auch von den beiden bivalenten Pfizer-„Impfstoffen" wurde nur der gegen BA.1 gerichtete in einer klinischen Studie getestet. 1.841 Probanden wurden per Losentscheid fünf Gruppen mit unterschiedlichen Kombinationen und Dosierungen des Original- und des adaptierten Impfstoffs zugeteilt. Nur 859 Probanden, also weniger als die Hälfte, gelangten in die Auswertung, wobei vollkommen unklar bleibt, was mit den übrigen passiert ist. Bei den Evaluierten zeigten sich signifikant höhere Antikörpertiter gegen BA.1, wenn sie den adaptierten Impfstoff erhielten.[245]

Es ist unfassbar, dass auf dieser dünnen Datenbasis (lediglich Antikörpernachweis, kein Nachweis der Verhinderung von Erkrankungen, für manche Impfstoffe sogar nur Tierversuche) die Zulassungen erteilt wurden, und dies ohne Not, denn zum Zeitpunkt der Zulassung der bivalenten Impfstoffe gab es praktisch nur noch COVID-Erkrankungen durch Omikron mit der sehr niedrigen IFR von 0,03 (siehe S. 40ff).

Klinische Studien zum Nachweis der Verhinderung von Erkrankung, Ansteckung oder schweren Verläufen wurden für die Beantragung der Zulassung nicht durchgeführt. Inzwischen gibt es allerdings einige rückblickende klinische Beobachtungsstudien mit enttäuschendem Ergebnis. Die Wirksamkeit des bivalenten Impfstoffs zur Verhinderung einer COVID-Infektion wird gegenüber einem Standardimpfschema in einer großen Kohortenstudie mit etwa 33.000 Teilnehmern aus den Niederlanden für die 18- bis 59-Jährigen mit 31 % und für die 60- bis 85-Jährigen sogar nur mit 14 % angegeben.[246] Die Impfeffektivität hinsichtlich schwerer Verläufe oder Hospitalisierung wurde nicht untersucht.

In einer amerikanischen, ebenfalls rückblickend konzipierten Studie zeigte sich im Vergleich zwischen bivalentem und originalem Booster eine Wirksamkeit von 37 % hinsichtlich der Verhinderung von COVID-bedingter Hospitalisierung.[247] Wenn man sich allerdings die Rohdaten anschaut, wird man doch sehr schnell ernüchtert: Von 5.213.347 Personen ohne bivalenten Booster mussten 954 (0,018 %) wegen COVID ins Krankenhaus aufgenommen werden (obwohl sie „grundimmunisiert" waren!). Trotz bivalentem Booster wurden im gleichen Zeitraum 57 von 1.070.136 Personen hospitalisiert (0,005 %). Der absolute Unterschied ist also minimal, und man müsste etwa 8.000 Menschen mit dem bivalenten Impfstoff impfen, um eine einzige Hospitalisierung wegen COVID zu verhindern. Als wesentlicher Kritikpunkt der Studie ist anzumerken, dass wie bei den anderen Impfstudien nur COVID-bedingte Hospitalisierungen erfasst wurden und keine

Gesamthospitalisierungsrate. Dem geringen möglichen Nutzen steht also das Nebenwirkungsrisiko entgegen.

Eine im März 2023 als Preprint und inzwischen mit Peer Review publizierte Studie untersuchte die Impfeffektivität der bivalenten „Impfstoffe" in Abhängigkeit von der jeweils vorherrschenden Omikron-Variante. Bei etwa 51.000 untersuchten Mitarbeitern von Krankenhäusern in Cleveland/Ohio, USA, lag die Impfeffektivität gegenüber den Omikron-Varianten BA.4 und BA.5 bei bescheidenen 29 %, gegenüber BQ bei nur noch 19 % und gegenüber XBB, der zum Studienzeitpunkt vorherrschenden Variante, bei nicht mehr signifikanten 4,5 %.[248]

Als interessanter Nebenbefund dieser Studie zeigte sich, dass ungeachtet des relativen Vorteils der bivalenten „Impfung" das Risiko, an COVID zu erkranken, mit jeder zusätzlichen „Impfung" anstieg (siehe Abbildung 17).

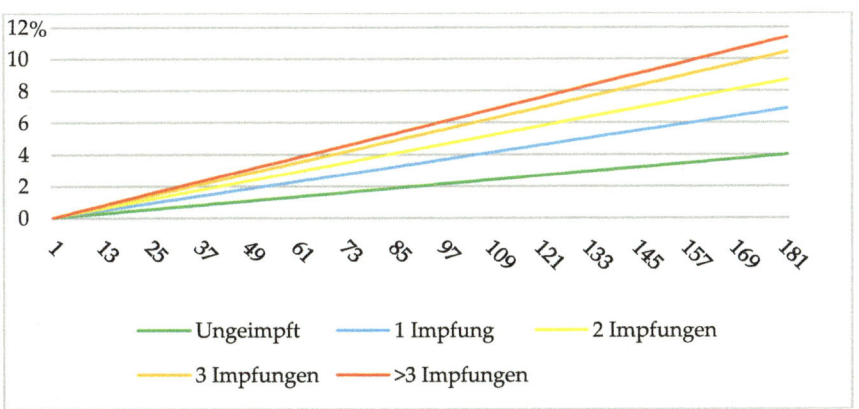

Abbildung 17: COVID-Erkrankungshäufigkeit in % innerhalb einer Beobachtungszeit von etwa einem halben Jahr in Abhängigkeit von der Anzahl der erhaltenen COVID-„Impfungen" (Abb. adaptiert nach [248])

Die Autoren bezeichnen dieses Ergebnis als „unerwartet" und folgern, dass weitere Forschung notwendig sei, um dieses Phänomen zu erklären. In der Diskussion führen die Autoren allerdings bereits eine Reihe von Studien an, die Ähnliches beobachteten. Als mögliche Erklärung könnte „Immune imprinting" (auch als „Original-Antigen-Sünde" bezeichnet) angeführt werden. Diese Theorie besagt, dass unser Immunsystem, nachdem es einmal in Kontakt mit einem Antigen gekommen ist, bei erneutem Kontakt mit einem ähnlichen (mutierten) Antigen vor allem Antikörper gegen das ursprüngliche Antigen bildet und dadurch die Reifung naiver B-Zellen, die Antikörper gegen das mutierte Antigen bilden könnten, unterdrückt wird.[249]

Inzwischen sind die ersten adaptierten „Impfstoffe" längst veraltet, da sich das Virus wie zu erwarten weiter gewandelt hat. So konnte denn auch in serologischen Studien mittlerweile gezeigt werden, dass die durch die adaptierten „Impfstoffe" induzierten Antikörper kaum noch in der Lage sind, die neuen Varianten XBB und BA.2.75 zu neutralisieren.[250]

Um diesem Phänomen zu begegnen, wurden im Herbst 2023 weitere adaptierte Impfstoffe auf den Markt gebracht, zuletzt auch ein proteinbasierter Impfstoff (Novavax XBB.1.5-adaptiert), gezielt gegen die im Sommer 2023 vorherrschende Variante XBB.1.5, allerdings gänzlich ohne klinische Wirksamkeits- und Sicherheitsstudien. Doch auch diese Impfstoffe sind mit Stand Dezember 2023 bereits veraltet, weil die XBB.1.5-Variante durch EG.5, Ba.2.86 und JN.1 abgelöst wurde.[55]

Zusammenfassend kann man festhalten, dass die adaptierten bivalenten und monovalenten „Impfstoffe" aufgrund der geringeren Gefährlichkeit der Omikron-Varianten schon von Haus aus für die meisten Menschen unnötig sind. Dazu kommt, dass sie bereits kurz nach ihrer Zulassung wieder veraltet sind, da das Virus rasch weiter mutiert und neue Varianten bildet. Auch die neuen Varianten werden allerdings alle von WHO und ECDC bisher nicht als „Variants of concern" eingestuft, sondern nur als „Variants of interest". Der wichtigste Kritikpunkt an den adaptierten „Impfstoffen" ist, dass für Geimpfte gegenüber nicht mit bivalentem Booster Geimpften kein wesentlicher Vorteil erkennbar ist, und hinzukommt, dass offenbar die körpereigene Abwehr gegen COVID mit jeder weiteren „Impfung" geschwächt wird. Die „Impfung" erreicht also genau das Gegenteil von dem, was sie bewirken soll.

COVID-„Impfung" für Kinder

Für die „Impfung" von Kleinkindern (6 Monate bis 4 Jahre) und Kindern (5-11 Jahre) sind in Europa bisher nur die beiden mRNA-„Impfstoffe" (BNT162b2 [Comirnaty®] und mRNA-1273 [Spikevax®]) zugelassen, ab 5 Jahren auch die adaptierten mRNA-„Impfstoffe".

Wie für die Zulassung der COVID-„Impfstoffe" für Erwachsene wurden auch für Kinder und Jugendliche entsprechende Zulassungsstudien durchgeführt, die allerdings aufgrund geringerer Fallzahlen und kürzerer Beobachtungszeiten noch weniger aussagekräftig sind als die Zulassungsstudien für Erwachsene.[251,252]

So hat man in der Zulassungsstudie für BNT162b2 (Comirnaty®) nur 2.268 Kinder untersucht, von denen 1.517 BNT162b2 erhielten und 751 Placebo.[252] Die mediane Beobachtungszeit lag gerade einmal bei 2,3 Monaten. In der Placebogruppe traten mindestens sieben Tage nach der zweiten Impfdosis 16 und in der BNT162b2-Gruppe drei COVID-Erkrankungen auf. Aus diesen Zahlen errechneten die Autoren eine adjustierte Impfeffektivität von 90,7 % (95 % KI 67.7–98.3 %). Schwere Erkrankungen, Krankenhausaufnahmen und Todesfälle wurden weder in der geimpften noch in der Placebogruppe beobachtet. Als weiteres Indiz für die Impfeffektivität werteten die Autoren, dass bei den Kindern ähnlich hohe Antikörpertiter erreicht wurden wie in der Gruppe der 16- bis 25-Jährigen aus der Zulassungsstudie für Erwachsene. Aussagen zur Sicherheit und vor allem zur Langzeitsicherheit lassen sich aus dieser Studie aufgrund der kurzen Beobachtungszeit und der niedrigen Fallzahl nicht ableiten.

In der Zulassungsstudie für Spikevax® wurden 3.005 Kinder zwischen 6 und 11 Jahren mit dem mRNA-„Impfstoff" geimpft, 997 erhielten eine Placeboinjektion.[251] Nach einer mittleren Beobachtungszeit von nur 51 Tagen nach der zweiten „Impfung" zeigte sich eine Impfeffektivität von 88 %. 95 % der Kinder entwickelten lokale schmerzhafte Reaktionen im Bereich der Injektionsstelle. 78 % der Kinder klagten über systemische Nebenwirkungen wie Fieber, Kopfschmerzen und Müdigkeit. Schwere oder lebensbedrohliche Nebenwirkungen traten zwar innerhalb der Beobachtungszeit nicht auf, können aber aufgrund der Fallzahlen und der zu kurzen Follow-up-Dauer nicht ausgeschlossen werden.

Für Jugendliche (12-17 Jahre) stehen die mRNA-„Impfstoffe" oder der proteinbasierte Impfstoff Nuvaxovid® zur Verfügung. Auch die Zulassung von Spikevax® und Comirnaty® für Jugendliche erfolgte auf der Basis eigener Zulassungsstudien.[253,254] Zur Bewertung von Nuvaxovid® bei Jugendlichen liegt die Zulassungsstudie bisher nur als Preprint ohne Peer Review vor. Sie zeigte bei 2.247 Studienteilnehmern zwischen 12 und 17 Jahren eine Impfeffektivität von 79,5 % zur Verhinderung von COVID-Infektionen.[255]

Belastbare Studiendaten zur Impfeffektivität bei Kindern nach Markteinführung sind kaum vorhanden. Eine retrospektive Kohortenstudie aus

Israel fand eine Impfeffektivität von >90 % für BNT162b2 bei Jugendlichen hinsichtlich einer PCR-Test-positiven „Infektion". Klinische Daten (Symptomatik, Hospitalisierungsrate) wurden nicht erhoben, so dass das Studienergebnis für eine Impfempfehlung nicht verwertbar ist.[256]

In einer methodisch unzulänglichen Fallkontrollstudie wurden 1.185 hospitalisierte Kinder und Jugendliche, die mit COVID-typischer Symptomatik und positivem PCR- oder Antigentest hospitalisiert waren, mit 1.627 test-negativen Kontrollen mit oder ohne COVID-Symptomatik verglichen.[257] Von den COVID-Fällen waren 142 (12 %) doppelt geimpft, von den Kontrollen 592 (36 %). Aus den Odds-Ratios (OR) errechneten die Autoren für Jugendliche (12-18 J.) eine Impfeffektivität von 92 % (95 % KI 89-95 %) für die Delta-Variante und von 40 % (95 % KI 9-60 %) für die Omikron-Variante. Bei den Kindern (5-11 J.) fand sich eine Impfeffektivität von 68 % (95 % KI 42-82 %) für die Omikron-Variante (für Delta war diese mangels Fällen nicht berechenbar). Auch in dieser Studie wurden alle Fälle ausgeschlossen, deren zweite „Impfung" weniger als 14 Tage zurücklag, wodurch die Daten zu Gunsten der „Impfung" verfälscht sind. Wie die Autoren selbst zugestehen, ist zudem kritisch anzumerken, dass die Einteilung in Fälle und Kontrollen mit Unsicherheit behaftet ist, weil vor allem die Antigen-Tests eine mangelhafte Sensitivität und Spezifität aufweisen. Die gleichen Kritikpunkte gelten für die methodisch ähnlichen weiteren Fall-Kontrollstudien[258,259] der gleichen Autorengruppe („Overcoming Covid-19 Investigators"), die auch zu einem ähnlichen Ergebnis kamen. Man muss sogar davon ausgehen, dass in allen drei Studien überlappende Patientenkollektive untersucht wurden und es sich daher zumindest partiell um Doppel- bzw. Dreifachpublikationen der gleichen Daten handelt.

In einem noch nicht durch Peer-Review validierten Preprint wird für 12- bis 17-Jährige in der ersten Dezemberwoche 2021 bei überwiegend durch die Delta-Variante verursachten Infektionen eine initiale Impfeffektivität von 66 % angegeben.[260] Diese ging bis zur dritten Januarwoche, als fast nur noch Infektionen durch die Omikron-Variante auftraten, auf 51 % zurück. Für die 5- bis 11-Jährigen verminderte sich die Impfeffektivität im gleichen Zeitraum von initial 68 % auf nur noch 12 %.

Hinsichtlich der Risikoreduktion für eine Krankenhausaufnahme als Zeichen eines schweren COVID-Verlaufs lag die Impfeffektivität für die 12- bis 17-Jährigen Ende Januar 2022 bei 73 % und für die 5- bis 11-Jährigen bei 48 %. Wie in den Postmarketing-Studien für Erwachsene werden nur Ereignisse gewertet, die mehr als 14 Tage nach der zweiten „Impfung" auftraten.

Gesamthospitalisierungsrate und Gesamtsterblichkeit werden nicht berichtet.

Zur Wirksamkeit einer Booster-„Impfung" gibt es bei Kindern keine Studien, bei Jugendlichen nur eine einzige. Diese ist eine Fall-Kontroll-Studie, das heißt, es werden geimpfte Fälle mit einer Erkältungserkrankung ungeimpften Personen mit gleicher Symptomatik gegenübergestellt und es wird dann verglichen bei welchem Prozentsatz in beiden Gruppen ein positiver COVID-Nachweis vorliegt.[261] In diesem Studiendesign sind also alle Studienteilnehmer erkrankt und es könnte sein, dass die Geimpften zwar weniger an COVID erkranken, aber sich dafür eben vermehrt mit anderen Erkältungsviren infizieren. Die absoluten Zahlen, d.h. wie viele der Geimpften oder Ungeimpften ein positives COVID-Testergebnis aufwiesen, werden nicht berichtet. Dafür wird eine „multivariate logistische Regressionsanalyse" präsentiert, aus der die Autoren der Studie für die Omikron-Variante eine Impfeffektivität von 73 % berechnen, wenn die letzte „Impfung" weniger als zwei Monate zurückliegt. Diese sinkt sechs Monate nach der „Impfung" auf 16 %, steigt aber etwa drei Wochen nach einer Booster-„Impfung" wieder auf 87 %. Nachdem die absoluten Zahlen fehlen, ist vollkommen intransparent, wie die Berechnung erfolgte und die Ergebnisse sind dementsprechend wenig vertrauenswürdig.

Für die Delta-Variante liegt die Impfeffektivität nach bis zu zwei Monaten bei 89 % und sinkt nach sechs Monaten auf 49 %. Für den Booster konnte die Impfeffektivität gegen Delta nicht berechnet werden, weil es zur Zeit der Booster-„Impfungen" keine Delta-Fälle mehr gab, weder bei den Geimpften noch bei den Ungeimpften.

Es ist vollkommen undurchsichtig, wie die Autoren auf die präsentierten Zahlen kamen. Als Leser der Studie kann man es nur glauben oder nicht. Welch Wunder, dass die Studie von Pfizer finanziert wurde!

Es ist erschreckend, dass solche Studien heute als wissenschaftlich fundierte Wahrheit verkauft werden. Die Methode, jeden genehmen Unsinn zu unumstößlicher Wahrheit zu machen, wird von allen „Experten" und „Faktencheckern" in großer Einmütigkeit angewandt: Man liest die Studien nicht mehr, sondern beschränkt sich auf das Zitieren der Titel sowie der Ergebnisse und Schlussfolgerungen aus den Zusammenfassungen. Diese werden dann vollkommen kritiklos übernommen und kein Mensch fragt mehr danach, wie die Ergebnisse zustande gekommen sind und ob die Schlussfolgerungen überhaupt durch die Ergebnisse zu rechtfertigen sind.

Die Studiendaten zur COVID-„Impfung" von Jugendlichen (12-17 J.) und vor allem von Kindern (5-11 J.) sind ganz offensichtlich äußerst begrenzt. Die Impfeffektivität liegt wahrscheinlich unter der Wirksamkeit bei Erwachsenen und schwindet wenige Monate nach der „Impfung". Nachdem gesunde Kinder und Jugendliche nur in seltenen Fällen schwer an COVID erkranken oder gar an der Erkrankung versterben, gibt es keinen belastbaren Nachweis, dass die Gesamthospitalisierungsrate und die Gesamtsterblichkeit bei Kindern und Jugendlichen durch die „Impfung" gesenkt werden.

Eine systematische Übersichtsarbeit mit Metaanalyse fasst alle verfügbaren Wirksamkeitsstudien zu Kindern und Jugendlichen zusammen, mit Daten von insgesamt 15 Studien:[262] Die Wirksamkeit der „Impfung" zur Verhinderung einer COVID-Infektion wird im Gesamtergebnis der Metaanalyse mit 92 %, der Schutz vor COVID-bedingter Hospitalisierung mit 91 % und die Vermeidung der Aufnahme auf eine Intensivstation wegen COVID mit 85 % angegeben. Die Metaanalyse kann natürlich nicht besser sein als die eingeschlossenen Studien. Von diesen hat keine einzige die Gesamthospitalisierung oder -sterblichkeit gemessen oder berichtet, und die Metaanalyse konnte das dann natürlich auch nicht. Wenn man viele Fehler zu einer Metaanalyse zusammenfasst, dann kann auch das Ergebnis derselben nur fehlerhaft sein.

Es ist daher vollkommen unverständlich, wie die STIKO in Deutschland die Kinder-„Impfung" jemals empfehlen konnte. Laut STIKO sollen Kinder mit Risikofaktoren für einen schweren COVID-Verlauf ab sechs Monaten zweifach grundimmunisiert und einmal aufgefrischt werden. Zur Wirksamkeit dieses Impfschemas bei Kindern mit Risikofaktoren gibt es aber keine einzige Studie.

Ab 12 Jahren sprach sich die STIKO anfangs sogar für eine generelle Impfempfehlung aus, das heißt Jugendliche zwischen 12 und 18 Jahren sollten eine zweimalige Grundimmunisierung und eine Auffrischimpfung (Booster) erhalten. Zur Wirksamkeit der Booster-„Impfung" bei Jugendlichen gibt es jedoch keine belastbare wissenschaftliche Evidenz, weder für einen Nutzen für die Geimpften noch für einen Nutzen hinsichtlich der Übertragung von Jugendlichen auf vulnerable Bevölkerungsgruppen. Die Empfehlung war also absurd, besonders die Begründung der Impfempfehlung mit „Solidarität", wie das ständig getan wurde. Inzwischen hat die STIKO diese Empfehlung revidiert und empfiehlt keine COVID-Impfung mehr für Gesunde unter 18 Jahren.[263]

„Impfung" von Genesenen

Im Studium habe ich noch gelernt: Wer eine Infektionskrankheit durchgemacht hat, ist – zumindest für eine Weile – vor erneuter Infektion durch den gleichen Erreger geschützt. Dies habe ich auch meine Studierenden über viele Jahre gelehrt. Dass man sich dreimal hintereinander eine Erkältung „einfangen" kann, liegt daran, dass es so viele verschiedene Erkältungsviren gibt und dass diese dazu neigen, zu mutieren und so unser Immunsystem auszutricksen. Es liegt nicht daran, dass unser Immunsystem mit diesen Viren nicht fertig wird oder dass etwa keine Immunität aufgebaut wird.

Mit SARS-CoV-2 und der dadurch bedingten Erkrankung COVID wurde die komplette Immunologie auf den Kopf gestellt. Ohne Studienevidenz wurde plötzlich behauptet: auch Genesene brauchen eine „Impfung", weil das menschliche Immunsystem die Erkrankung nicht ausreichend bekämpfen kann. Und viele Menschen haben diese Absurdität geglaubt, die von Politikern, ihren vermeintlichen Experten und den Medien seit drei Jahren verbreitet wird, so wie die Medien leider offenbar vollkommen kritiklos jeden Unsinn, der ihnen diktiert wird, mit Begeisterung verbreiteten.

So wurden seit dem Sommer 2021 auch Menschen, die nachweislich eine SARS-CoV-2-Infektion durchgemacht haben, zur „Impfung" genötigt, wenn die Infektion länger als drei Monate (Deutschland) bzw. sechs Monate (Österreich) zurücklag. Zudem galt nur derjenige als „genesen", bei dem die Infektion mittels PCR-Test nachgewiesen wurde. Wenn man die Infektion asymptomatisch durchgemacht hat – das ist etwa bei einem Drittel aller SARS-CoV-2-Infizierten der Fall![45] – galt das nicht, selbst wenn Antikörper gegen das Virus nachweisbar waren.[264] Die STIKO empfahl Genesenen als bestmöglichen Schutz vor COVID die „Hybride Immunität" aus Erkrankung und anschließender „Impfung", oder, was inzwischen häufiger vorkommt, erst „Impfung" und dann trotz „Impfung" Erkrankung. Es gibt keine wissenschaftliche Grundlage für diese Empfehlung.

Das Risiko für eine Reinfektion, einen schweren Verlauf oder Tod durch COVID für Genesene ist gering. In einer Bevölkerungsstudie aus Qatar mit 353.326 Personen, die in der ersten COVID-Welle erkrankt waren, betrug die Reinfektionsrate von Genesenen innerhalb etwa eines Jahres <0,4 %. Von 1.304 Personen mit Reinfektion erlitten nur 4 einen schweren Verlauf und kein einziger verstarb.[265]

In einer Studie der amerikanischen Centers for Disease Control and Prevention (CDC) wiesen Genesene eine niedrigere Infektionsrate auf als Geimpfte und die Infektionsrate von Genesenen wurde durch eine zusätzliche „Impfung" nicht weiter gesenkt.[266] Wie lange der Genesenenschutz anhält, ist unbekannt.

In einer retrospektiven Kohortenstudie aus Israel hatten Geimpfte ein 13-fach höheres Risiko, an COVID zu erkranken als Genesene ohne „Impfung", wenn sich „Impfung" oder vorangegangener Infekt etwa vor fünf bis sechs Monaten ereigneten.[267] Selbst, wenn die Erkrankung 6-15 Monate und die „Impfung" nur fünf bis sechs Monate zurücklag, war das Risiko der Geimpften für eine symptomatische Durchbruchsinfektion noch etwa siebenmal so hoch wie das Erkrankungsrisiko der Genesenen.

Endgültig bestätigt wurde der Genesenenschutz durch eine umfassende systematische Übersichtsarbeit, die Anfang 2023 im Lancet veröffentlicht wurde.[268] Auch 40 Wochen nach einer durchgemachten Infektion mit einer der frühen Varianten des Virus lag der Schutz der Genesenen noch bei knapp 80 %. Für eine Reinfektion durch die Omikron-Variante bot eine frühere Infektion allerdings nur einen Schutz von 45 % vor erneuter Infektion. Der Schutz vor schweren Verläufen blieb jedoch für alle Varianten bei 90 %.

Die Verlaufsdaten aus Qatar, die Daten des CDC, die israelische Studie und insbesondere der zuletzt veröffentlichte Review legen nahe, dass nach durchgemachter COVID-Infektion, egal ob symptomatisch oder asymptomatisch, für mindestens sechs bis zwölf Monate ein ausreichender Schutz vor erneuter Erkrankung gewährleistet ist. Es ist also aus wissenschaftlicher und medizinischer Sicht nicht nachvollziehbar, warum der Genesenen-Status in Deutschland auf drei Monate begrenzt wurde und man dadurch Tausende einem unnötigen Risiko für Impfschäden ausgesetzt hat. Ein Schelm, wer Böses dabei denkt! Hier sollte offensichtlich der Absatz der „Impfstoffe" gesteigert werden.

Die wissenschaftliche Studienlage ist eindeutig und bestätigt unser langjähriges immunologisches Wissen: Genesene haben durch eine (zusätzliche) COVID-„Impfung" keinen Vorteil und sollten daher nicht geimpft werden.

„Impfung" und Long COVID

Die Studienlage zu den Auswirkungen der COVID-„Impfungen" auf das Risiko, Symptome von Long COVID zu entwickeln, ist noch sehr begrenzt. Eine retrospektive Kohortenstudie, in der 33.940 Personen mit COVID trotz vorangegangener „Impfung" mit 113.474 Ungeimpften mit COVID verglichen wurden, zeigte sich ein geringfügiger Schutz vor Long-COVID-Symptomen bei den Geimpften, entsprechend einer Impfeffektivität von etwa 15 %.[269] Der absolute Risikounterschied war jedoch nur sehr gering, und auch die Ergebnisse dieser Kohortenstudie sind wie bei den bereits zitierten Beobachtungsstudien durch Nichtberücksichtigung von Ereignissen bis 14 Tage nach der zweiten „Impfung" verfälscht.

Auch ein Effekt der „Impfung" auf bereits eingetretene Long-COVID-Symptome wird diskutiert. So führte die „Impfung" in einer britischen Studie bei bereits SARS-CoV-2-Infizierten zu einer Verminderung der Long-COVID-Fälle um etwa 10 %.[270] Die Studie berücksichtigt aber nicht, dass sich Betroffene auch spontan von Long-COVID-Symptomen erholen. Es gibt keine ungeimpfte Kontrollgruppe, mit der verglichen wird. Die Autoren fordern selbst eine längere Beobachtungszeit und einen Vergleich mit Ungeimpften, um die Ergebnisse zu bestätigen.

Es liegen bisher so gut wie keine validen Studien zu den Effekten der COVID-„Impfstoffe" auf die Entwicklung von Long COVID vor. So kommt eine im Februar 2023 publizierte systematische Übersichtsarbeit zu dem Ergebnis, dass die große Heterogenität der Studien eine sinnvolle Metaanalyse der Daten unmöglich macht und dass die Studien allesamt wichtige Störvariablen unberücksichtigt ließen. Eine geringfügige Verminderung des Risikos für Long COVID durch die „Impfungen" erscheint zwar möglich, aber die Evidenz hierfür wird als niedrig eingestuft und längere qualitativ hochwertige Studien werden gefordert.[271] Offenbar werden nicht selten „Long-COVID-Symptome" nach der Impfung als Long COVID fehlinterpretiert.

Sterile Immunität

Ein wesentliches Argument der Impfbefürworter war zu Beginn der Impfkampagne, dass die Pandemie nur zu überwinden sei, wenn die

Weitergabe des Virus durch die „Impfung" unterbunden würde. Geimpfte müssen also durch die „Impfung" nicht nur selbst vor Erkrankung geschützt werden, sondern es muss auch gewährleistet sein, dass sie das Virus nicht als gesunde Virusträger weitergeben, ohne selbst krank zu werden, denn sonst könnten sie weiter andere Menschen, ob geimpft oder ungeimpft, anstecken. Nur durch eine solche „sterile Immunität" kann die Eliminierung eines Erregers aus einer Bevölkerung gelingen, und nur im Falle der Erzeugung einer sterilen Immunität durch die „Impfung" ist es sinnvoll, Menschen, die selbst durch die Erkrankung nicht gefährdet sind, zu impfen, damit sie vulnerable Menschen, z.B. Alte, Kranke oder Immungeschwächte, die selbst nicht geimpft werden können oder noch keinen Impfschutz haben, nicht anstecken.

Mit der Argumentation der sterilen Immunität wurden vor allem Kinder und junge, gesunde Menschen zur „Impfung" genötigt, die selbst durch COVID nur wenig bedroht sind. So schreibt die TAZ im Mai 2021:

„Es stimmt ja auch, die 12- bis 15-Jährigen gehören zu jener Gruppe, in der das Virus derzeit am heftigsten zirkuliert. Ohne Impfungen für diese Kinder wird kein Gemeinschaftsschutz möglich sein."[272]

Schon im Juli 2021 war jedoch klar, dass durch die verfügbaren COVID-„Impfstoffe" keine sterile Immunität erzielt wird. Bereits am 31.07.2021 wurde eine US-amerikanische Studie als Preprint (noch ohne Peer-Review) veröffentlicht, in der ct-Werte im PCR-Test von insgesamt 83 ungeimpften und vollständig geimpften Personen mit positivem PCR-Test verglichen wurden.[273] Es fand sich kein Unterschied zwischen Ungeimpften und Geimpften.

Inzwischen ist diese Studie mit Peer Review veröffentlicht: ct-Werte <25, die als Maß für eine hohe Virus-Last und somit starke Infektiosität gelten, fanden sich bei 67 % der Geimpften und bei 61 % der Ungeimpften. Auch bei den symptomatisch Erkrankten hatten mehr Geimpfte (70 %) als Ungeimpfte (65 %) ct-Werte <25. Infektiöses Virusmaterial ließ sich bei 88 % der Ungeimpften und bei 95 % der Geimpften nachweisen. Die Schlussfolgerung der Autoren ist eindeutig: Die Daten zeigen, dass Geimpfte, die sich mit der Delta-Variante infiziert haben, infektiöse SARS-CoV-2-Partikel ausscheiden und so zur Ausbreitung der Erkrankung beitragen.[274]

Im Oktober 2021 wurde eine prospektive britische Kohortenstudie publiziert, welche die Ansteckungsraten von ungeimpften und geimpften

Kontaktpersonen durch geimpfte und ungeimpfte Indexpatienten („Secondary Attack Rates" [SAR] der exponierten Personen in Abhängigkeit vom Impfstatus) untersuchte.[275] Von den 126 Geimpften infizierten sich 31 (24,6 %), von den 40 Ungeimpften 15 (37,5 %). Das relative Risiko für Ansteckung (in der Studie nicht angegeben, aber aus den Zahlen berechenbar) der Geimpften im Vergleich zu den Ungeimpften beträgt 66 % (95 % KI 40-109 %). Der Unterschied zwischen Geimpften und Ungeimpften ist zwar numerisch etwas günstiger für die Geimpften, aber statistisch nicht signifikant (p = 0,17).

In einem zweiten Schritt wird in dieser Studie zwischen geimpften und ungeimpften Indexpatienten unterschieden. Die SAR (Secondary Attack Rate) betrug bei den 69 Kontaktpersonen von infektiösen Geimpften 24,6 %, bei den 100 Kontaktpersonen von infektiösen Ungeimpften 23,0 %. Das Risiko für Ansteckung war also numerisch hier sogar für Geimpfte etwas höher als für Ungeimpfte, aber natürlich ebenfalls nicht signifikant (Relatives Risiko 107 %, 95 % KI 62-185 %). Auch hinsichtlich der Viruslast fand sich kein Unterschied zwischen Geimpften und Ungeimpften. Die Autoren folgern vollkommen richtig, dass die „Impfung" die Weitergabe der Infektion nicht verhindert.

Im Dezember 2021 folgte dann die Veröffentlichung einer großen dänischen Studie, zunächst als Preprint[276], und als Publikation mit Peer Review im September 2022.[277] Diese Studie untersuchte in 26.675 Haushalten mit einem COVID-Kranken (davon 8.568 mit Omikron) die Ansteckungsraten für die Omikron-Variante im Vergleich zu Delta in Abhängigkeit vom Impfstatus. Für Ungeimpfte war das Risiko, sich im gemeinsamen Haushalt mit einem COVID-Kranken zu infizieren für Omikron um etwa 10 % höher als für Delta. Für doppelt Geimpfte stieg dieses Risiko auf mehr als das Doppelte und für Geboosterte sogar auf das Dreifache. Die Ungeimpften hatten also mit Abstand das geringste Risiko, sich mit Omikron zu infizieren.

In einer weiteren britischen Studie wurden die Ansteckungsraten bei 146.243 Kontaktpersonen und 108.498 erkrankten Indexpatienten analysiert. In den ersten Wochen nach vollständiger Immunisierung fand sich zwar kein vollständiger Schutz aber etwa eine Halbierung der Ansteckungsrate durch die „Impfung". Dieser Schutzeffekt war jedoch hinsichtlich der Delta-Variante für ChAdOx1 (AstraZeneca) bereits zwölf Wochen nach der letzten „Impfung" nicht mehr nachweisbar und betrug für BNT162b2 nur noch etwa 20 %.[278]

Inzwischen ist mit großer Sicherheit nachgewiesen, dass kein einziger der verfügbaren COVID-„Impfstoffe" eine sterile Immunität erzielt. Dies war spätestens Mitte 2021 bereits bekannt. Am 10. Oktober 2022 gab denn auch Janine Small, Präsidentin für internationale Märkte beim Pharmaunternehmen Pfizer im EU-Parlament ganz offen zu, dass bei dem Pfizer-COVID-19-„Impfstoff" nie getestet worden sei, ob er die Virusübertragung stoppe oder nicht.[279]

Als Antwort auf eine parlamentarische Anfrage aus dem EU-Parlament konstatiert die EMA, dass *„COVID-19-‚Impfstoffe' nicht zugelassen wurden, um die Weitergabe des Virus von einer Person auf eine andere zu verhindern. Die Indikation erstreckt sich ausschließlich auf den Schutz des geimpften Individuums."*[280]

Trotzdem wird die Bevölkerung heute noch immer belogen und die „Impfung" wird als effektiver Schutz und als einzige Lösung zur Überwindung der Pandemie angepriesen. Tatsächlich muss davon ausgegangen werden, dass die „Impfungen" aufgrund der fehlenden sterilen Immunität keinen relevanten Beitrag zum Verlauf der Pandemie geleistet haben. Möglicherweise wird die Ansteckungsrate in den ersten Wochen nach der „Impfung" reduziert, vor allem für die frühen Varianten. Die Wirksamkeit hinsichtlich der Ansteckungsraten nimmt jedoch im zeitlichen Verlauf rasch ab. Nach etwa drei Monaten ist für die Delta-Variante keine relevante Reduktion der Ansteckungsraten mehr anzunehmen und für die Omikron-Variante sind die Ansteckungsraten von Geimpften offenbar höher als von Ungeimpften.

Damit sind aber jegliche Impfpflicht oder Nötigung zur Impfung rechtswidrig, denn sie wären als schwerer Eingriff in die Persönlichkeitsrechte und die körperliche Unversehrtheit nur durch die Unterbrechung der Infektionsketten im Ausnahmezustand einer epidemiologischen Notlage zu rechtfertigen. Die einrichtungsbezogene Impfpflicht im Gesundheitsbereich und die Impfplicht bei der Bundeswehr in Deutschland sowie die allgemeine Impfpflicht in Österreich stellen daher gravierende Menschenrechtsverletzungen dar und müssen juristisch aufgearbeitet werden.

Diskriminierung der Ungeimpften

Obwohl die wissenschaftlichen Belege für die Effektivität der „Impfung" von Anfang an bescheiden waren, wurde die „Impfung" durch staatliche und mediale Propaganda unter Berufung auf vermeintliche wissenschaftliche Erkenntnisse forciert. Parallel zur Impfpropaganda erfolgte vor allem in Deutschland und Österreich eine unfassbare Diskriminierungskampagne gegen Ungeimpfte.

So schreibt beispielsweise die ZEIT am 23.07.2021[281] *„Eine Diskriminierung von Ungeimpften ist ethisch gerechtfertigt"* und fordert eine direkte oder zumindest eine indirekte Impfpflicht. Die Rede ist von *„einer Minderheit von Impfverweigerern"*, die *„der Mehrheit der Geimpften die Freiheit nimmt"*. Sodann wird ohne einen einzigen wissenschaftlichen Nachweis behauptet, dass die „Impfung" *„hocheffektiv"* sei und vor Ansteckung und Weitergabe der Erkrankung schütze: *„Die zugelassenen Impfstoffe sind gegen die derzeitigen Virusvarianten hocheffektiv, die Nebenwirkungen sind — obwohl vorhanden — in der überwältigenden Zahl der Fälle tolerierbar, und die Impfstoffe reduzieren auch die Ansteckung Dritter signifikant."* Aus dieser Behauptung wird abgeleitet, dass der Einzelne eine *„moralische Verpflichtung hat, sich impfen zu lassen"*, und die Verpflichtung darf notfalls auch durch staatlichen Zwang oder zumindest Diskriminierung eingefordert werden, selbst wenn dadurch das grundlegende Menschenrecht der körperlichen Unversehrtheit verletzt wird.

Da müssten eigentlich jedem Menschen, der sich noch einen Rest an demokratisch-freiheitlichem Gedankengut bewahrt hat, die Haare zu Berge stehen. Solche Reden erinnern doch eher an ein sehr dunkles Kapitel der deutsch-österreichischen Geschichte.

Die Umsetzung der Diskriminierung erfolgte dann als „2-G-Regel", das heißt, dass gesellschaftliche Teilhabe nur noch für Geimpfte und Genesene (mit positivem PCR-Test in den letzten sechs [Österreich] bzw. drei [Deutschland] Monaten) möglich war. Ungeimpfte hatten keinen Zutritt mehr zum Kino, zum Theater, oder sogar zu Veranstaltungen im Freien wie den Christkindlmärkten in der Weihnachtszeit 2021.[282] Arbeitgeber konnten in ihrem Betrieb die 2G-Regel einführen und ihren ungeimpften Mitarbeitern kündigen. Dieses Vorgehen wurde sogar durch Gerichtsurteile als rechtens anerkannt,[283] obwohl schon die Datenschutzgrundverordnung verbietet, dass ein Arbeitgeber überhaupt nach dem Impfstatus eines

Beschäftigten fragen darf. Universitäten schlossen ungeimpfte Studierende vom Studium aus, indem sie ihnen wie die UNIVERSITÄT den Zutritt zu Lehrveranstaltungen untersagte. In manchen Universitäten in Österreich wurde sogar eine 1G-Regel umgesetzt, das heißt nicht einmal mehr Genesene innerhalb der sechs-Monatsfrist wurden zugelassen, wenn sie nicht zusätzlich eine „Impfung" vorweisen konnten.[284]

Ein betroffener Studierender schrieb mir:

„Sehr geehrter Herr Professor Sönnichsen,

ich studiere zurzeit im 3. Semester Humanmedizin an der UNIVERSITÄT. Ich weiß nicht, ob Sie sich erinnern, aber wir haben uns einmal auf einer Kundgebung von „Kein Zustand" getroffen.

Ich schreibe Ihnen, da auf der Uni morgen die 2G-Regel in Kraft tritt und ich nun – trotz Antikörpernachweis – nicht mehr an Präsenzveranstaltungen teilnehmen darf. Morgen verpasse ich ein Hämostase-Praktikum im Rahmen von Block 8 und im Jänner sind unsere Block 9 Pharma-Seminare auch im Präsenzmodus geplant. Angesichts der aktuellen Entwicklungen, insbesondere der drohenden allgemeinen Impfpflicht, frage ich mich, was zu tun ist. Haben Sie vielleicht einen Rat, wie ich mit dieser Situation umgehen kann?

Vielen Dank und herzliche Grüße"

Ich habe damals als Mitglied der Curriculumsdirektion erfolglos versucht, die UNIVERSITÄT zu einem vernünftigen Umgang mit ungeimpften Studierenden zu bewegen. Meine Einwände wurden einfach ignoriert. Letztendlich sah ich keine andere Möglichkeit mehr als den Studierenden rechtliche Schritte gegen die UNIVERSITÄT zu empfehlen:

„Ich denke es hilft nur noch, den Rechtsweg zu beschreiten. Dafür braucht man einen konkreten Anlass - d.h. man muss dokumentieren, wann, wo, und von wem man am Besuch einer Lehrveranstaltung gehindert wurde, und dann muss man dagegen klagen. Die Uni hat diese 2G-Regel rechtswidrig eingeführt, da es in Österreich (zumindest noch) keine Impfpflicht gibt. D.h. Menschen wird durch die Impfpflicht die Berufsausbildung verwehrt, was mit der geltenden Gesetzgebung nicht vereinbar ist."

In Deutschland hatte ein Studierender diesen Rechtsweg erfolgreich beschritten: In den Universitäten Baden-Württembergs wurde die 2G-Regel am 24.01.2022 aufgrund eines Urteils des Verwaltungsgerichtshofs aufgehoben und in eine Testpflicht umgewandelt.[285]

Eine Abteilung der UNIVERSITÄT ging so weit, dass sie eigenmächtig die 1G-Regel einführte. Der zuständige Professor schrieb mir auf Anfrage als Begründung:

„Die [Abteilung] ermöglicht auch in der Pandemie-Situation hands-on Kurse in der prä- und postgraduellen Ausbildung. Allerdings „mischen" sich in solchen Kursen interne und externe Personen. Daher haben wir die 1G Regel für alle institutionsübergreifenden Kurse eingeführt.... Zahlreiche Lehrende unterrichten hands-on Kleingruppen von Studierenden aus verschiedenen Institutionen. Wenn die Impfung auch nicht optimal schützt, so verringert sie meines Erachtens die Wahrscheinlichkeit schneeballartiger interinstitutioneller Ansteckungen.

Studierenden, die sich nicht impfen lassen möchten, können üblicherweise Lehrveranstaltungen ... trotzdem abschließen. Allerdings ist das, genauso wie die Entscheidung, ob hands-on Unterricht an der [Abteilung] überhaupt stattfindet, primär eine Entscheidung der jeweiligen Studiengangsleitungen. Die [Abteilung] legt aber die Rahmenbedingungen fest, unter denen sie glaubt, den jeweiligen Unterricht auch juristisch korrekt in den Unterrichtsräumen zulassen zu können."

Was ist aus Wissenschaft geworden, wenn Universitätsprofessoren solch einen Unsinn von sich geben? Was kann das Motiv sein? Dieser Mann kann doch nicht allen Ernstes glauben, was er da fabuliert.

Ich habe ihn, um ein besseres Verständnis zu erhalten, nochmals um ein (telefonisches) Gespräch gebeten, doch die Antworten, die ich bekam, haben meinen Glauben an die Wissenschaft endgültig erschüttert:

„Wir müssen uns rechtlich absichern und die Ungeimpften schützen. Da auch Geimpfte infektiös sein können, aber ja nicht getestet werden, könnte ein Ungeimpfter sich in der Lehrveranstaltung anstecken und uns nachher verklagen, dass die [Abteilung] keine ausreichenden Schutzmaßnahmen getroffen hat."

Ich habe ihm daraufhin vorgeschlagen, dass die Ungeimpften ja unterschreiben könnten, dass sie mit diesem Risiko einverstanden sind. Darauf Professor XYZ:

„Das ist mir zu umständlich, denn die [Abteilung] unterrichtet Studierende aus verschiedenen Ländern, und dann müsste ja dieses Schreiben in mehrere Sprachen

übersetzt werden. Außerdem seien sie von der [Abteilung] nicht in der Lage (aus personellen und zeitlichen Gründen), die Ungeimpften über das Risiko aufzuklären, und das wäre ja vor solch einer Unterschrift erforderlich."

Und weiter:

„Die 1G-Regel stellt einen Kompromiss dar, aus dem Wunsch, möglichst viel Präsenzlehre anzubieten und trotzdem für maximalen Schutz zu sorgen. Und wir müssen uns gegen eventuelle Klagen absichern."

Nachdem der Rechtsweg für viele Studierende wegen des finanziellen Risikos nicht in Betracht kam, konnte man eigentlich nur dazu raten, das Studium für ein Jahr zu unterbrechen, in der Hoffnung, dass der Spuk dann vorbei sein würde.

Inzwischen sind mehr als zwei Jahre vergangen, und der Spuk ist noch nicht vorbei, wenn es auch erste Anzeichen für eine Rückkehr zur Vernunft gibt. Das Unrecht, das geschehen ist, wird uns noch über Jahre beschäftigen und man kann hoffen, dass es irgendwann zumindest ehrlich und ernsthaft aufgearbeitet wird, wenn man es denn schon nicht ungeschehen machen kann. Die Webseite www.ich-habe-mitgemacht.de stellt eine wachsende Sammlung von „Unrechtszitaten" zur Verfügung, die bei der Aufarbeitung und gegen das Vergessen helfen können. Eines davon habe ich selbst gemeldet:[286]

„Wer sich nicht gegen COVID impfen lässt, wird auf der Intensivstation enden und über die Pathologie nach Hause gehen."

Und weiter:

„Ich glaube, die Impfstoffe [gegen COVID], die es heute gibt, sind die bestuntersuchten Medikamente" [der Medizingeschichte. Wo hätte man schon Arzneimittel mit einer Milliarde Probanden].[287]

Die Aussage stammt von einem der führenden Infektiologen Österreichs, zugleich Professor an der UNIVERSITÄT und Präsident der Österreichischen Gesellschaft für Infektionskrankheiten und Tropenmedizin (ÖGIT). Ich habe dem Betroffenen und der Zeitung „Kurier" den folgenden offenen Brief geschrieben:

„Sehr geehrtes Redaktionsteam des Kurier, sehr geehrter Herr Professor XYZ, sehr geehrte Corona-Experten Österreichs,

erstaunlich, was da im Kurier zu lesen ist: Professor XYZ, Präsident der Österreichischen Gesellschaft für Infektionskrankheiten, behauptet, dass ‚die Impfstoffe (Anm. gegen COVID), die es heute gibt, die bestuntersuchten Medikamente' seien. Der Kurier macht daraus gleich noch die ‚bestuntersuchten Arzneimittel der Medizingeschichte'. Und im gleichen Atemzug weiter: ‚Wo hätte man schon Arzneimittel mit einer Milliarde Probanden' – womit unumwunden zugegeben wird, dass die nur bedingt zugelassenen COVID-„Impfungen" experimentellen Charakter haben und die Geimpften unfreiwillige Teilnehmer einer Studie sind – ein ganz klarer Verstoß gegen den Nürnberger Kodex, dessen 75-jährigen Bestehens wir gerade am vergangenen Samstag in Nürnberg gedacht haben.

Diese „Impfung" ist und bleibt ein Verstoß gegen jegliche Medizinethik und gegen den Nürnberger Kodex und ist somit ein Verbrechen, es sei denn, der zu Impfende wurde umfassend über den Studiencharakter der „Impfung" und die fehlenden Sicherheitsdaten aufgeklärt und hat trotz des Risikos in die Studienteilnahme eingewilligt. Jeder, der ohne entsprechende Aufklärung über den experimentellen Charakter impft, macht sich mitschuldig, und das ist leider seit Beginn der Impfkampagne Ende 2020 die Regel und nicht die Ausnahme. Wie lange soll dieses perfide Treiben noch fortgeführt werden?

Über die Zitate von Professor XYZ im Kurier vom 21.8.2022 kann man ehrlich gesagt nur den Kopf schütteln und ich kann mir kaum vorstellen, dass das tatsächlich so gesagt wurde. Denn dann wären sicher gleich die Faktenchecker auf dem Plan und würden diese Aussagen der Schwurbelei überführen.

Da steht nämlich – man höre und staune: ‚Wer sich nicht (gegen COVID-19, Anm.) impfen lässt, wird auf der Intensivstation enden und über die Pathologie nach Hause gehen. Das muss man, glaub' ich, klar aussprechen.'

Ich denke, Herrn Professor XYZ ist sehr wohl bekannt, dass sowohl Geimpfte als auch Ungeimpfte im Verhältnis zu den Erkrankungszahlen nur äußerst selten auf der Intensivstation enden und noch viel seltener an COVID (vor allem an Omikron) versterben. Hat Herr Professor XYZ oder auch Sie, meine Damen und Herren von der Kurier-Redaktion, sich jemals die Zahlen zu Erkrankungen, Intensivbehandlungen und Todesfällen, die auf dem AGES-Dashboard (https://covid19-dashboard.ages.at/)[t] für jedermann zur Verfügung stehen, angeschaut? Warum wird hier also durch bewusste Falschaussagen unnötigerweise in der Bevölkerung Panik

---

[t] Das AGES-Dashboard wurde Mitte 2023 vom Netz genommen. Siehe auch Referenz 11

und Angst vor dem COVID-Tod verbreitet? Wenn die „Impfung" wirklich helfen würde, die Pandemie in den Griff zu kriegen, bräuchte es solche Aussagen nicht, denn jeder würde sich freiwillig impfen lassen. Tatsächlich sieht es aber mit der Impfeffektivität hinsichtlich der Verhinderung von Todesfällen und Intensivbehandlungen doch sehr bescheiden aus und die vermeintliche Wirksamkeit leitet sich vor allem aus Studien mit schweren methodologischen Fehlern ab. Wir haben in beigefügtem Dokument die aktuelle Studienevidenz zu den COVID-‚Impfstoffen' einmal zusammengestellt (siehe auch https://www.gesundheit-oesterreich.at/evidenz/covid-impfung/). Die von Ihnen im Kurierartikel angegebene 95 %-Wirksamkeit ist ein frommer Wunsch, der fern jeder Realität ist, und das wissen Sie genau. Von den zahlreichen schwersten Nebenwirkungen der „Impfung" bis hin zum Tod wollen wir hier nicht sprechen, ich stehe Ihnen aber gerne jederzeit für einen wissenschaftlichen Diskurs zu diesem Thema zur Verfügung.

Ich gratuliere Ihnen zu der Erkenntnis, dass „das Virus bleibt". Erstaunlicherweise habe ich das bereits im Sommer 2020 prophezeit, weil es eine logische Konsequenz der Epidemiologie von Corona-Viren ist. Der Unterschied zwischen Ihnen und mir ist, dass ich für diese Aussage damals mit einem Disziplinarverfahren der Österreichischen Ärztekammer beglückt wurde, weil solche Aussagen vermeintlich das Ansehen der Ärzte Österreichs beschädigen, und die UNIVERSITÄT hat sich sehr beeilt, sich von dieser Aussage aufs Schärfste zu distanzieren. Schön, dass auch Vertreter der UNIVERSITÄT inzwischen auf dem Weg zurück in die wissenschaftliche Realität sind. Die Wahrheit findet doch immer ihren Weg ans Licht.

Was ist los mit unserer Welt? Wollen Sie alle da wirklich weiter mitmachen? Ist das Geld so wichtig? Sollten Experten nicht frei von Interessenkonflikten sein? Pfizer hat beispielsweise laut Transparenzbericht 2021 123.100 Euro an die Österreichische Gesellschaft für Infektionskrankheiten und Tropenmedizin bezahlt, deren Präsident Herr Professor XYZ ist. Von diesem Sümmchen kann man sich schon mal ein schönes Vorstandswochenende in einem Fünfsternehotel in Alpbach genehmigen, oder? Man tut ja schließlich nur Gutes und rettet nebenbei noch die Menschheit vor COVID!

Ich empfehle Ihnen eine interessante Webseite in diesem Zusammenhang: https://ich-habe-mitgemacht.de/. An diese Seite erlaube ich mir, auch Ihre Aussagen im Kurier zu melden.

Ich grüße Sie – trotz allem – sehr herzlich in der Hoffnung, dass es einen Weg zurück zum sachlichen Diskurs gibt.

Ihr Prof. Dr. med. Andreas Sönnichsen"

Auf meinen Brief erhielt ich wie zu erwarten nie eine Antwort.

Die Gewinner der Krise

Keine Krise ohne Krisengewinner! Undenkbar! Es wurde noch nie in so kurzer Zeit so viel Geld verdient wie in den letzten drei Jahren.

Bereits im Januar 2020 wurde der SARS-CoV-2-PCR-Test entwickelt. Binnen kürzester Zeit wurden weltweit riesige Kapazitäten für diese Tests aufgebaut und Milliarden von Tests durchgeführt. Über die Kosten der fast 210 Millionen PCR-Tests, die allein im kleinen Österreich mit 9 Millionen Einwohnern durchgeführt wurden, hatten wir (siehe S. 75ff) bereits gesprochen. Daran haben nicht nur die Testhersteller, sondern natürlich auch die Laboratorien, welche die Tests ausgewertet und die Ärzte, die die Abstriche gemacht haben, schier unendlich viel Geld verdient. So mancher geschickte Unternehmer hat eine Teststraße oder einen Testcontainer betrieben und sich so zum Besitzer einer Goldgrube gemacht.

Noch viel schnelleres Geld konnte man mit den viel billigeren Antigentests machen. Wahrscheinlich ist auf unserer Welt noch nie ein Produkt so häufig verkauft worden wie diese Tests. Genaue Zahlen dazu sind unbekannt, aber es gab Länder wie z.B. die Slowakei, die nach einem Pilotversuch zweimal hintereinander im Abstand von einer Woche die komplette Bevölkerung zum Antigentest aufgerufen hat, in der irrigen Vorstellung, man könne so alle Infizierten gleichzeitig in Quarantäne schicken, dadurch die Infektionsketten wirksam unterbrechen und die Pandemie auf diese Weise schlagartig beenden. Nur etwa 60% der Bevölkerung folgten dem Aufruf und der Verlauf der gesamten epidemiologischen Kurve blieb trotz des zunächst proklamierten Rückgangs der Infektionszahlen um 60% weitgehend unbeeinflusst, sodass von weiteren Massentestungen Abstand genommen wurde.[288]

Der erfolglose österreichische Versuch, die gleiche Strategie anzuwenden, wurde (siehe S. 75ff) bereits beschrieben. Die Massentestungen hatten zwar keine Auswirkung auf den Pandemieverlauf, aber der Diagnostik-Industrie haben sie sehr geholfen, ihre Umsätze zu steigern.

Auch die Maskenhersteller hatten Hochkonjunktur. Anfangs hieß es noch, dass Masken sinnlos sind, aber schon im April 2020 schwenkte die Politik um und es wurden Milliarden von Masken verkauft, vielleicht sogar noch mehr als Antigentests. Die meisten Masken wurden aus China importiert. 2020 beliefen sich in Deutschland die Ausgaben für Masken auf etwa 6 Milliarden Euro.[289] 2021 wurden 3,8 Milliarden Masken eingekauft – 46 pro Bundesbürger.[290] Das ist viel und wenig zugleich: Wenn man bedenkt, dass Masken im Alltag so gut wie keinen Effekt haben, wurden hier Unsummen verschwendet. Wenn man aber zur Kenntnis nimmt, dass pro Bundesbürger nur 46 Masken für ein ganzes Jahr zur Verfügung standen, also weniger als eine Maske pro Woche, dann braucht man nicht viel Fantasie, um zu erkennen, in welchem hygienischen Zustand sich die Masken nach meist mehrtägiger Benutzung befanden. Dass diese verseuchten Masken wahrscheinlich bei den Trägern mehr Schaden angerichtet haben als Nutzen, ist ebenfalls offensichtlich.

Die Masken mussten natürlich nicht nur hergestellt, sondern auch beschafft und vertrieben werden, und so ergaben sich gute Gelegenheiten für lukrative Geschäftsmodelle, an denen sich so mancher Politiker mit wenig Aufwand eine goldene Nase verdienen durfte. So erhielten die CSU-Politiker Alfred Sauter und Georg Nüßlein laut Medienberichten Millionenprovisionen für Maskendeals, und dies laut Bundesgerichtshof ganz legal.[291]

Und dann: Was passiert eigentlich mit den benutzten Masken? Laut einer Schätzung des ZDF vom 10. Februar 2022 wanderten während der Infektionswellen weltweit jede Minute drei Millionen Masken in den Müll – oder 129 Milliarden jeden Monat.[292] Ob das gut ist für die Umwelt? Wissenschaftler machen sich jedenfalls Sorgen hierüber und dies berichten sogar die linientreuen Staatsmedien. Denn Masken werden aus dem erdölbasierten Polymer Polypropylen hergestellt, das heißt letztendlich: aus Plastik.[293] Maskenpflicht und Maskentragen bescheren uns also eine Unmenge an Plastikmüll mit allen Folgeproblemen, die dieser mit sich bringt, egal ob Plastikmüll in Wald und Flur, in den Meeren oder als Mikroplastik in der Nahrungskette.[294] Zudem entstehen bei der Herstellung von einer Tonne Kunststoff etwa zwei Tonnen CO_2 und bei der Verbrennung von einer Tonne Plastikmüll nochmals 2,7 Tonnen.[295]

Zu allem Überfluss wurden nach dem Aussetzen der Maskenpflicht im Frühjahr 2023 Millionen ungenutzte Masken durch Müllverbrennung entsorgt, weil ihr Haltbarkeitsdatum überschritten war. Allein in den Bundesländern Baden-Württemberg, Sachsen, Nordrhein-Westfalen und Mecklenburg-Vorpommern wurden über 17 Millionen Masken vernichtet, alles auf Kosten des Steuerzahlers.[296] Die Tagesschau berichtete am 27. Juni 2023 sogar über 755 Millionen nagelneue Masken, die in der Müllverbrennung landen.[297]

Die nächsten und mit Abstand höchsten Gewinner sind natürlich die Pharmaunternehmen, welche die „Impfstoffe" entwickelten, herstellen und verkaufen, allen voran die Firma Pfizer und ihr deutscher Partner BioN-Tech. Die Stadt Mainz, wo sich der Firmensitz von BioNTech befindet, ist durch die eingenommene Gewerbesteuer binnen kurzer Zeit von der Stadt mit der höchsten Pro-Kopf-Verschuldung zu einer der reichsten Städte Deutschlands geworden.[298] Pfizer hat als Vertriebspartner von BioNTech mit dem Impfstoff Comirnaty® im Jahr 2021 36,8 Milliarden Dollar[299] und im Jahr 2022 37,8 Milliarden Dollar[300] Umsatz gemacht und den höchsten Gewinn aller Zeiten eingefahren.

Nicht zuletzt haben auch die Ärzte durch die COVID-„Impfung" mehr Geld verdient als durch ihre gesamte sonstige ärztliche Tätigkeit. Ein Salzburger Arzt brüstete sich öffentlich damit, an einem Samstag 300 Menschen geimpft zu haben.[301] Für jede Erstimpfung erhielt er dafür von der Sozialversicherung 25 Euro und für jede Zweit- oder Booster-„Impfung" nochmals 20 Euro. Das macht für einen Impfsamstag allein mindestens 6.000-7.500 Euro zusätzlichen Umsatz bei minimalen zusätzlichen Kosten – zwei Ordinationshilfen für 25 Euro/Stunde mal acht Stunden verursachen Ausgaben von 200 Euro. Die Praxisräume sind ohnehin vorhanden, so dass ein Reingewinn von 5.800-7.300 Euro verbleibt. Wie der Arzt innerhalb von etwa acht Stunden 300 Patienten adäquat aufgeklärt und nachbeobachtet haben will, bleibt ein Rätsel. Aber mit der Aufklärung wurde es bei der CO-VID-„Impfung" nicht so genau genommen: Die „Impfstoffe" sind ja effektiv und sicher!

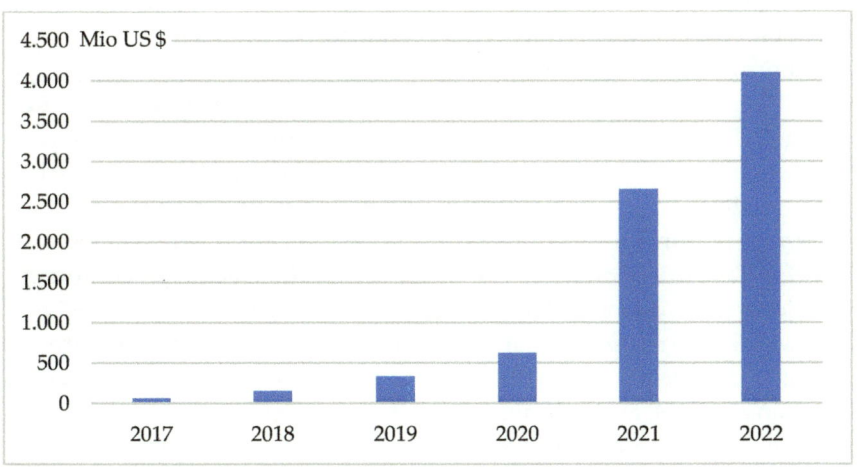

Abbildung 18: Umsatzerlöse von Zoom Video Communications[302]

Wer hat noch gute Geschäfte gemacht? IT-Branche und Online-Handel haben massiv vom Lockdown profitiert, und dies nicht nur während des Lockdowns. Unser Leben ist „digitaler" geworden. Das Online-Meeting ist heute Routine, Homeoffice und Online-Arbeit haben deutlich zugenommen. Als Beispiel für die Umsatzsteigerung der IT-Konzerne sind die Umsatzzahlen für Zoom Video Communication, Inc. in Abbildung 18 dargestellt.

Die Veränderungen blieben nicht ohne „Nebenwirkungen". Der direkte Kontakt von Mensch zu Mensch ist weniger geworden. Doch diese Nebenwirkung erscheint unbedeutend im Vergleich zu dem Schaden, den die CO-VID-„Impfungen" angerichtet haben.

Nebenwirkungen der COVID-„Impfungen"

Mit „teleskopierten" und so beschleunigten Zulassungsverfahren wurden zur Prävention von Infektionen mit SARS-CoV-2 zwei vollkommen neue Wege beschritten, einmal über das Einbringen von gentechnologisch hergestellter, modifizierter mRNA in die Körperzellen und einmal über eine künstliche Infektion mit genetisch modifizierten Vektorviren. Die Verfahren haben wir (siehe S. 110ff) bereits ausführlich beschrieben.

Aufgrund der neuartigen Wirkweise der mRNA- und Vektor-„Impfstoffe" liegen abgesehen von In-vitro-Studien, Studien in Zellkulturen und wenigen Tierversuchen so gut wie keine Erfahrungen zur tatsächlichen Wirkweise und zu möglichen unerwünschten Wirkungen beim Menschen vor. Vor allem kann es nur eingeschränkt mittelfristige und noch gar keine Langzeiterfahrungen geben. Die Anwendung der mRNA-Technologie als „Impfung" wurde zwar bereits vor mehr als 30 Jahren beschrieben, aber ein wirklicher Durchbruch in der klinischen Umsetzung konnte bisher nicht erzielt werden. Versuche an Mäusen reichen bis in die frühen 90er Jahre zurück und die Technologie wird immer wieder als vielversprechend gelobt. Die Pläne, mRNA als Krebsimpfstoff oder auch gegen Infektionskrankheiten wie Tollwut oder Malaria einzusetzen, kamen jedoch über das Versuchsstadium nie hinaus.[303]

Angesichts dieser negativen Erfahrungen über die vergangenen drei Jahrzehnte erscheint es besonders frivol, nun gerade diese „Impfstoffe" vor ihrem breiten Einsatz nur in „teleskopierten", sprich verkürzten Zulassungsstudien zu untersuchen und ohne ausreichende und vor allem ausreichend lange klinische Testung auf den Markt zu bringen.

Langzeiteffekte und vor allem selten auftretende schwerwiegende Nebenwirkungen konnten in diesen verkürzten Zulassungsverfahren nicht untersucht und berücksichtigt werden. Aus diesem Grund haben die amerikanische FDA, die Europäische Arzneimittelzulassungsbehörde EMA (European Medicines Agency) und auch Swissmedic für die Schweiz alle COVID-„Impfstoffe" zunächst nur bedingt zugelassen („Conditional Marketing Authorisation" in der EU, in den USA „Emergency Use Authorization"). Die Zulassung erfolgte also nur wegen der als überaus dringend eingestuften Notwendigkeit zur Eindämmung der Pandemie, obwohl von den Herstellern keine für eine Vollzulassung ausreichenden (Sicherheits-)Daten vorgelegt werden konnten.[304] Sehr viele Erkenntnisse zur Sicherheit der „Impfstoffe" wurden und werden also erst während der massenweisen Anwendung der Substanzen in der Bevölkerung gewonnen, leider aber ausschließlich aus retrospektiven Beobachtungsstudien, da es versäumt wurde mit der Einführung der „Impfung" prospektive randomisiert kontrollierte Studien und Kohortenstudien mit großer Fallzahl auf den Weg zu bringen, um Geimpfte und Ungeimpfte valide miteinander zu vergleichen.

Manche Länder haben daher eine Zulassung generell abgelehnt. So hat z.B. Indien weder Comirnaty®, noch Spikevax® zugelassen.[305]

Es ist also prinzipiell davon auszugehen, dass die mRNA- und Vektor-„Impfstoffe" gegen COVID als Massenimpfstoffe experimentell eingesetzt wurden. Wir werden weiter unten noch über die ethischen Implikationen dieser Tatsache sprechen.

Nebenwirkungen in den Zulassungsstudien

In der Zulassungsstudie für Comirnaty® (BNT162b2, Pfizer/BioNTech) klagten abhängig von Alter und Dosis 66 bis 83 % der Geimpften über Schmerzen im Bereich der Injektion (Placebo <10 %). Bei 34 bis 59 % kam es zu Müdigkeit, 25 bis 52 % gaben Kopfschmerzen an. Weitere, weniger häufig berichtete Nebenwirkungen waren Fieber, Schüttelfrost, Durchfall,

Muskel- und Gelenkschmerzen. Schwerwiegende unerwünschte Wirkungen (Severe Adverse Events - SAE) wurden in der Publikation der Zulassungsstudie aber nur selten angegeben (bei 0,3 %) und es fand sich kein signifikanter Unterschied zwischen Impfung und Placebo.[182]

Spikevax® führte laut Originalpublikation bei 84,2 bis 88,6 % der Geimpften zu lokalen Reaktionen im Bereich der Injektion (Placebo 18,8 bis 19,8 %), und bei 54,9 bis 79,4 % zu systemischen unerwünschten Wirkungen (Placebo 36,5 bis 42,2 %). SAE traten in der Zulassungsstudie nur bei 0,6 % der Geimpften auf.[192] Obwohl sich die Häufigkeit von gravierenden Nebenwirkungen in der Gruppe der Geimpften nicht signifikant von der Kontrollgruppe unterschied, erscheint eine Rate schwerer Nebenwirkungen von 6 von 1.000 für einen Impfstoff, mit dem potenziell gesunde Menschen geschädigt werden können, sehr hoch. Bei herkömmlichen Impfstoffen, z.B. dem Masernimpfstoff, rechnet man mit einer Rate von etwa 6 SAE pro 100.000 Impfdosen.[306] Die Rate schwerer Nebenwirkungen bei den mRNA-„Impfstoffen" ist also schon in den Zulassungsstudien 50- bis 100-mal so hoch! Dennoch wurde als Ergebnis der längst noch nicht vollständig ausgewerteten Zulassungsstudien voreilig verkündet, dass die „Impfstoffe" sicher seien.

Inzwischen wurde eine unabhängige Sekundäranalyse der Daten der Zulassungsstudien der mRNA-„Impfstoffe" vorgenommen und publiziert. In diese Auswertung wurden Daten der Zulassungsstudien und die bei der FDA eingereichten Daten einbezogen, um explizit schwere Nebenwirkungen zu erfassen. In der kombinierten Auswertung beider Zulassungsstudien traten bezogen auf 10.000 Geimpfte 13,2 SAE mehr auf als nach der Placebo-Injektion. Das absolute Risiko für SAE von 13,2/10.000 wurde der absoluten Risikoverminderung für COVID-assoziierte Hospitalisierung von 2.3/10.000 (Pfizer) und 6.4/10.000 (Moderna) gegenübergestellt. Das SAE-Risiko ist also zwei bis sechsmal so hoch wie die durch die „Impfung" erzielte Risikoreduktion für einen schweren COVID-Verlauf. Die Autoren folgern daher, dass die Nutzen/Schaden-Bilanz der „Impfstoffe" mit großer Wahrscheinlichkeit für den größten Teil der Bevölkerung negativ ist, vor allem für junge und gesunde Menschen, deren Risiko für einen schweren COVID-Verlauf gering ist.[307]

In den vier Zulassungsstudien zu Vaxzevria® (AstraZeneca) wird nur sehr unvollständig über unerwünschte Wirkungen berichtet. SAE traten bei 0,7 % der mit Vaxzevria® Geimpften auf. Da die Kontrollgruppe (0,6 % SAE) gegen Meningokokken geimpft wurde, gibt es keinen Vergleich zu Placebo.[193]

Der Vektorimpfstoff Jcovden® von Johnson&Johnson führte bei 0,4 % der Geimpften zu schwerwiegenden Nebenwirkungen (Placebo ebenfalls 0,4 %),[194] es kam aber bei den Geimpften auffällig häufiger zu thromboembolischen Ereignissen als unter Placebo (11 versus 3 Fälle bei ca. 21.000 evaluierten Teilnehmern pro Gruppe).

Für den zuletzt zugelassenen Impfstoff Nuvaxovid® (Novavax) wurde nach zweimonatiger Beobachtungszeit etwas seltener über lokale unerwünschte Wirkungen (58,0 bis 78,9 % bei Geimpften und 21.1 bis 21,7 % unter Placebo) und etwas häufiger über systemische SAE (2,4 bis 12,1 % bei Geimpften, 2,1 % unter Placebo) berichtet.[195]

Bei der Zusammenschau der Zulassungsstudien fällt die außerordentlich große Streuung der Nebenwirkungsraten unter Placebo auf (zwischen 0,3 % bei Comirnaty® und 2,1 % bei Nuvaxovid®), wodurch die Validität der Nebenwirkungserfassung in den Studien zweifelhaft erscheint.

Sehr ähnliche akute Nebenwirkungen wie nach COVID-„Impfung" treten auch nach der Influenza-Impfung auf, sodass sich diese zum Vergleich der Häufigkeiten anbietet. Nach einem 2018 erschienen Cochrane-Review kommt es nach einer Influenza-Impfung im Durchschnitt aller im Review evaluierten Impfstoffe in knapp 60 % der Fälle zu lokalen Reaktionen wie Rötung oder Schwellung im Injektionsbereich, in 16,5 % zu Kopfschmerzen und in 14,8 % zu Müdigkeit.[308] Alle diese Nebenwirkungen treten unter COVID-„Impfstoffen" somit deutlich häufiger auf.

Allen Zulassungsstudien ist gemein, dass die Beobachtungszeiten zu kurz und die Fallzahlen zu gering sind, sodass seltene und im Zeitverlauf erst später auftretende Nebenwirkungen nicht erfasst wurden.

Die Zulassungsstudien der COVID-„Impfstoffe" zeigten wie bereits ausführlich dargestellt (siehe S. 114) zum Zeitpunkt der Durchführung zwar eine signifikante Reduktion PCR-Test-positiver symptomatischer COVID-Erkrankungen bei Geimpften im Vergleich zu Placebo, wenn man die Zeit zwischen der ersten „Impfung" und sieben Tage nach der zweiten „Impfung" nicht berücksichtigte. Da diese Zeit in der Wirklichkeit jedoch durch keinen Geimpften „übersprungen" werden kann und sich das Virus zwischenzeitlich signifikant geändert hat, spiegeln die Studienergebnisse eine höhere Impfeffektivität wider als die, welche aktuell tatsächlich vorliegt.

Diese allenfalls bescheidene Impfeffektivität wird erkauft durch sehr hohe Raten von lokalen und systemischen unerwünschten Wirkungen, die deutlich über denen der Influenzaimpfung liegen. Über die Langzeitsicherheit der COVID-„Impfungen" lassen sich wegen zu kurzer Beobachtungszeiten aus den Zulassungsstudien keine belastbaren Aussagen ableiten. Wegen der zu geringen Fallzahlen wurden seltene schwerwiegende Nebenwirkungen nicht erfasst. Auch kann eine Verzerrung der Ergebnisse durch die zum Teil erheblichen Drop-Out-Raten in einigen Studien nicht ausgeschlossen werden. Dies gilt insbesondere auch für Studien zu bestimmten Bevölkerungsgruppen (z. B. Kinder, Schwangere).

Nebenwirkungen in Beobachtungsstudien

Keine einzige der vorliegenden großen Beobachtungsstudien zur Impfeffektivität (siehe S. 128ff) untersucht die Nebenwirkungsrate. Es werden nicht einmal Gesamthospitalisierungsrate und Gesamtsterblichkeit als wichtigste klinische Parameter für die Verträglichkeit eines Arzneimittels berichtet. Aussagen zur Sicherheit der „Impfstoffe" lassen sich aus diesen Studien daher nicht ableiten.

Es gibt allerdings auch eine sehr große, gematchte retrospektive Beobachtungsstudie, die sich explizit den unerwünschten Wirkungen des Pfizer-„Impfstoffs" widmete. In dieser Studie wurden 824.828 Geimpfte in den ersten 42 Tagen nach der ersten „Impfung" mit der gleichen Anzahl von Kontrollpersonen ohne „Impfung" hinsichtlich des Auftretens von Krankheitsereignissen verglichen.[309] Die „Impfung" ging mit einem 3,24-fach erhöhten Risiko für eine Herzmuskelentzündung (Myokarditis) einher (2,7 zusätzliche Ereignisse pro 100.000 Geimpfte). Auch das Risiko für eine krankhafte Vergrößerung der Lymphknoten (Lymphadenopathie) (Risiko 2,43-fach erhöht, 78 Ereignisse/100.000) und Gürtelrose (Herpes Zoster) (Risiko 1,43-fach erhöht, 15,8 Ereignisse/100.000) war bei den Geimpften signifikant höher. Todesfälle und Krankenhausaufnahmen wurden nicht untersucht. Auch Nebenwirkungen, die erst im weiteren Verlauf nach dem kurzen Beobachtungszeitraum von 42 Tagen auftraten, wurden in dieser Studie natürlich nicht erfasst.

Ein weiteres großes Problem der Studien ist, dass Krankheits-, Hospitalisierungs- und Todesfälle als Folge der „Impfung" bei PCR-Test-positiven Personen als COVID-Fälle gewertet werden und nicht als Impfgeschädigte. Hierdurch kann es zu einer erheblichen Verzerrung der Ergebnisse kommen, die nur durch eine exakte Erhebung der Krankengeschichte und eine klinische Untersuchung hätte vermieden werden können. Die verwendeten Versicherungsdaten sind in diesem Falle jedoch ungeeignet, da sie nicht zwischen positivem PCR-Test und Erkrankung unterscheiden können und die exakten zeitlichen Zusammenhänge nicht berichtet werden.

Die meisten Postmarketing-Studien fokussieren ausschließlich auf die COVID-spezifischen Endpunkte positives Testergebnis (unabhängig von klinischen Merkmalen), symptomatische Infektion, COVID-bedingte Hospitalisierung und COVID-assoziierter Tod. Wie schon gesagt, werden nicht einmal die Gesamtsterblichkeit und die Gesamthospitalisierungsrate berichtet. Aussagen zur Sicherheit können aus diesen Studien und Daten nicht abgeleitet werden. Die Studienlage zu relevanten Nebenwirkungen der „Impfstoffe" ist daher insgesamt sehr begrenzt und wir sind auf die Pharmakovigilanzdaten der Hersteller (siehe S. 171, das sind Beobachtungsstudien zur Arzneimittelsicherheit, die von den Pharmafirmen selbst durchgeführt werden müssen und die natürlich von den Firmeninteressen beeinflusst sind) und die Meldungen von Impfschäden an die zuständigen Behörden (siehe S. 197ff) angewiesen.

Optimalerweise hätte mit der Markteinführung der COVID-„Impfstoffe" eine unabhängige, prospektive Kohortenstudie zur Erfassung patientenrelevanter unerwünschter Ereignisse (v.a. schwere Erkrankung, bleibender Schaden, Hospitalisierung, Tod) bei Geimpften und Ungeimpften über einen längeren Zeitraum gestartet werden müssen. Dies ist aber (möglicherweise absichtlich) nicht geschehen. Dieses Versäumnis ist durch nichts zu entschuldigen.

Pharmakovigilanz-Daten der Hersteller

BNT162b2 (Comirnaty®)

Die Pharmakovigilanz-Daten zu Comirnaty® müssen regelmäßig in aktualisierten „Risiko-Management-Plänen" (RMP) veröffentlicht und den Zulassungsbehörden zur Verfügung gestellt werden. Der Verlauf der Versionen macht deutlich, wie die Firma versucht, das wahre Ausmaß der Nebenwirkungen zu verschleiern. So werden in der Version 5 des RMP (Stand

Februar 2022) noch konkrete Zahlen zu wichtigen Nebenwirkungen publiziert:

- Anaphylaxie (allergischer Schock): 6.327 Verdachtsfälle bei Erwachsenen (1 % des gesamten Post-Authorisation-Datensets), 39 Todesfälle.
- Myokarditis (Herzmuskelentzündung): 3.165 Verdachtsfälle, 52 Todesfälle
- Perikarditis (Herzbeutelentzündung): 2.482 Verdachtsfälle, 10 Todesfälle
- Vaccine-Associated Enhanced Disease (VAED, durch die „Impfung" bedingte Verstärkung der Erkrankung): 9.233 Verdachtsfälle, 1.230 Todesfälle

Diese Version des RMP ist aber nur noch über das Webarchiv web.archive.org erhältlich.[310]

In der aktualisierten Version 9 des RMP vom November 2022, die ebenfalls nur noch über web.archive.org aufrufbar ist, sind diese Zahlen verschwunden. Die Anaphylaxie taucht zwar in Tabelle 58 des RMP noch als „Wichtiges identifiziertes Risiko" auf, aber ohne Häufigkeitsangaben. Bei der Herzmuskelentzündung werden nur noch Zahlen aus einzelnen Studien auf Altersgruppen aufgeteilt berichtet. Nur zur Booster-„Impfung" werden 1.806 neue, zusätzliche Fälle von Herzmuskel- oder Herzbeutelentzündung berichtet, sowie 21 Todesfälle.

Auch die durch die „Impfung" verstärkte Erkrankung wird im Update erwähnt, aber ebenfalls ohne zusammenfassende Zahlenangaben. Auch hier werden nur Zahlen zur Booster-„Impfung" genannt: 608 zusätzliche, schwerwiegende Fälle, von denen 117 verstorben sind.

Wichtige systemische Nebenwirkungen wie Müdigkeit, Gliederschmerzen, neurologische Symptome (Konzentrationsstörungen, Gedächtnisstörungen, Kopfschmerzen, motorische und sensible Ausfälle) werden im RMP erwähnt, aber mit der Begründung der fehlenden Wichtigkeit nicht behandelt. Genau diese Symptome machen aber das sogenannte Post-Vac-Syndrom aus, unter dem so viele Geimpfte leiden. Auch schwerwiegende Nebenwirkungen wie thromboembolische Ereignisse, Schlaganfall, Lungenembolie und Herzinfarkt finden im Pharmakovigilanzbericht der Firma keine Würdigung.

Immerhin wird eingeräumt, dass für folgende Fälle bis heute noch immer keine ausreichenden Daten vorliegen, um die Sicherheit des Impfstoffs zu gewährleisten:

- Anwendung von Comirnaty® in der Schwangerschaft und Stillzeit.

- Anwendung von Comirnaty® bei Personen mit Immunsuppression.
- Anwendung von Comirnaty® bei gebrechlichen Personen mit Komorbidität (z.B. COPD, Diabetes mellitus, chronische neurologische Erkrankungen, kardiovaskuläre Erkrankungen).
- Anwendung von Comirnaty® bei Personen mit Autoimmunerkrankungen oder chronisch entzündlichen Erkrankungen.
- Anwendung von Comirnaty® gleichzeitig mit anderen Impfstoffen.

Darüber hinaus wird explizit festgehalten, dass die Langzeitsicherheit von Comirnaty® noch nicht vollständig bekannt ist („The long-term safety of COVID-19 mRNA-vaccine is not fully known", RMP 9, S. 126).

Auch in der aktuellen (Stand November 2023) Version des RMP (Version 10.0) wird nach wie vor angegeben, dass keine Daten zur Langzeitsicherheit vorliegen (RMP 10.0, S. 135).[311]

Obwohl die Sicherheitsdaten nach wie vor unvollständig sind, hat die Europäische Arzneimittelbehörde EMA (European Medicines Agency) am 10. Oktober 2022 die Umwandlung der bedingten Zulassung von Comirnaty® in eine Vollzulassung empfohlen.[312] In Anbetracht der fehlenden Notwendigkeit der „Impfung" aufgrund der epidemiologischen Situation im Herbst 2022, der allenfalls marginalen Wirksamkeit des Impfstoffs und des hochgradigen Verdachts auf ein negatives Nutzen-Schaden-Verhältnis ist diese Vollzulassung vollkommen unverständlich, um nicht zu sagen kriminell.

mRNA-1273 (Spikevax®)

In der Version 3.0 (Stand Dezember 2021) des Risk Management Plans für Spikevax® werden folgende identifizierte und mögliche Risiken durch den Impfstoff aufgeführt. Auch hier ist die Version nur noch über das Webarchiv auffindbar.[313]

- Anaphylaxie (allergischer Schock): 1.214 Fälle, 0,23 Fälle/100.000 Impfdosen, Todesfälle nicht angegeben.
- Vaccine Associated Enhanced Disease (VAED, durch die „Impfung" bedingte Verstärkung der Erkrankung): keine Fälle berichtet.
- Myokarditis (Herzmuskelentzündung): 362 Fälle, 3,45 Fälle/100.000 Personenjahre Beobachtungszeit, Todesfälle nicht angegeben.

- Perikarditis (Herzbeutelentzündung): 2,16 Fälle/100.000 Personenjahre Beobachtungszeit, Fallzahl nicht angegeben, Todesfälle nicht angegeben.

In der aktualisierten Version 7.1 des RMP tauchen diese Zahlen nicht mehr auf. [314] Die Anaphylaxie wurde gänzlich gestrichen. Über Herzmuskel- und Herzbeutelentzündung wird nur allgemein berichtet, mit Verweis auf Zahlen aus einzelnen Studien. Eine mögliche Verstärkung der COVID-Erkrankung durch die „Impfung" wird verneint.

Immerhin wird auch weiterhin zugegeben, dass zu folgenden Risiken bisher keine ausreichenden Daten vorliegen und daher die Sicherheit des Impfstoffs nicht garantiert werden kann:

- Anwendung von Spikevax® in der Schwangerschaft und Stillzeit.
- Anwendung von Spikevax® bei Personen mit Immunsuppression.
- Anwendung von Spikevax® bei gebrechlichen Personen mit Komorbidität (z.B. COPD, Diabetes mellitus, chronische neurologische Erkrankungen, kardiovaskuläre Erkrankungen).
- Anwendung von Spikevax® bei Personen mit Autoimmunerkrankungen oder chronisch entzündlichen Erkrankungen.
- Anwendung von Spikevax® gleichzeitig mit anderen Impfstoffen.

Auch für Spikevax wird vom Hersteller eingeräumt, dass keine ausreichenden Daten vorliegen, um Aussagen zur Langzeitsicherheit zu machen („The long-term safety profile remains to be characterised", RMP 7.1, S. 110).

ChAdOx1-S (Vaxzevria®)

In der Version 4 (Stand Juni 2021) des Risk Management Plans für den COVID-„Impfstoff" von AstraZeneca wurden folgende identifizierte und mögliche Risiken des Impfstoffs aufgeführt. Auch dieser Plan ist nur noch über web.archive.org zugänglich.[315]

- Anaphylaxie und allergische Reaktionen (sehr selten, keine Zahlenangaben).
- Vaccine Associated Enhanced Disease (VAED, durch die „Impfung" bedingte Verstärkung der Erkrankung): keine Fälle in Postmarketing-Studien.
- Venöse Thrombosen und Thromboembolien (sehr selten, keine Zahlenangaben)

- Thrombose mit Thrombozytopenie-Syndrom (VITT - vaccination induced thrombotic thombocytopenia, sehr selten, keine Zahlenangaben)
- Guillain-Barré-Syndrom (sehr selten, einzelne Todesfälle, keine Zahlenangaben)
- Immunologisch vermittelte neurologische Erkrankungen, z.B. transverse Myelitis (sehr selten, keine Zahlenangaben)
- Thrombozytopenie, Immunthrombozytopenie (<0,1 % der Fälle, einzelne Todesfälle, keine Zahlenangaben)

In der aktuellen Version 7 des RMP[316] wird die Anaphylaxie nicht mehr als relevantes Risiko aufgeführt. Venöse Thrombosen und Thromboembolien betreffen 0,1 % der Studienteilnehmer, die den Impfstoff erhielten, die Häufigkeit unterscheidet sich aber nicht von mit Placebo oder Meningokokken-Impfstoff Behandelten. Für Thrombosen mit Thrombozytopenie werden „einige Fälle" genannt, ohne genaue Zahlenangabe, von denen wiederum „einige" einen tödlichen Verlauf nahmen, ebenfalls ohne Zahlenangaben. Gleiches gilt für die Immunthrombozytopenie (autoimmunologisch bedingter Mangel an Blutplättchen), für die auch „einige" Todesfälle genannt werden. „Sehr selten" kam es auch zu einem Guillain-Barré-Syndrom (ebenfalls ohne Zahlenangabe) und immunologisch bedingten neurologischen Symptomen/Erkrankungen wie Gesichtsnervlähmung, Transverse Myelitis, Multiple Sklerose u.a. (nach der „Impfung" allerdings nicht signifikant häufiger als in ungeimpften Vergleichsgruppen). Fälle von verstärkter COVID-Erkrankung nach „Impfung" wurden nicht beobachtet.

Für folgende Anwendungen liegen keine ausreichenden Sicherheitsdaten vor:

- Anwendung von Vaxzevria® in der Schwangerschaft und Stillzeit.
- Anwendung von Vaxzevria® bei Personen mit Immunsuppression.
- Anwendung von Vaxzevria® bei gebrechlichen Personen mit Komorbidität (z.B. COPD, Diabetes mellitus, chronische neurologische Erkrankungen, kardiovaskuläre Erkrankungen).
- Anwendung von Vaxzevria® bei Personen mit Autoimmunerkrankungen oder chronisch entzündlichen Erkrankungen.
- Anwendung von Vaxzevria® gleichzeitig mit anderen Impfstoffen.

Wie für alle anderen COVID-„Impfstoffe", wird auch für Vaxzevria® vom Hersteller angegeben, dass keine ausreichenden Daten vorliegen, um Aussagen zur Langzeitsicherheit zu machen („understanding of the long-term safety profile of AZD1222 is currently limited", RMP V7, S. 53).

Ad26.COV2.S (Jcovden®)

Für den Impfstoff Jcovden® der Firma Janssen finden wir die gleiche Situation vor: In der Version 3.1 (Stand Oktober 2021) des Risk-Management-Plans[317] für den COVID-„Impfstoff" von Janssen, der nur noch über das Webarchiv auffindbar ist, werden folgende identifizierte und mögliche Risiken des Impfstoffs aufgeführt:

- Anaphylaxie und allergische Reaktionen: 26 Fälle, 1,3 Fälle/Million Impfdosen – zum Vergleich:[318] Masern 0,6/Million, Influenza 0,2/Million.
- Vaccine Associated Enhanced Disease (VAED, durch die „Impfung" bedingte Verstärkung der Erkrankung): keine Fälle in Postmarketing-Studien.
- Venöse Thrombosen und Thromboembolien: 4.828 Fälle, Todesfälle nicht angegeben.
- Thrombose mit Thrombozytopenie-Syndrom (vaccination induced thrombotic thrombocytopenia – VITT): 264 Fälle, 42 Todesfälle.
- Guillain-Barré-Syndrom: 107 Fälle, 1 Todesfall.
- Thrombozytopenie, Immunthrombozytopenie: 284 Fälle, 4 Todesfälle.

Darüber hinaus werden folgende mögliche systemische Nebenwirkungen berichtet:

- Sehr häufig (≥1/10):
  - Kopfschmerzen
  - Übelkeit
  - Muskelschmerzen
  - Müdigkeit
- Häufig (≥1/100 bis <1/10)
  - Husten
  - Gelenkschmerzen
  - Fieber
- Gelegentlich (≥1/1.000 bis <1/100)
  - Tremor (Zittern)
  - Halsschmerzen
  - Hautausschlag
  - Muskelschwäche
  - Allgemeine Schwäche

In der aktualisierten Fassung 5.3 des RMP, ebenfalls nur noch über web.archive.org erhältlich, werden nur noch Thromboembolien, Thrombozytopenie und Guillain-Barré Syndrom als Risiken aufgeführt. Die Anaphylaxie wird nicht mehr erwähnt. Seit der Version 3.1 des RMP ist die Zahl der Fälle mit Thrombose und Thrombozytopenie auf 295 angestiegen (4,2 Fälle/Million Impfdosen). Erstaunlicherweise ist die Zahl der Todesfälle mit 29 niedriger als im vorangegangenen Bericht. Die Anzahl der Fälle mit Guillain-Barré-Syndrom hat sich verfünffacht (516 Fälle, 11,7 Fälle/Million Impfdosen, 10 Todesfälle). 739 Geimpfte erlitten eine Thrombozytopenie (Mangel an Blutplättchen): 16,8 Fälle/Million Impfdosen, 89 verstarben an den Folgen.

Die häufigste Nebenwirkung war wie schon im Vorbericht die venöse Thromboembolie. Erstaunlicherweise ist hier die Fallzahl im Vergleich zum Vorbericht auf 4.147 Fälle gesunken (94 Fälle/Million Impfdosen). 368 Geimpfte verstarben.

Vollkommen andere, teilweise niedrigere Zahlen als im Vorbericht, finden sich im aktuellen RMP 7.1 vom Februar 2023. [319] So ist beispielsweise nur noch von 225 Fällen mit VITT und 33 Todesfällen die Rede. Eine Erklärung für das Verschwinden von SAE und Todesfällen von einem Bericht zum nächsten bleibt die Firma schuldig und man fragt sich, ob das den Reviewern in der EMA eigentlich nicht aufgefallen ist.

Zusätzlich wird im letzten RMP über 436 Fälle von Myokarditis/Perikarditis, davon 22 mit tödlichem Ausgang, berichtet.

Auch für Jcovden® sind in folgenden Fällen keine ausreichenden Daten vorhanden, um die Sicherheit des Impfstoffs zu gewährleisten:

- Anwendung von Jcovden® in der Schwangerschaft und Stillzeit.
- Anwendung von Jcovden® bei Personen mit Immunsuppression.
- Anwendung von Jcovden® bei gebrechlichen Personen mit Komorbidität (z.B. COPD, Diabetes mellitus, chronische neurologische Erkrankungen, kardiovaskuläre Erkrankungen).
- Anwendung von Jcovden® bei Personen mit Autoimmunerkrankungen oder chronisch entzündlichen Erkrankungen.
- Anwendung von Jcovden® gleichzeitig mit anderen Impfstoffen.

Es wird auch explizit festgehalten, dass die Langzeitsicherheit von Jcovden® unbekannt ist („There are no available data on the long-term safety of Ad26.COV2.S", RMP 7.1, S. 81).

NVX-CoV2373 (Nuvaxovid®)

Der Risk-Management-Plan für NVX-CoV2373 vom September 2022 weist auf folgende Risiken hin:[320]

- Herzmuskel- und Herzbeutelentzündung: einzelne Fälle, Zahlen und Todesfälle nicht angegeben.
- Vaccine Associated Enhanced Disease (VAED, durch die Impfung bedingte Verstärkung der Erkrankung): keine Fälle.

Die Verfügbarkeit von Daten ist äußerst begrenzt. Auch zu folgenden Anwendungsbereichen liegen keine Daten vor, so dass Sicherheitsrisiken nicht ausgeschlossen werden können:

- Anwendung von Nuvaxovid® in der Schwangerschaft und Stillzeit.
- Anwendung von Nuvaxovid® bei Personen mit Immunsuppression.
- Anwendung von Nuvaxovid® bei gebrechlichen Personen mit Komorbidität (z.B. COPD, Diabetes mellitus, chronische neurologische Erkrankungen, kardiovaskuläre Erkrankungen).
- Anwendung von Nuvaxovid® bei Personen mit Autoimmunerkrankungen oder chronisch entzündlichen Erkrankungen.
- Anwendung von Nuvaxovid® gleichzeitig mit anderen Impfstoffen.

Darüber hinaus wird explizit festgehalten, dass die Langzeitsicherheit von Nuvaxovid® unbekannt ist („Understanding of the long-term safety profile of NVX-CoV2373 is currently limited, RMP 2.1, S. 43). Ein weiteres Update des RMP ist bisher nicht erfolgt.

COVID-19 Vaccine (inactivated, adjuvanted) Valneva®

Für den Valneva COVID-19 Impfstoff gibt es bisher nur einen Risk Management Plan Version 1 vom Juni 2022, der noch keine Pharmakovigilanzdaten enthält und der nur lapidar angibt, dass bisher keine relevanten Risiken identifiziert werden konnten. Wie bei allen anderen COVID-„Impfstoffen" wird festgehalten, dass zur Sicherheit in Schwangerschaft und Stillzeit, bei Immunsuppression, bei gebrechlichen, chronisch Kranken, bei Patienten mit Autoimmun- oder chronisch-entzündlichen Erkrankungen und bei gleichzeitiger Anwendung anderer Impfungen keine Aussagen getroffen werden können. Auch für den Valneva-Impfstoff gibt es keine

Daten zur Langzeitsicherheit.[321] Weder die EMA noch die Firma hielten bisher ein Update des RMP für erforderlich.

Die dreiste Lüge vom sicheren „Impfstoff"

Insgesamt ist es also vollkommen unverständlich, wie in Anbetracht der lückenhaften Datenlage noch bis heute (Stand Dezember 2023) gebetsmühlenartig wiederholt wird, dass die COVID-„Impfstoffe" sicher seien. Im Gegenteil wurden für alle in der EU zugelassenen COVID-„Impfstoffe" von den Herstellern selbst von Anfang an erhebliche Sicherheitsrisiken eingeräumt und Todesfälle nach „Impfung" bekanntgegeben. Einhellig wird zugegeben, dass keine Daten zur Langzeitsicherheit vorliegen.

Selbst wenn nicht in allen Fällen ein ursächlicher Zusammenhang zwischen „Impfung", Nebenwirkung und Tod beweisbar ist, so musste doch von einem nicht unerheblichen Risiko ausgegangen werden. Besonders zur Anwendung der „Impfstoffe" in der Schwangerschaft und Stillzeit sowie bei Immunsupprimierten, bei alten, gebrechlichen Menschen mit Begleiterkrankungen, und bei Personen mit Autoimmun- und chronisch-entzündlichen Erkrankungen gestehen alle Hersteller ein, dass noch immer keine ausreichenden Sicherheitsdaten vorhanden sind.

Es macht einen fassungslos, mit welcher Dreistigkeit die Lügenpropaganda vom sicheren Impfstoff von Politikern, vermeintlichen „Experten" und den Medien verbreitet wurde und wird. Im Februar 2021 antwortet Karl Lauterbach, damals noch Bundestagsabgeordneter der SPD, auf die Frage, ob man vor der „Impfung" Angst haben müsse: *„Nein, eine „Impfung" gegen das Corona-Virus ist unbedenklich…. In den vergangenen Wochen sind weltweit mehrere Millionen Menschen geimpft worden, ohne dass es zu großen Problemen gekommen wäre."*[322] Noch im August 2021 twittert Lauterbach, dass *„eine Minderheit in der Gesellschaft eine **nebenwirkungsfreie** Impfung nicht will, obwohl sie gratis ist".*[323] Am 12.3.2023 stellt er dann im ZDF-Interview richtig: *„Ich habe übertrieben."*[324]

Tatsächlich wurde nicht nur in Pharmakovigilanz-Mitteilungen, Risiko-Management-Plänen und Rote-Hand-Briefen der Hersteller vor erheblichen

Sicherheitsrisken gewarnt, sondern es wurde schon sehr früh nach Beginn der Impfkampagne über schwerwiegende Nebenwirkungen und Todesfälle berichtet, die einen sofortigen Stopp der „Impfungen" erforderlich gemacht hätten. Und niemand kann heute sagen: „Man konnte es damals nicht wissen", denn alle in diesem Buch präsentierten Dokumente sind öffentlich zugänglich und sprachen bereits ganz zu Anfang der Impfkampagne eine eindeutige Sprache: Diese Impfstoffe sind nicht sicher!

Impfdruck unter Strafandrohung

Trotz der defizitären Studienlage zur Wirksamkeit und Sicherheit der COVID-„Impfstoffe" übte die Österreichische Ärztekammer immensen Druck auf die Ärzte aus, die komplette Bevölkerung ohne Ausnahme zu impfen. Die bereits beschriebene Begrenzung der Zulassung auf Selbstschutz und die fehlende Indikation „Schutz vor Transmission" machen deutlich, dass der Druck von Regierung, „Experten", Ärztekammer und anderen Institutionen den Tatbestand der Nötigung erfüllt und strafrechtlich verfolgt werden muss.

In einem Memorandum hatten sich Gesundheitsministerium und Kammer lange vor der Zulassung der Impfstoffe, nämlich bereits im April 2020 darauf geeinigt, dass die Ärzte hervorragend entlohnt würden und die Kammer dafür die Ärzte unter Druck setzen würde, die Impfung zu propagieren und durchzuführen.[325] In einer Ergänzung zum „Memorandum of Understanding zu COVID-Impfungen zwischen der Österreichischen Ärztekammer und Gesundheitsministerium" wurde festgehalten:[326]

„Die Österreichische Ärztekammer wird eine Medienkampagne sowie eine Kampagne unter der Ärzteschaft durchführen, um die Impfbereitschaft in der Bevölkerung zu erhöhen. Dazu gehört auch das Ansprechen des Impfthemas bei anderen Arztterminen (z.B. Gesundheitsvorsorgeuntersuchung) und wird verstärkt gegen Ärzte und Ärztinnen, die Falschinformationen verbreiten, vorgehen."

Und im Gegenzug erhalten die Ärzte ein üppiges Impfhonorar:

„Für alle mit der COVID-19-Impfung im Zusammenhang stehenden Leistungen in den Ordinationen gebührt eine pauschale Abgeltung von 25 € für den ersten Stich, 20 € für den zweiten Stich. Ab dem 1. September 2021 gebührt für den dritten Stich ein Honorar von 20 €."

Das ursprüngliche Memorandum wurde im April 2020 von Bundesminister Rudolf Anschober und Ärztekammerpräsident a.o. Prof. Dr. Thomas Szekeres, die Ergänzung am 03. September 2021 von Gesundheitsminister Dr. Wolfgang Mückstein und gleichnamigen Präsidenten.

Nachdem die Impfzahlen trotz der medialen Kampagne stagnierten, setzte Kammerpräsident Szekeres die Ärzteschaft am 2.12.2021 mit einem „Drohbrief" unter Druck (siehe Abbildung 19).[327]

Dieser Brief verstieß gegen alle Prinzipien einer evidenzbasierten, empathischen Behandlung von anvertrauten Patienten und gegen jegliche ärztliche Ethik. Zudem existierte keine Studienevidenz für die COVID-„Impfungen", die diese Nötigung zum Impfen rechtfertigen würde. Ganz offensichtlich ging es nur um die politische Erfüllung der an den Gesundheitsminister gemachten Zusagen.

Mit einigen Mitstreitern verfasste ich einen offenen Brief an den Kammerpräsidenten, in dem wir ihn an das Genfer Gelöbnis des Weltärztebundes und die Prinzipien ärztlichen Handelns erinnerten. Der Brief wurde am 14.12.2021 veröffentlicht.[328]

„Sehr geehrter Herr Präsident,

mit Ihrem Rundschreiben 325/2021 vom 2.12.2021, das zwar nicht an die Öffentlichkeit gerichtet war, das aber inzwischen öffentlich verfügbar ist, haben Sie gegen die Grundprinzipien der evidenzbasierten Medizin und der ärztlichen Behandlungsfreiheit verstoßen und gewissenhaft arbeitenden Kolleginnen und Kollegen pauschal Disziplinarstrafen angedroht. Sie haben festgelegt, wie Ihrer Meinung nach ärztliche Berufspflicht zu definieren ist. Wenn ein Präsident so agiert, verlieren wir bei unseren Patientinnen und Patienten unsere Glaub- und Vertrauenswürdigkeit.

Sie schreiben ohne Angabe von Quellen für Ihre Behauptung: ‚Im Zusammenhang mit der gegenwärtigen Pandemie darf klargestellt werden, dass es derzeit aufgrund der vorliegenden Datenlage aus wissenschaftlicher Sicht und unter Hinweis auf diesbezügliche Empfehlungen des Nationalen Impfgremiums grundsätzlich keinen Grund gibt, Patientinnen/Patienten von einer Impfung gegen COVID-19 abzuraten.'

Zu dieser Aussage nehmen wir wie folgt Stellung: Die Datenlage hinsichtlich der Wirksamkeit und Sicherheit der in Österreich verfügbaren COVID-19 ‚Impfstoffe' ist keineswegs einheitlich und eindeutig und ist zudem einem permanenten Wandel unterworfen.

Während man bis vor wenigen Wochen davon ausging, dass die COVID-19 Grundimmunisierung Schutz gegen die Erkrankung gewährt, ist mittlerweile wissenschaftlich belegt, dass dieser Schutz erstens allenfalls hinsichtlich schwerer Verläufe relevant ist und zweitens nach spätestens sechs bis sieben Monaten statistische Signifikanz verliert.[226] Weiters ist wissenschaftlich nachgewiesen, dass Geimpfte und Nichtgeimpfte die Infektion gleichermaßen weitergeben können.[275] Das Argument, dass mit der „Impfung" eine „Herdenimmunität" erreicht wird, ist also obsolet. Ob durch die Booster-„Impfung" ein weitergehender Schutz erzielt werden kann, ist ungewiss. Die bisher hierzu vorliegenden Studien überblicken nur wenige Wochen und machen deutlich, dass die absoluten Effekte allenfalls marginal sind und sicher am Verlauf der Pandemie insgesamt nichts ändern werden.[233] Dies ist insbesondere daran zu erkennen, dass kein Zusammenhang zwischen Impfquote und Inzidenz nachweisbar ist.[238]

Hinzu kommt die große Mutationsfreudigkeit von SARS-CoV-2. Bereits gegenüber der derzeit noch vorherrschenden Delta-Variante wurde ein verminderter und rasch schwindender Effekt der ‚Impfungen' gezeigt.[227] Ob gegenüber der sich derzeit ausbreitenden Omikron-Variante überhaupt noch ein Schutz vorliegt, ist unbekannt.

*Die Schutzwirkung der COVID-19-‚Impfungen' ist – wenn überhaupt – lediglich für Personen mit einem hohen Risiko für einen schweren Verlauf für COVID-19 relevant. Etwa 98 % der schwer von COVID-19 betroffenen Personen weisen mindestens eine relevante Vor- oder Begleiterkrankung auf. Das Durchschnittsalter der Betroffenen liegt bei über 80 Jahren. **Gesunde** Menschen unter 65 Jahren **ohne** Risikofaktoren sind in der Regel nicht durch einen schweren COVID-19-Verlauf betroffen. Bei diesen Personen überwiegen daher mit hoher Wahrscheinlichkeit die Risiken durch die ‚Impfung' den potenziellen Nutzen. Zumindest muss man diesen Menschen eine freie Impfentscheidung nach ehrlicher und umfassender ärztlicher Aufklärung zubilligen.*

Die Anzahl der berichteten Nebenwirkungen der COVID-19-‚Impfstoffe' kann man nur als erschreckend bezeichnen (allein 607.283 Meldungen nur für Comirnaty,[367] Stand 9.12.2021), wenn auch die Kausalität für den individuellen Fall nicht nachweisbar ist. Bisher wurden bereits neun Rote-Hand-Briefe verschickt, die vor schweren Nebenwirkungen bis hin zu Todesfällen warnen. Die pauschale Deklarierung der „Impfstoffe" als „sicher" durch Ärztekammer, Politik und Medien offenbart sich somit als unwissenschaftliche Propaganda.

Ärztinnen und Ärzten muss nicht nur erlaubt sein, auf ein mögliches Missverhältnis zwischen Nutzen und Schaden bei den COVID-19-‚Impfungen' hinzuweisen, sondern sie sind aufgrund ärztlicher Ethik und nach dem Genfer Gelöbnis geradezu verpflichtet, ihre Patientinnen und Patienten über die zahlreichen möglichen Nebenwirkungen und Risiken der ‚Impfung' aufzuklären.

Die Ärzteschaft und damit natürlich auch die Ärztekammer ist der Evidenzbasierten Medizin verpflichtet. Zur Evidenzbasierten Medizin gehören neben der Säule der vorliegenden Studienevidenz die gleichwertigen Säulen ‚ärztliche, klinische Expertise' und ‚Wertvorstellungen der Patientin bzw. des Patienten'.[76] Die Säule der ‚ärztlichen, klinischen Expertise' ist für evidenzbasiertes medizinisches Handeln zwingend erforderlich, weil Studienevidenz und Leitlinien (die erste Säule der Evidenzbasierten Medizin) immer an Patienten- oder Probandenpopulationen gewonnen werden und ausgerichtet sind, und nicht an individuellen Patienten. Eine Übertragbarkeit auf den einzelnen Patienten ist niemals zu 100 % gegeben und bedarf der abwägenden Beurteilung durch einen erfahrenen Arzt. Aus diesem Grunde haben auch medizinische Leitlinien keine Rechtsverbindlichkeit für die Behandlung des individuellen Menschen. Die dritte Säule, die ‚Wertvorstellungen des Patienten', ist ebenso unabdingbar wie die ersten beiden Säulen, weil jedem Menschen das letzte Wort zusteht, welche medizinischen Maßnahmen an seinem Körper, seiner Seele und seinem Geist ausgeführt werden. Hierzu gibt es unter anderem die persönliche Patientenverfügung, die jenseits jeglicher Wissenschaft individuelle Patientenentscheidungen über alles stellt.

Wir fordern Sie, Herr Präsident, auf, als oberster Repräsentant der österreichischen Ärzteschaft die Grundprinzipien einer evidenzbasierten ärztlichen Behandlung zu respektieren und die jeder ärztlichen Tätigkeit zugrunde liegende individuelle Behandlungsfreiheit zu schützen. Dies gilt in besonderem Maße für eine ‚Impfung' mit nur bedingt zugelassenen ‚Impfstoffen", über deren Wirksamkeit und Nebenwirkungen noch kein abschließendes Urteil möglich ist, sonst wäre die Zulassung nicht nur bedingt erteilt worden.

Wir haben als Ärztinnen und Ärzte gelobt, unsere Patientinnen und Patienten – seien es Kranke, die um Hilfe suchen oder Gesunde, die zur Beratung kommen – nach bestem Wissen und Gewissen umfassend und ausgewogen zu beraten. In diese Beratung fließen sowohl die vorliegenden wissenschaftlichen Erkenntnisse, die im Bereich der Medizin nie so eindeutig sind, dass sie auf alle Patientinnen und Patienten pauschal Anwendung finden können, als auch unsere eigene, in Studium und langjähriger Berufserfahrung erworbene klinische Erfahrung und die Wünsche unserer Patientinnen und Patienten ein. Das Beratungsergebnis ist immer ein individuelles und es wird seit Jahrtausenden durch die ärztliche Behandlungsfreiheit gedeckt.

So ist umgekehrt auch der ärztliche Kunstfehler immer auf einer individuellen Basis zu analysieren. Ein Kunstfehler liegt dann vor, wenn eine ärztliche Maßnahme ohne entsprechende Aufklärung durchgeführt oder unterlassen wird und die Patientin bzw. der Patient hierdurch zu Schaden kommt. Jeder Kunstfehler muss im Einzelfall hinsichtlich dieser Kriterien überprüft und nachgewiesen werden. Es widerspricht jeglicher ärztlichen Ethik und den Grundprinzipien einer patientenzentrierten, evidenzbasierten Medizin, wenn ein Kammerpräsident für ein bestimmtes, individuelles Beratungsergebnis zwischen Ärzten und Patienten pauschal eine disziplinarrechtliche Prüfung und Sanktionierung androht.

Herr Präsident, Sie haben dem Ansehen und dem Selbstverständnis der Ärzteschaft durch Ihr Schreiben vom 2.12.2021 nachhaltigen Schaden zugefügt. Wir fordern Sie hiermit auf, Ihr Schreiben vom 2.12.2021 öffentlich zu widerrufen oder als Kammerpräsident umgehend zurückzutreten.

Weiters geben wir bekannt, dass wir uns weder durch Sie noch durch andere Kammerfunktionäre mit ähnlicher Gesinnung einschüchtern lassen. Wir werden unter Berufung auf das Genfer Gelöbnis und die ärztliche Behandlungsfreiheit unsere Patientinnen und Patienten auch zukünftig nach bestem Wissen und Gewissen behandeln und für jede Patientin und jeden Patienten auch unter Berücksichtigung psychiatrischer Kontraindikationen individuell gemeinsam entscheiden, ob eine ‚Impfung' gegen COVID-19 sinnvoll ist oder nicht."

Der Brief wurde von 199 Ärztinnen und Ärzten unterzeichnet und löste ein umfangreiches Medienecho aus. Print- und Online-Medien beschimpften uns als Verbreiter von *„Fake-News"*[329,330], *„Ärzte, die das Corona-Virus leugnen"*[331], *„Ärzte, die sich dafür hergeben, die Wissenschaft und ihre Errungenschaften zu vergessen"*.[332] Oder es wurden einfach nur unbelegte Behauptungen in die Welt gesetzt. So schreibt der STANDARD als Antwort auf unseren Brief, dass durch die COVID-„Impfungen" in Europa 500.000 Menschenleben gerettet wurden,[333] ohne darauf hinzuweisen, dass diese Zahl aus einer Hochrechnung stammt, der eine vermeintliche Impfeffektivität von 95 % zur Verhinderung von Todesfällen zugrunde gelegt wurde.[334] Der Salzburger Krebsarzt Richard Greil, der in der Pandemie plötzlich zum Experten für Infektiologie und Epidemiologie mutierte, lässt sich in der Kronenzeitung zu der unqualifizierten und unkollegialen, diffamierenden Aussage herab: *„Das ist völliger Unsinn!"*[335]

Die Berichterstattung macht deutlich, wie weit sich die österreichischen (und ebenso die deutschen und schweizerischen) Medien von einem neutralen und ausgewogenen Journalismus entfernt haben. In Social Media Threads und Kommentaren zu den Medienartikeln ging die Diffamierung noch einen Schritt weiter, wodurch sich offenbart, wie gut die Propaganda gewirkt hat, um unsere Gesellschaft zu spalten und faschistoid umzubauen. Die Formulierungen nahmen teilweise inakzeptable Formen an, veranlassten die Betreiber der Plattformen aber keineswegs zu einer Zensur oder Sperrung wegen Unangemessenheit.

„Vielen Dank, Herr Szekeres, für Ihre klare Linie in dieser Sache und Ihren Einsatz für wissenschaftsbasierte Medizin" – *„Weisen Sie die ,Kolleginnen und Kollegen' endlich in die Schranken. Approbation ruhend stellen und Verfahren einsetzen."* – *„Diese ,Ärzte' kann man getrost als* **Corona-Leugner** *bezeichnen. Die Masse an Evidenz, die man leugnen muss, um so einen* **Schwachsinn** *zu verbreiten, ist mittlerweile erdrückend. Wer sich von so einem Arzt behandeln lässt, tut mir aufrichtig leid."*[336] – *„Das sind* **Schwurbler, Esoteriker und Querulanten"** – *„Diese ,sogenannten' Evidenzen liegen seit Monaten am Tisch. Man muss sich halt die Mühe machen sie lesen oder hören zu wollen. Und man muss intellektuell in der Lage sein sie zu erfassen."*[337] - *„Wen interessiert dieser Brief voller Unwahrheiten? Diese* **Dummköpfe** *sollen sich schämen und DRINGEND verpflichtend zu einer Nachschulung! Es gibt eh genug* **Hirnentleerte**, *da müssen nicht auch noch Ärzte solchen* **Unsinn** *verbreiten! Also: umgehende verpflichtende Nachschulung betr. Corona und Impfung, alle falsch behandelten Patienten sofort zur Impfung bringen. Und diese 199* **Knallköpfe** *zahlen zudem eine empfindliche Strafe. Sie alle haben den Hippokratischen Eid geschworen und mit ihren falschen Aussagen dagegen verstoßen!"*[338]

Als Reaktion auf unseren offenen Brief wurden einige Schulärztinnen, die mitunterzeichnet hatten, gekündigt oder vom Dienst freigestellt.[339,340,341] Die Ärztekammer drohte den 199 Unterzeichnern mit Disziplinarverfahren[329] und der Chef der Österreichischen Gesundheitskasse Andreas Huss kündigte in einer Pressekonferenz *„solchen Medizinern"* den Entzug des Kassenvertrags an.[342]

325/ 2021 Rundschreiben

Ergeht per E-Mail an:
- alle Präsidenten und Vizepräsidenten der Landesärztekammern
- alle Mitglieder der ÖÄK-Vollversammlung
- alle Landesärztekammern
- den Obmann und die Stellvertreter der Bundeskurie angestellte Ärzte
- den Obmann und die Stellvertreter der Bundeskurie niedergelassene Ärzte
- den Obmann der Bundessektion Ärzte für Allgemeinmedizin und approbierte Ärzte
- den geschäftsführenden Obmann der Bundessektion Fachärzte sowie die drei Bundessprecher
- die Vorsitzenden der Ausbildungskommission und des Bildungsausschusses
- den Obmann der Bundessektion Turnusärzte
- die Geschäftsführer von Akademie, ÖQMED und Verlag

Wien, 02.12.2021
Mag.Sch/gh

Betrifft: Beratung von Patientinnen/Patienten iZshg mit der COVID-19-Schutzimpfung

Sehr geehrte Damen und Herren,

die Österreichische Ärztekammer darf aus gegebenem Anlass auf Folgendes hinweisen:

Ärztinnen und Ärzte sind auf Grundlage des Ärztegesetzes 1998 im Rahmen der Einhaltung ihrer Berufspflichten ua verpflichtet, jeden von ihnen in ärztliche Beratung oder Behandlung übernommenen Gesunden und Kranken ohne Unterschied der Person gewissenhaft zu betreuen. Darüber hinaus ist nach Maßgabe der ärztlichen Wissenschaft und Erfahrung das Wohl der Kranken und der Schutz der Gesunden zu wahren.

Ärztinnen/Ärzte haben sich zudem jeder Information zu enthalten, wenn diese wissenschaftlichen Erkenntnissen oder medizinischen Erfahrungen widerspricht, oder nicht den Tatsachen entspricht.

Im Zusammenhang mit der gegenwärtigen Pandemie darf klargestellt werden, dass es derzeit aufgrund der vorliegenden Datenlage aus wissenschaftlicher Sicht und unter Hinweis auf diesbezügliche Empfehlungen des Nationalen Impfgremiums grundsätzlich keinen Grund gibt, Patientinnen/Patienten von einer Impfung gegen COVID-19 abzuraten.

Einzig medizinische und wissenschaftlich belegte Gründe, wie bspw eine Allergie gegen den Impfstoff, können gegen eine COVID-19-Schutzimpfung sprechen, wobei auch hier auf die Empfehlungen des Nationalen Impfgremiums hinzuweisen ist und eine Nutzen-Risiko-Abwägung zu erfolgen hat.

Abschließend darf darauf hingewiesen werden, dass eine allfällige Verletzung einer Berufspflicht in diesem Zusammenhang durch die Disziplinarorgane der Österreichischen Ärztekammer geprüft wird und bei Feststellung einer solchen dies entsprechend sanktioniert wird.

Mit freundlichen Grüßen

a.o. Univ.-Prof. Dr. Thomas Szekeres
Präsident

Weihburggasse 10–12, A-1010 Wien, Austria, Tel.: +43 (1) 51406-3000, Fax: 3042 Dw. post@aerztekammer.at, www.aerztekammer.at
DVR: 0057746, IBAN: AT91 1813 0500 0112 0000, BIC: BWFBATW1, Österreichische Ärzte- und Apothekerbank AG, Wien

Abbildung 19: „Drohbrief" des Kammerpräsidenten an die österreichische Ärzteschaft[327]

Offenbar hatten wir mit unserem Brief den Nerv getroffen. Die Anschuldigungen waren hingegen vollkommen haltlos. In unserem Brief stand mit keinem Wort, dass wir die COVID-„Impfungen" generell ablehnen, geschweige denn dass wir Gegner aller Impfungen sind oder die Existenz von Coronaviren und COVID leugnen. Das Einzige, was wir klarstellen wollten, war, dass die Studienlage nicht so eindeutig für die „Impfung" sprach, wie allgemein behauptet wurde, und dass die vorliegende Evidenz nicht für eine pauschale Impfempfehlung für alle reichte, vor allem nicht für junge, gesunde Menschen ohne hohes Risiko für einen schweren COVID-Verlauf.

Unser zweites Anliegen war, dass die individuelle Entscheidung für oder gegen die „Impfung" eines Patienten nicht vom Kammerpräsidenten getroffen werden darf, sondern nur vom jeweils behandelnden Arzt gemeinsam mit seinem Patienten. Eigentlich waren beide Positionen Selbstverständlichkeiten, über die zu „normalen Zeiten" kein Wort verloren worden wäre.

Warum war es plötzlich nicht mehr erlaubt, sachliche Kritik zu üben, seine Meinung zu äußern und auf Missstände hinzuweisen?

Als Antwort erhielten wir am 23.12.2021 einen an alle Ärzte Österreichs gerichteten „Fakten-Check" von namhaften „Experten" der Kammer und der UNIVERSITÄT mit folgendem Begleitbrief von Herrn Szekeres:[343]

Sehr geehrte Damen und Herren,

199 Ärztinnen und Ärzte haben sich kürzlich unter Federführung von Prof. Sönnichsen in einem offenen Brief medienwirksam kritisch zum Thema COVID-Schutzimpfung geäußert. In dem genannten Brief werden zahlreiche Behauptungen aufgestellt, die entweder nur halb wahr sind oder aus dem Zusammenhang gerissen wurden.

Um etwaiger Desinformation vorzubeugen, übersendet die Österreichische Ärztekammer in der Anlage als Replik einen Faktencheck, der von der Abteilung Öffentlichkeitsarbeit in Zusammenarbeit mit Professor Markus Zeitlinger, Leiter der Univ.-Klinik für Klinische Pharmakologie der Medizinischen Universität Wien, sowie Mitglied der AG Sicherheit des Nationalen Impfgremiums und Mitglied des COVID-19 Therapieboards des Obersten Sanitätsrats, Dr. Monika Redlberger-Fritz, Zentrum für Virologie der Medizinischen Universität Wien sowie Mitglied des Nationalen Impfgremiums, sowie Dr. Rudolf Schmitzberger, Leiter des ÖÄK-Impfreferates, erstellt wurde."

Die „Experten" verwiesen in ihrem Fakten-Check,[344] der erstaunlicherweise abgetrennt von dem Schreiben des Kammerpräsidenten ohne Angabe von Autoren, Titel und Datum veröffentlicht wurde, auf die bereits ausführlich besprochenen Studien (siehe S. 128ff), z.B. die israelischen Studien zur Wirksamkeit des Boosters,[232,233] ohne auf die Studienqualität und die methodischen Fehler der Studien einzugehen. Es wurden einfach die (falschen) Schlussfolgerungen der Autoren vollkommen kritiklos übernommen. Sodann wurde auf nicht-wissenschaftliche Quellen verwiesen wie z.B. Artikel des Redaktions-Netzwerks Deutschland, die wie fast alle Medien vollkommen einseitig über Corona und die „Impfung" berichteten.[345]

Über den wissenschaftlichen Gehalt der These, dass Israel mittels Booster seine vierte (Delta-)Welle gebrochen habe, wird kein Wort verloren, vor allem nicht darüber, dass die „Welle" erst mit Beginn der Booster-„Impfungen" Anfang August 2021 in die Höhe schoss und der Abfall in der zweiten Septemberhälfte mit der „Impfung" rein gar nichts zu tun hatte. Auch die in Israel extrem hohe Omikron-Welle (fast achtmal so viele Fälle wie durch die Delta-Variante) wurde durch den Booster nicht verhindert.[346]

Zur Widerlegung der von uns angeführten Studie, die keinen Zusammenhang zwischen Infektionshäufigkeit und Impfquote fand,[238] werden wiederum keine wissenschaftlichen Quellen zitiert. Als „Gegenargumente" werden Daten der österreichischen Agentur für Gesundheit und Ernährungssicherheit (AGES) genannt, die gar nichts zum Thema beitragen, und ein „AFP-Faktencheck", der den Autoren der Studie mit Verweis auf Korrespondenz zum Artikel das Wort im Mund herumdreht und behauptet, die Autoren hätten ihre eigene Veröffentlichung dementiert.[347] Ganz im Gegenteil verteidigen die Autoren die Aussagen ihrer Arbeit in einem Brief an das Journal: *„Die Kritik an unserer Studie, die in Kommentaren zum Ausdruck gebracht wurde, gibt uns keinen Anlass, unsere ursprünglichen Schlussfolgerungen zu ändern."*[348]

Bezüglich des Nebenwirkungsrisikos verweisen die „Experten" der Ärztekammer auf eine Studie zur Herzmuskelentzündung, die genau beweist, dass die „Impfung" viel gefährlicher ist als die Erkrankung, da viel mehr Menschen geimpft werden als die Erkrankung erleiden (siehe hierzu S. 206ff).

Abschießend wurde im „Faktencheck" noch auf die Fachinformationen auf der Seite des österreichischen Gesundheitsministeriums[349] und auf eine nicht mehr verfügbare Propagandaseite der WHO verwiesen, auf der die bereits vom STANDARD verbreitete (siehe oben) Behauptung aufgestellt wird, dass die „Impfung" in Europa 500.000 Menschenleben gerettet hätte.[334]

Insgesamt wurde durch den „Faktencheck" der Ärztekammer nicht ein einziges unserer Argumente entkräftet und man fragt sich, was mit der Wissenschaft passiert ist, die zur Argumentation auf dubiose Quellen wie „Faktenchecker" und Propagandamedien zurückgreifen muss, statt wissenschaftliche Inhalte zu diskutieren.

Wir antworteten auf den „Faktencheck" von Ärztekammer, Medizinische Universität Wien und Nationalem Impfgremium mit einer wissenschaftlich fundierten Replik, die von 355 Ärzten unterzeichnet wurde.[350] Leider erhielten wir keine Antwort mehr. An einem wissenschaftlichen Diskurs bestand offenbar seitens Kammer, MedUni Wien und Nationalem Impfgremium kein wirkliches Interesse. Es ging nur um die Diskreditierung unerwünschter Kritiker, die man lieber durch Diffamierung, Entlassungen und Disziplinarverfahren zum Schweigen brachte.

Fast zeitgleich publizierten wir gemeinsam mit der Initiative „Ärzte stehen auf" in Deutschland einen inhaltlich sehr ähnlichen offenen Brief an die Bundesregierung, die Bundestagsabgeordneten und die Gesundheitsminister der Länder, der von über 400 Ärzten aus ganz Deutschland unterzeichnet wurde.[351]

Auch in Deutschland gab es ein beachtliches Medienecho, das allerdings in üblicher Weise versuchte, unser Schreiben als unseriös und unwissenschaftlich abzuqualifizieren. So schrieb die Tagesschau: *Auch der Mediziner Sucharit Bhakdi hat den Brief unterzeichnet. Gegen ihn ermittelt derzeit die Staatsanwaltschaft wegen antisemitischer Äußerungen"* und er sei auf Querdenker-Demonstrationen aufgetreten.[352] Man fragt sich, was angebliche „antisemitische Äußerungen" (es gilt die Unschuldsvermutung, oder? – Inzwischen wurde Sucharit Bhakdi freigesprochen![353]) eines einzigen der 400 Unterzeichner mit dem wissenschaftlichen Inhalt des Dokuments zu tun haben sollen. Offenbar ging es nur um „Stimmungsmache" und nicht um sachliche Argumente.

Inhaltlich wurde unser Brief mit den üblichen Argumenten der „Experten" und „Faktenchecker" „widerlegt", ohne auf unsere wissenschaftlichen Argumente einzugehen. Als „Beweis" wird z.B. „Mimikama" zitiert, ein selbsternannter, „hochwissenschaftlicher", „hochseriöser", durch „hochkarätige fachliche Qualifikation" ausgezeichneter, aber leider intransparent agierender, und leider auch im Gegensatz zu eigenen Angaben gar nicht unabhängiger „Verein zur Aufklärung von Internetmissbrauch", der in der

Vergangenheit unter anderem Gelder vom österreichischen Bildungsministerium für „Aufklärungsarbeit mit digitalen Lernmitteln" erhalten hat.[354] Der „Mimikama-Faktencheck" macht nichts anderes als die offensichtlich falschen Angaben in den Zusammenfassungen der Studien zu wiederholen, die wir in unserem Brief kritisiert hatten.[355] So behauptet z.B. die Studie von Dagan et al. eine Impfeffektivität von 87 % für die Verhinderung einer COVID-bedingten Hospitalisierung, aber aus den in der Studie selbst angegebenen Rohdaten lässt sich nur eine Wirksamkeit von 58 % errechnen.[220] Die Diskrepanz kommt dadurch zustande, dass die Autoren für „ihr" Ergebnis die Hospitalisierungen unmittelbar nach der Impfung unter den Tisch fallen lassen. Mimikama behauptet dann einfach, wir hätten unsere Zahlen *„frei erfunden"*. Offenbar haben die „Faktenchecker" weder die Studie noch unseren Brief wirklich gelesen.

Die einzige (zustimmende) Antwort aus dem Bundestag erhielten wir vom Sekretariat von Sahra Wagenknecht.

Abschied von der UNIVERSITÄT

Bereits im Oktober 2021 wurde mir von der UNIVERSITÄT die Kündigung zum 30.06.2022 angekündigt – angeblich wegen Erreichen des Pensionsalters, zwei Jahre vor dem Ende meines Arbeitsvertrages mit Enddatum 30.6.2024.

Wie konnte es dazu kommen?

Die UNIVERSITÄT hatte sich von Anfang an öffentlich von meiner Kritik an der unwissenschaftlichen Corona-Politik distanziert. Versuche meinerseits, in einen wissenschaftlichen Dialog mit der Universitätsleitung zu kommen, wurden ignoriert. Meine schriftlichen Darlegungen blieben unbeantwortet. Ein einziges Mal gelang es mir, einen Termin beim Rektor zu vereinbaren. Dieser wurde am Vortag ohne Begründung abgesagt. Stattdessen wurden meiner Abteilung wissenschaftliche Mitarbeiter entzogen und ich wurde durch schikanöse Dienstanweisungen gemobbt.

Beispielsweise verlangte man von mir, vor Betreten meiner Abteilungsräume in der UNIVERSITÄT, mein Corona-Testergebnis im Sekretariat des Rektorats vorzuzeigen. Ich schrieb der Personalabteilung daraufhin, dass jeder, der mein Testergebnis kontrollieren wolle, gerne in meinem Büro vorbeikommen dürfe, um dies zu tun. Kein anderer Mitarbeiter würde dazu verpflichtet, das Testergebnis täglich im Rektorat vorzulegen. Das würde das Rektorat auch bei 6000 Mitarbeitern etwas überfordern.

Da ich zur Kontaktvermeidung im Rahmen der Pandemie überwiegend im Homeoffice arbeitete und Vorlesungen auch überwiegend online stattfanden, ergab sich ohnehin nur gelegentlich die Notwendigkeit, die Abteilungsräumlichkeiten zu betreten. Die Kommunikation mit den verbliebenen Mitarbeitern und Sekretärinnen erfolgte über E-Mail, Telefon oder Webex.

Entgegen den allgemeinen Universitätsrichtlinien zur Eindämmung der Pandemie erhielt ich am 16.11.2021 eine Weisung, dass meine tägliche Anwesenheit in der Abteilung erforderlich sei, um meine „administrativen Aufgaben" wahrzunehmen. Ganz offensichtlich handelte es sich um eine schikanöse Anweisung, denn alle anderen Mitarbeiter befanden sich Ende 2021 im Homeoffice, weil die Delta-Welle mit hohen Infektionszahlen grassierte.

Ich argumentierte dagegen, dass ich, falls erforderlich, natürlich ins Büro kommen würde, dass ich aber sonst in Anbetracht der empfohlenen Kontaktvermeidung weiterhin von meinem auch im Arbeitsvertrag verankerten Recht auf Homeoffice Gebrauch machen würde. Daraufhin wurden mir dann von der Personalabteilung „Fake-Termine" in meinen Terminkalender gebucht, z.B. mit einem anderen Professor. Als ich versuchte, diesen direkt zu kontaktieren, scheiterte ich telefonisch an der Sekretärin, die von diesem Termin nichts wusste. Auf meine direkt an den Kollegen gerichtete E-Mail erhielt ich keine Antwort.

Es blieb mir nichts anders übrig, als mich mit einem Anwaltsschreiben gegen die Kündigungsabsicht zu wehren. Wohl als Reaktion auf dieses Schreiben erfolgte am 10.12.2021 dann eine Kündigung mit gesetzlicher Kündigungsfrist zum 28.02.2022 ohne Angabe eines Kündigungsgrunds. Einen Tag nach der Veröffentlichung des offenen Briefs an den Präsidenten der Österreichischen Ärztekammer erfolgte die sofortige Dienstfreistellung.

Am 3. Januar wurde in der „Ganzen Woche" ein Interview mit mir veröffentlicht, in dem ich mich erneut kritisch zur Impfpflicht äußerte.[356] In diesem Interview habe ich auch ohne Umschweife klargestellt, dass die Kündigung durch die UNIVERSITÄT politisch motiviert ist und dass ich arbeitsrechtlich dagegen vorgehen würde. Wahrscheinlich als Reaktion auf diesen Artikel wurde die bereits erteilte Kündigung zum 28.02.2022 am

07.01.2022 in eine fristlose Kündigung umgewandelt. Diese wurde folgendermaßen begründet:

„Da wir nunmehr auch Kenntnis über weitere von Ihnen gesetzte äußerst schwerwiegende Verfehlungen erlangt haben, sprechen wir hiermit die fristlose Entlassung aufgrund Vorliegens wichtiger Gründe aus."

Um welche „schwerwiegenden Verfehlungen" es sich handelte und welches denn die „wichtigen Gründe" waren, blieb im Dunkeln.

Erst aus den Medien erfuhr ich die vorgeschobenen Gründe der UNIVERSITÄT, die im Kündigungsschreiben nicht genannt waren: Angeblich sollte ich gegen die *„hausinternen Coronaregeln und entsprechende Weisungen verstoßen"* haben.[357] Das war aber gar nicht der Fall. Ich hatte mich zwar gegen auferlegte Schikanen gewehrt, aber nie gegen die Coronaregeln verstoßen.

Umso schäbiger von den Journalisten, dass sie alle diese Verleumdungen der UNIVERSITÄT unhinterfragt abdruckten, ohne dass ein einziger es für notwendig erachtete, mich zu kontaktieren, um meine Version der Geschichte zu hören. Da fragt man sich, was der „Ehrenkodex für die österreichische Presse" wert ist, der mit den Worten beginnt: *„Journalismus bedingt Freiheit und Verantwortung"*; und der im Absatz 2.3 festhält: *„Beschuldigungen dürfen nicht erhoben werden, ohne dass nachweislich wenigstens versucht worden ist, eine Stellungnahme der beschuldigten Person(en) oder Institution(en) einzuholen."*[358]

Wie viele Beschuldigungen, Diffamierungen und Verleumdungen habe ich durch die österreichische Presse in den vergangenen drei Jahren hinnehmen müssen, ohne dass jemals einer der Journalisten direkt mit mir gesprochen hat. Diese Journalisten sollten alle vor Schamesröte in den Boden versinken. Sie bereiten ihrem Berufsstand keine Ehre.

Die wahren Kündigungsgründe waren andere. Meine Anwälte stellten dies in der arbeitsrechtlichen Klageschrift gegen die UNIVERSITÄT vom 23.12.2021 klar:

„Gem. § 113 UG ist eine Kündigung eines Angehörigen des wissenschaftlichen Universitätspersonals unwirksam, wenn sie wegen einer von ihm in Forschung oder Lehre vertretenen Auffassung oder Methode erfolgt (besonderer Kündigungsschutz). Die Kündigung vom 10.12.2021 wurde offenkundig wegen der vom Kläger in der Lehre und öffentlich vertretenen kritischen Auffassung zum Covid-

Impfzwang sowie zur mangelnden Verhältnismäßigkeit von bestimmten Anti-CoV-Präventionsmaßnahmen und damit entgegen § 113 UG ausgesprochen.

Das bestätigt bereits der enge zeitliche Zusammenhang zwischen dem (als rechtswidrig aufgehobenen) Erkenntnis des Disziplinarrates der Österreichischen Ärztekammer vom 21.6.2021, dem Schreiben der Beklagten an den Kläger vom 12.10.2021, dem Erkenntnis des Verwaltungsgerichts Wien vom 9.11.2021, mit dem das Disziplinarerkenntnis vom 21.6.2021 aufgehoben wurde und dem Ausspruch der Kündigung am 10.12.2021. Aber auch die Äußerungen der Beklagten in den sozialen Medien belegen, dass die Kündigung vom 10.12.2021 eindeutig mit kritischen wissenschaftlichen Äußerungen des Klägers in Bezug auf die Covid-19-Zwangsimpfung und mangelnde Verhältnismäßigkeit der Covid-Präventionsmaßnahmen im Zusammenhang steht, stellte die Beklagte (Anm.: die UNIVERSITÄT) doch bereits am 8.1.2021 in ihrem Facebook-Eintrag ausdrücklich fest, dass ‚[im] Zusammenhang mit den Angaben und Äußerungen von Andreas Sönnichsen (...) dienstrechtliche Schritte geprüft [werden]'. Bei der gegenständlichen Kündigung geht es somit ganz offensichtlich um eine Bestrafung des Klägers dafür, dass er es als Angestellter der UNIVERSITÄT wagte, eine kritische wissenschaftliche Meinung zu vertreten, die sich in die anderslautend vorgegebene Lehre der Beklagten nicht einfügt. Eine solche Vorgehensweise ist Paradebeispiel für eine Verletzung des § 113 Universitätsgesetz."

Auch in den Schriftsätzen der UNIVERSITÄT im Arbeitsrechtsverfahren wurden die wahren Kündigungsgründe neben den vorgeschobenen klar benannt:

„Schutzgegenstand des § 113 UG ist jedenfalls nur wissenschaftliche Forschung. Wissenschaftliche Forschung setzt Wissenschaftlichkeit voraus ... Ein Mangel an Wissenschaftlichkeit hat zur Folge, dass solche „Forschungsaktivitäten" außerhalb des Schutzbereichs des Grundrechts der Wissenschaftsfreiheit treten, dem Wissenschaftlichkeit immanent ist. Aus dem Schutzzweck des Grundrechts lässt sich sogar ableiten, dass „Forschung", die dem Anspruch auf Wissenschaftlichkeit nicht genügt, eine Gefährdung der Wissenschaftsfreiheit aller anderen Wissenschaftlerinnen darstellt. Dies trifft insbesondere auf das Treiben des Klägers zu, der mit seinem Verhalten und seinen Äußerungen die beklagte Partei und sämtliche bei ihr beschäftigten Wissenschaftler:innen (auch international) in Verruf bringt."

Als „wissenschaftlich" betrachtet die UNIVERSITÄT offenbar nur das, was sie selbst als „wissenschaftlich" definiert und merkt dabei nicht, dass sie Wissenschaftlichkeit mit Ideologie verwechselt. So schreibt sie als Begründung für die dogmatische Durchsetzung ihrer eigenen „Wahrheit":

„Die Universitäten haben schlussendlich eine Verantwortung, für die Wahrheit der Wissenschaft einzustehen und die öffentliche Gesundheit zu schützen."

Im weiteren Schriftsatz wird auf die umfangreiche Propaganda hingewiesen, welche den Nutzen und die Nebenwirkungsfreiheit der COVID-„Impfungen" „belegt". Lustigerweise wurden als Begründung für die „falsche Wissenschaft", die ich betrieben haben soll, auch Studien zitiert, die erst lange nach der Kündigung veröffentlicht worden waren. Mit der Wahrheit und der korrekten zeitlichen Abfolge nahm man es offenbar nicht so genau.

Eine echte kritische Auseinandersetzung mit der vorliegenden Literatur ist in der UNIVERSITÄT nie erfolgt. Die unhaltbaren Vorstellungen der UNIVERSITÄT zum Wissenschaftsbegriff, die Unkenntnis der wissenschaftlichen Literatur und ihrer kritischen Perzeption und die Unfähigkeit zum wissenschaftlichen Diskurs als Basis jedes wissenschaftlichen Fortschritts sind einer Universität nicht würdig und machen einen sprachlos. Doch es kam in den Schriftsätzen noch schlimmer. So schreibt die UNIVERSITÄT:

„Außerdem gab er dem „rechtspolitischen" online Medium AUF1 mehrere Interviews. Die Sendungsleitung dieses Mediums unterliegt einem ehemaligen Mitglied des neonazistischen Bund freier Jugend."

„Auch die Teilnahme des Klägers an etlichen Corona-Demos, bei denen sich zahlreiche „antisemitische Zwischenfälle" ereigneten, werfen ein negatives Bild auf die beklagte Partei."

„Seine Aussagen gleichen eher Verschwörungstheorien als wissenschaftlichen Aussagen."

Es wurden also auch noch die üblichen Diffamierungen der Coronamaßnahmenkritiker bemüht, um die Kündigung zu rechtfertigen: Antisemitismus, neonazistisches Gedankengut und Verschwörungstheorien. Und solch eine Institution nennt sich Universität. Unfassbar!

Das arbeitsrechtliche Verfahren endete schließlich mit einem für mich akzeptablen Vergleich. Ich war nach zwei Jahren Mobbing psychisch zu angeschlagen, um mich auf einen zu erwartenden mehrjährigen Prozess einzulassen, der zwar mit hoher Wahrscheinlichkeit zu meinen Gunsten ausgegangen wäre, aber leider erst nach Erreichen des Pensionsalters. Ich nahm also Abschied von der UNIVERSITÄT und freute mich über die dadurch erlangte Unabhängigkeit.

In Österreich haben Politik, Ärztekammer und UNIVERSITÄT mit allen Mitteln versucht, mich zum Schweigen zu bringen. Disziplinarverfahren durch die Ärztekammer in Serie – insgesamt mittlerweile sechs. Nur das erste Verfahren ist inzwischen zu meinen Gunsten endgültig abgeschlossen (siehe S. 130ff).

Das zweite Verfahren wurde von der Ärztekammer eingestellt. Bezüglich des dritten und vierten Verfahrens habe ich seit eineinhalb Jahren nichts mehr gehört. Das fünfte Verfahren, in dem es um von mir ausgestellte Befreiungen von der COVID-„Impfung" geht, wird weiter unten noch behandelt (siehe S. 243ff). Das sechste Verfahren wird gerade verhandelt. In diesem geht es nicht mehr um COVID, sondern um Atteste, die ich deutschen Kindern ausgestellt habe, um von der Masernimpfpflicht befreit zu werden. An dieser Stelle sei nur erwähnt, dass ich kein prinzipieller Impfgegner bin, aber ein vehementer Verfechter von freier Entscheidung auf der Basis aktueller Evidenz (und nach dieser ist die Nutzen-Schaden-Relation für die Masern-Impfung negativ und eine Impfpflicht somit unzulässig).

Wissenschaftliche Initiative Gesundheit für Österreich

Der Winter 2021/22 stellte den Höhepunkt der Coronakrise dar, und das nicht etwa, weil Corona plötzlich doch zur Killerseuche mutiert war. Im Gegenteil: Die Delta-Welle wurde von der Omikron-Welle abgelöst, mit deutlich milderen Verläufen. Die drohende Überlastung der Spitäler wurde zwar weiterhin behauptet, entsprach aber weniger denn je der Realität – von lokalen Überlastungssituationen abgesehen. Und diese waren eher Folge von Personalmangel, denn hospitalisierter COVID-Patienten. Im Gesundheitssystem waren die Konsequenzen jahrelanger Miss- und Mangelwirtschaft zu spüren. Aus dem Gesundheitssystem war ein Gesundheitswirtschaftssystem gemacht worden, in dem es nicht mehr um das Wohl der

Patienten, sondern um ökonomische Optimierung ging, Optimierung für Pharmaindustrie, Investoren, Spitalsträger und Ärzte zu Lasten der Patienten.

Dies wollten wir nicht mehr länger mittragen und gründeten im Dezember 2021 die „Wissenschaftliche Initiative Gesundheit für Österreich" als alternativen interprofessionellen Berufsverband aller Gesundheitsberufe.[359] Wir wollten das Wohl unserer Patienten wieder in den Mittelpunkt unserer Tätigkeit stellen, ganz im Sinne eines ganzheitlichen biopsychosozialen Verständnisses von Gesundheit:

*„Die **Wissenschaftliche Initiative Gesundheit für Österreich** ist ein rasch wachsendes Netzwerk aus überparteilich organisierten Ärztinnen und Ärzten, Wissenschaftlerinnen und Wissenschaftlern sowie Angehörigen aller Gesundheitsberufe und gesundheitsbezogener Berufe. Die Initiative ist unabhängig von jeglicher Parteipolitik und Industrieinteressen und steht für **empathische, unbestechliche und wissenschaftsbasierte Medizin**. Wir setzen uns für ein Gesundheitswesen ein, in dem nicht Industrieinteressen und Machtpolitik den Ton angeben, sondern wo der einzelne **Mensch als biopsychosoziales Wesen** wahrgenommen wird. Weil nur so ein gesundes Leben und Zusammenleben gelingen kann."*[359]

Als vordringlichste Aufgabe sahen wir zur Zeit der Gründung die Verpflichtung, über den fehlenden Nutzen und die Risiken der COVID-„Impfungen" für die meisten Menschen aufzuklären. Wir starteten eine Datenbank mit einer umfassenden Literatursammlung[360] und gaben regelmäßig Newsletter, Stellungnahmen, Presseerklärungen und Offene Briefe an die Entscheidungsträger heraus.

Als erstes veröffentlichten wir im Dezember 2021 unter der Federführung von Dr. Lukas Trimmel aus Wien einen offenen Brief an alle Nationalratsabgeordneten, in dem wir uns gegen die Impfpflicht positionierten. Der Brief wurde von rund 600 Ärztinnen und Ärzten aus ganz Österreich unterzeichnet.[361]

In mehreren Stellungnahmen wandten wir uns gegen die geplante Neufassung des WHO-Pandemievertrags, der den unkontrollierbaren Machenschaften der Pharmaindustrie, welche die WHO als ihren verlängerten Arm missbraucht, Tür und Tor öffnet.[362]

Im Juli 2022 erstellten wir eine umfassende Evidenzzusammenfassung zum Nutzen-Schaden-Verhältnis der COVID-„Impfung", in der zum einen die verfügbare Studienevidenz zur Wirksamkeit der „Impfungen" darge-stellt wurde, und zum anderen vor allem die Risiken und Nebenwirkungen thematisiert wurden, die sich in erschreckendem Ausmaß zunehmend ab-zeichneten.[363]

Wie berechtigt unser aller Kritik an den COVID-„Impfungen" war und wie notwendig es war, möglichst viele Menschen durch Impfbefreiungsat-teste vor diesen weitgehend ineffektiven und gefährlichen „Impfstoffen" zu bewahren, zeigt die nachfolgende ausführliche Auseinandersetzung mit den zahlreichen Nebenwirkungen.

Die Pandemie der Impfschäden

Meldungen von Nebenwirkungen

In jedem Land gibt es eine Behörde für die Meldung von Arzneimittel-und natürlich auch Impfnebenwirkungen. Ärzte sind verpflichtet, schon bei Verdacht einer Arzneimittel- oder Impfnebenwirkung Meldung zu erstat-ten. In Deutschland erfolgt diese Meldung an das Paul-Ehrlich-Institut (PEI)[364], in Österreich an das Bundesamt für Sicherheit im Gesundheitswe-sen (BASG)[365] und in der Schweiz an das Schweizerische Heilmittelinstitut Swissmedic[366]. Die Länder der EU und EEA melden ihre Daten weiter an die zentrale „Europäische Datenbank gemeldeter Verdachtsfälle von Arz-neimittelnebenwirkungen".[367] In den USA werden Impfnebenwirkungen vom Vaccine Adverse Event Reporting System VAERS erfasst.[368]

Allen Datenbanken ist gemein, dass sie nicht zwischen gesicherten Ne-benwirkungen und Verdachtsfällen unterscheiden. Man kann also lediglich die Häufigkeiten der gemeldeten Verdachtsfälle bewerten und vergleichen, und daraus bestimmte Rückschlüsse auf die tatsächlichen Nebenwirkungs-raten ziehen. Auf jeden Fall sollten Meldungen von schweren Nebenwir-kungen und insbesondere Todesfällen sehr ernst genommen werden, ge-rade bei Impfungen, mit denen gesunde Menschen prophylaktisch behandelt werden.

Sicherheitsberichte des PEI

Der erste Sicherheitsbericht des PEI zur COVID-Impfkampagne erschien bereits am 04.01.2021, also wenige Tage nach dem Beginn der COVID-„Impfungen" in Deutschland am 27.12.2020.[369] In diesem Bericht wurden bereits 34 Fälle mit Nebenwirkungen bei insgesamt 131.626 durchgeführten „Impfungen" aufgeführt. Sechs Patienten mussten ins Krankenhaus aufgenommen werden. Die ursächlichen Krankheitsbilder waren: Schlaganfall, Gesichtsnervenlähmung, schwere COVID-Erkrankung, schwere allergische Reaktion, ausgeprägte Muskelschwäche und ausgeprägte Kopf- und Gliederschmerzen mit Schwächegefühl. Somit wurden bereits in den ersten Tagen einige der jetzt allseits bekannten typischen schweren Nebenwirkungen der COVID-„Impfstoffe" beobachtet, ohne dass dies zu einer Reaktion bei den Politikern, Experten und Medien führte. Die Sicherheitssignale wurden einfach ignoriert und man trompetete ungeniert weiter die Lüge von den sicheren „Impfstoffen" ins Land.

Bereits im zweiten Sicherheitsbericht vom 13.01.2021 wurden die ersten sieben Todesfälle in zeitlichem Zusammenhang mit der „Impfung" berichtet.[370] Bei zu diesem Zeitpunkt 613.347 durchgeführten „Impfungen" wurden 51 schwerwiegende Reaktionen gemeldet, die eine Krankenhausbehandlung erforderlich machten. Auch diese schweren Fälle und Todesfälle wurden in der öffentlichen Berichterstattung sowie von Politikern und ihren vermeintlichen Experten einfach verschwiegen.

Den letzten regulären Sicherheitsbericht veröffentlichte das PEI am 07.09.2022.[371] Er berücksichtigte alle Meldungen vom 27.12.2020 bis zum 30.06.2022. Inzwischen war die Anzahl der Meldungen auf 323.684 angewachsen, bezogen auf 182.717.880 Impfdosen bzw. 64,7 Millionen ein- oder mehrfach Geimpfte (1,8 Meldungen pro 1000 Impfdosen oder 5,0 Meldungen pro 1.000 Geimpfte). Die Anzahl der Meldungen für schwerwiegende Nebenwirkungen wird nicht angegeben. Man muss sie aus der berichteten Melderate (0,3 pro 1.000 Impfdosen) schätzen: 54.815 insgesamt oder 0,85 pro 1.000 geimpfte Personen (entspricht einem von 1.176 Geimpften). 3.023 der gemeldeten Patienten verstarben unerwartet im zeitlichen Zusammenhang mit der „Impfung" (0,02 pro 1.000 Impfdosen oder 0,047 pro 1.000 geimpfte Personen, entspricht etwa einem von 20.000 Geimpften). Einen Überblick über die Nebenwirkungsraten im Vergleich zu Österreich, der Schweiz und der EU/EEA bietet Tabelle 6.

Ein ursächlicher Zusammenhang zwischen der „Impfung" und dem gemeldeten Verdacht einer Nebenwirkung oder eines Todesfalls ist aus den Meldedaten des PEI natürlich nicht ableitbar. Die hohe Anzahl an unerwarteten Todesfällen sollte aber doch aufhorchen lassen.

Im Herbst 2022 wurde trotz dieser offensichtlichen Risikosignale weiter die Werbetrommel für die „Impfung" gerührt und Angst vor der nächsten Corona-Welle verbreitet, um die Menschen impfgefügig zu machen. Über die Internetseite www.infektionsschutz.de und viele andere Seiten wird für die Corona-„Impfung" geworben. Jedem wird ein „Impfcheck" angeboten, dessen Ergebnis weitgehend unabhängig von der persönlichen Situation die Empfehlung der umgehenden „Impfung" ist.[372]

Land/ Daten- quelle	Ge- impf- te (Milli- onen)	NW	NW/ 1.000 Ge- impf- te	SNW	SNW/ 1.000 Ge- impf- te	To- des- fälle	Todes- fälle/ 1.000 Ge- impfte
Deutsch- land (PEI)	64,7	323.684	5,0	54.815	0,85	3.023	0,047
Öster- reich (BASG)	6,8	52.124	7,7	2.856	0,42	310	0,046
Schweiz (Swiss- medic)	6,1	16.855	2,8	6.490	1,1	236	0,039
Europa[373] (Eudra- vigilance)	342,4	1.633.281	4,8	n.b.	n.b.	11.485	0,034

NW = Nebenwirkungen; SNW = schwerwiegende Nebenwirkungen; n.b. = nicht bekannt

Tabelle 6: Gemeldete Verdachtsfälle von Impfnebenwirkungen nach COVID-„Impfungen" in Deutschland, Österreich, der Schweiz und Europa

Wenn aber die Meldedaten für eine Ursachenanalyse nicht taugen, woher können wir dann wissen, dass diese Nebenwirkungen und Todesfälle nicht einfach zufällig sind? Es wurden doch sehr, sehr viele Menschen geimpft. Könnte es da nicht sein, dass wir bei den Meldungen einfach „normale" Erkrankungs- und Todesfälle zählen, die einfach nur zufällig im zeitlichen Zusammenhang mit der „Impfung" aufgetreten sind?

Um dieser Frage nachzugehen, wollen wir uns die Melderate bei anderen Impfungen ansehen, mit denen ebenfalls mehr oder weniger die gesamte

Bevölkerung geimpft wird. Das betrifft vor allem die Kinderimpfungen, aber auch die Influenza- und Pneumokokkenimpfungen, die sowohl bei Kindern als auch bei der erwachsenen Bevölkerung durchgeführt werden.

Hierzu gibt es eine wegweisende Publikation aus dem Jahr 2007.[374] In dieser Studie wurden alle in den Jahren 2004 und 2005 in Deutschland durchgeführten Impfungen untersucht. In diesen beiden Jahren wurden in Deutschland 2.630 Verdachtsfälle für Nebenwirkungen gemeldet, davon 1.777 schwerwiegend und 58 mit Todesfolge. Bezogen auf die Gesamtzahl der im gleichen Zeitraum applizierten Impfdosen von 70 Millionen finden wir eine Melderate von 0,04 Nebenwirkungen pro 1.000 Impfdosen, von 0,03 schwerwiegenden Nebenwirkungen pro 1.000 Impfdosen und eine Todesfallrate von 0,0008 pro 1.000 Impfdosen. Die Melderate liegt also bei den COVID-„Impfstoffen" insgesamt etwa beim 40-fachen der Melderate für andere Impfstoffe, bei den schwerwiegenden Nebenwirkungen beim 10-fachen und bei der Rate unerwarteter Todesfälle beim 25-fachen.

Auch das ist zwar noch kein Beweis – man müsste die Altersstruktur der Geimpften berücksichtigen und überhaupt darauf achten, dass die untersuchten Kollektive ähnlich und vergleichbar sind, aber diese Vergleichszahlen sind ein weiteres Indiz dafür, dass die COVID-„Impfstoffe" nicht so sicher sind, wie behauptet wird.

Inzwischen liegen uns auch Serien von Sektionsberichten vor, in denen durch feingewebliche Untersuchungen die Todesursache von Personen, die nach der COVID-„Impfung" verstorben sind, eindeutig geklärt werden konnte. Hier zeigt sich ein erschreckendes Bild: Nach den bisher nur im Rahmen von Pressemitteilungen veröffentlichten Untersuchungen der Professoren Arne Burkhardt und Walter Lang könnten 50 % oder mehr der in zeitlichem Zusammenhang mit der „Impfung" aufgetretenen Todesfälle auch in kausalem Zusammenhang mit dieser stehen.[375] Unabhängig davon wies eine Heidelberger Pathologengruppe bei vier von 25 Fällen von unerwartetem Tod innerhalb von 20 Tagen nach einer COVID-mRNA-„Impfung" eindeutige Zeichen einer impfbedingten Herzmuskelentzündung nach.[376] Insgesamt muss daher davon ausgegangen werden, dass viele der im zeitlichen Zusammenhang mit der COVID-„Impfung" gemeldeten Todesfälle tatsächlich auch durch diese verursacht wurden.

Sicherheitsberichte des BASG

Dem österreichischen Bundesamt für Sicherheit im Gesundheitswesen (BASG) wurden bis zum 31.12.2022,[377] also innerhalb von zwei Jahren nach Beginn der COVID-Impfkampagne, 52.124 Verdachtsfälle von Nebenwirkungen im zeitlichen Zusammenhang mit einer COVID-„Impfung" gemeldet. Bezogen auf die bis 31.12.2022 verabreichten 20.338.871 „Impfungen", beträgt die Nebenwirkungsrate 2,6 gemeldete Nebenwirkungen pro 1.000 Impfdosen. Am 31.12.2022 hatten 74,18 % der Bevölkerung (6,8 Millionen) mindestens eine Impfdosis erhalten. Bezogen auf die Anzahl der Geimpften lag die Nebenwirkungsrate demnach bei 7,7 Meldungen pro 1.000 Geimpfte. Die Melderate liegt damit deutlich über der deutschen Melderate. Nachdem kaum anzunehmen ist, dass die Nebenwirkungshäufigkeit in Österreich wesentlich höher ist als in Deutschland, ist der Unterschied am ehesten auf das Meldeverhalten zurückzuführen. Auf die Dunkelziffer, also die nicht gemeldeten Nebenwirkungen, werden wir später noch gesondert eingehen. Auch die Häufigkeit der verwendeten „Impfstoffe" mag eine Rolle spielen. So wurde in Österreich z.B. häufiger mit Vaxzevria® geimpft, was möglicherweise häufiger Nebenwirkungen verursacht als die anderen „Impfstoffe".

Die Gesamtzahl schwerwiegender Nebenwirkungen wird im Bericht der BASG nicht berichtet. Stattdessen wird die Häufigkeit einzelner Nebenwirkungen wie Herzmuskelentzündung oder Thrombose angegeben. Man kann die Zahlen aber nicht einfach addieren, da hier möglicherweise Doppelzählungen vorliegen. Es wird jedoch angegeben, dass 2.856 Patienten im Krankenhaus behandelt wurden, was als Maß für schwerwiegende Nebenwirkungen dienen kann. Dies entspricht einer Rate von 0,14/1.000 Impfdosen und 0,42/1.000 Geimpfte. Diese Raten sind nur etwa halb so hoch wie in Deutschland. Auch für diesen Unterschied sind wohl das Meldeverhalten und eine unterschiedliche Vorgehensweise bei der Klassifizierung von Nebenwirkungen als schwerwiegend verantwortlich, d.h. dass in Deutschland wahrscheinlich auch Nebenwirkungen, die nicht im Krankenhaus behandelt werden müssen, teilweise als schwerwiegend eingestuft werden.

In Österreich sind bis 31.12.2022 310 Personen im zeitlichen Zusammenhang mit der „Impfung" verstorben, also 0,015 Todesfälle/1.000 Impfdosen und 0,046/1.000 Geimpfte. Die Rate ist etwa auf gleicher Höhe wie in Deutschland.

Sicherheitsberichte von Swissmedic

In der Schweiz wurde am 04.01.2021 mit den COVID-„Impfungen" begonnen. Bereits im ersten Sicherheitsbericht von Swissmedic[378], der am 22.1.2021 veröffentlicht wurde, sind 42 Nebenwirkungsfälle aufgeführt, davon 16 schwerwiegend. Fünf Patienten sind innerhalb weniger Tage nach der „Impfung" verstorben.

Im jüngsten verfügbaren Bericht vom 24.02.2023 werden 16.855 Meldungen aufgeführt, davon 6.490 schwerwiegend.[379] Bei 16.981.243 verabreichten Impfdosen und 6.122.889 geimpften Personen entspricht dies Raten von 1,0/1.000 Impfdosen und 2,8/1.000 Geimpfte für Nebenwirkungen insgesamt sowie 0,38/1.000 Impfdosen und 1,1/1.000 Geimpfte für schwerwiegende Nebenwirkungen. Es fällt auf, dass in der Schweiz im Vergleich zu Deutschland und Österreich viel weniger Meldungen eingingen, aber dafür ein viel höherer Anteil als schwerwiegend klassifiziert wurde. In Deutschland waren nur 16,9 % der gemeldeten Nebenwirkungen schwerwiegend, in Österreich sogar nur 5,5 %, in der Schweiz hingegen 38,5 %. 238 der Personen, für die in der Schweiz eine Meldung einging, verstarben in zeitlichem Zusammenhang mit der „Impfung" (0,014/1.000 Impfdosen, 0,039/1.000 Geimpfte).

Sicherheitsreport der EMA

Am 08.12.2022 erschien das letzte „COVID-19 Vaccines Safety Update" der European Medicines Agency.[380] In diesem Bericht werden sowohl die Anzahl der applizierten Impfdosen als auch die Anzahl der gemeldeten Nebenwirkungen und Todesfälle für alle von der EMA zugelassenen COVID-„Impfstoffe" aufgeführt (siehe Tabelle 7).

Spikevax® bivalent weist die höchste Melderate für Nebenwirkungen und Todesfälle auf, gefolgt von Valneva® und Vaxzevria® bezüglich der Nebenwirkungsrate, und von Vaxzevria® und Jcovden® hinsichtlich der Todesfallrate. Comirnaty® wurde in Europa insgesamt am häufigsten appliziert und ist daher in absoluten Zahlen mit Abstand am häufigsten für Meldungen von Nebenwirkungen und Todesfällen verantwortlich.

Schon der Vergleich zwischen Deutschland, Österreich und der Schweiz macht deutlich, dass das Meldeverhalten in den Ländern unterschiedlich ist. Noch eklatanter fallen diese Unterschiede aus, wenn man die Meldungen aller Länder, die in der Europäischen Datenbank gemeldeter Verdachtsfälle von Arzneimittelnebenwirkungen (Eudravigilance) erfasst werden, betrachtet. [381]

Abbildung 20 zeigt die Melderaten verschiedener Länder für Nebenwirkungen in Meldungen/1.000 verabreichte Impfdosen Comirnaty® (Stand Dezember 2023). Die Häufigkeit der Meldungen ist hierfür der Eudravigilance Datenbank entnommen. [381] Die Anzahl der verabreichten Impfdosen je Land stammt aus der Datenbank von Our World in Data. [382]

Impfstoff	ID in Millionen	Gemeldete NW	NW-Rate/ 1.000 ID	Gemeldete T	T-Rate/ 1.000 ID
Comirnaty®	685,000	967.351	1,41	8.368	0,012
Comirnaty bivalent®	16,100	3.670	0,23	51	0,003
Jcovden®	18,600	58.223	3,13	339	0,018
Nuvaxovid®	0,361	1.423	3,94	1	0,003
Spikevax®	161,000	270.827	1,68	1.161	0,007
Spikevax bivalent®	0,318	3.120	9,81	16	0,050
Vaxzevria®	68,800	328.643	4,77	1.549	0,022
Valneva®	0,003	24	8,3	0	0,000
Gesamt	950,182	1.633.281	1,72	11.485	0,012

ID=Impfdosen; NW=Nebenwirkungen; T=Todesfälle

Tabelle 7: Impfdosen, gemeldete Nebenwirkungen und Todesfälle für die in Europa zugelassenen COVID-„Impfstoffe"

Es erstaunt, dass die Melderate zwischen 0,4/1.000 Impfdosen für Bulgarien und 6,4/1.000 Impfdosen für Österreich schwankt. Es ist kaum anzunehmen, dass der Impfstoff länderspezifisch so unterschiedlich häufig Nebenwirkungen verursacht. Vielmehr muss man befürchten, dass generell ein Underreporting vorliegt, dass also relevante Nebenwirkungen zu selten gemeldet werden und dass dieses Underreporting in den verschiedenen Ländern unterschiedlich stark ausgeprägt ist. Das Problem des „Underreportings" werden wir weiter unten noch eigens betrachten (siehe S. 221ff).

Da bisher keine zuverlässigen Studien vorliegen, kann nur spekuliert werden, welcher Anteil der gemeldeten Nebenwirkungen und Todesfälle kausal mit den „Impfungen" in Zusammenhang steht. Die oben bereits erwähnten, bisher nicht in Fachjournalen veröffentlichten Pathologiestudien,[375] die in 50 % der Fälle einen Kausalzusammenhang zwischen „Impfung" und Tod vermuten, können zwar wahrscheinlich nicht als repräsentativ eingestuft werden, machen aber deutlich, dass hier dringender Forschungsbedarf besteht.

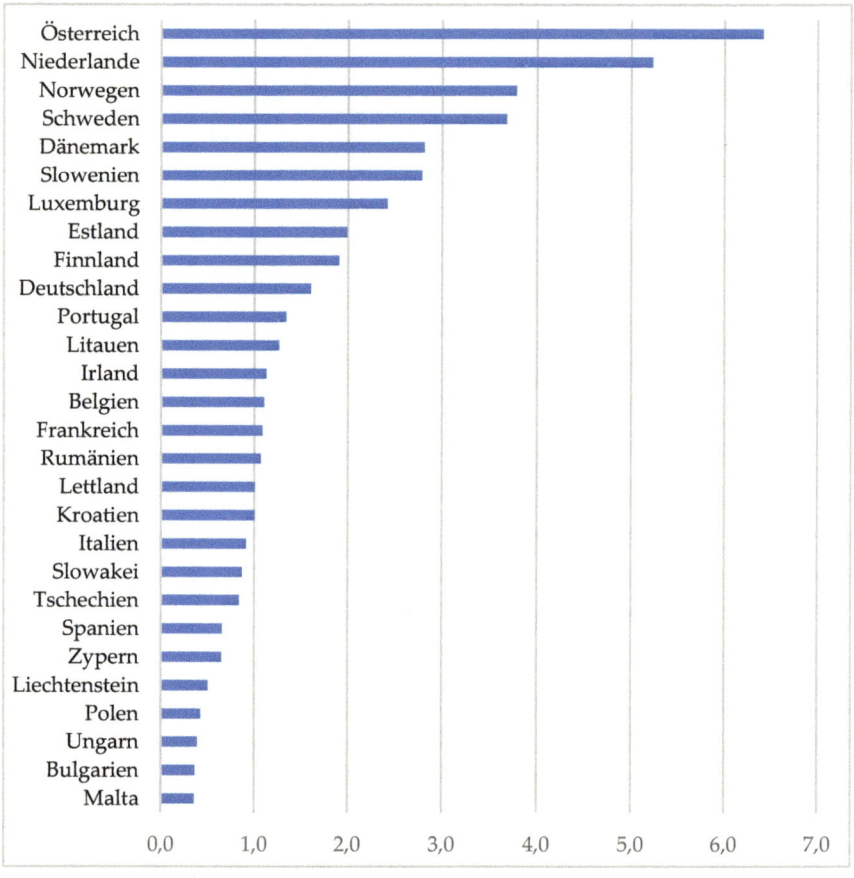

Abbildung 20: Melderaten (Meldungen pro 1000 Impfdosen) für Nebenwirkungen von Comirnaty® in verschiedenen Ländern[381] (Stand Dezember 2023)

Obgleich die Kausalität zwischen „Impfung" und gemeldeten Impf-nebenwirkungen bzw. Todesfällen im zeitlichen Zusammenhang mit der „Impfung" in den meisten Fällen nicht gesichert ist, so fällt doch auf, dass die Melderaten und vor allem die Todesfallraten um ein Vielfaches über den Raten bei anderen Impfstoffen liegen. Die COVID-„Impfstoffe" sind daher wahrscheinlich deutlich schlechter verträglich als herkömmliche Impf-stoffe. Wie bereits dargestellt, weisen die vorliegenden Daten auf ein im Vergleich zu anderen Impfstoffen bis zu 25-fach erhöhtes Todesfallrisiko hin. Mittlerweile sind daher wahrscheinlich Tausende von Todesfällen in kausalem Zusammenhang mit der Impfung aufgetreten, sodass eine sofor-tige Marktrücknahme der COVID-„Impfstoffe" nicht nur gerechtfertigt, sondern dringend erforderlich ist.

Spezifische Nebenwirkungen

Während die Zulassungsstudien im Großen und Ganzen nur über Ne-benwirkungen ohne schwerwiegende Folgen für den Geimpften berichte-ten, mehren sich aus Einzelfallberichten und Pharmakovigilanzdaten die Hinweise, dass bestimmte unerwünschte Ereignisse mit überzufälliger Häufigkeit auftreten.

Nebenwirkung	Geschätzte Häufigkeit pro 100.000 Geimpfte
Herzmuskel- und Herzbeutelentzündung	1-15
Gesichtsnervlähmung	25
Sinusvenenthrombose (v.a. nach Vaxzevria®)	23
Thrombotisch-thrombozytopenisches Syndrom	<1
Thrombosen und Thromboembolien	1
Anaphylaxie und schwere allergische Reaktionen	1
Herpes Zoster (Gürtelrose)	89
Herzinfarkt/Schlaganfall	1
Post-Vac-Syndrom	39
Summe aller schwerwiegenden Nebenwirkungen	180-195

Tabelle 8: Geschätzte Häufigkeit der wichtigsten schwerwiegenden Nebenwir-kungen der COVID-„Impfungen"

Diese typischen Nebenwirkungen der COVID-„Impfstoffe" werden auch als Adverse Events of Special Interest (AESI) bezeichnet. Eine Übersicht über die geschätzte Häufigkeit dieser AESI ist in Tabelle 8 dargestellt.

Inzwischen wurden durch die Impfstoffhersteller bereits neun sogenannte „Rote-Hand-Briefe" veröffentlicht, in denen die Hersteller ihrer gesetzlichen Verpflichtung nachkommen, Ärzte und Apotheken über mögliche schwerwiegende Nebenwirkungen von Arzneimitteln zu informieren. Viele der Briefe betreffen die Vektor-„Impfstoffe"[383], aber letztendlich sind alle COVID-„Impfstoffe" mit den nachfolgend dargestellten AESI behaftet, nur teilweise in unterschiedlicher Häufigkeit.

Herzmuskel- und Herzbeutelentzündung

Das gehäufte Auftreten von Herzmuskel- und Herzbeutelentzündungen (Myokarditis und Perikarditis) infolge einer „Impfung" mit einem der beiden mRNA-„Impfstoffe" ist mittlerweile unumstritten. Nach einer großen retrospektiven Kohortenstudie von Barda et al. aus Israel ist das Risiko für eine Herzmuskelentzündung nach der „Impfung" mit Comirnaty® mehr als dreifach erhöht.[309] Allerdings ist das Myokarditis-Risiko auch bei symptomatischer COVID-Erkrankung erhöht, und zwar laut besagter Studie sogar um das 18-fache. Auch hier wird wieder eine relative Risikoerhöhung in den Vordergrund gestellt, um für die Erkrankung den Anschein eines hohen Risikos zu wecken. 18-fach erhöht bedeutete in dieser Studie absolut betrachtet nur 11 zusätzliche Fälle pro 100.000 COVID-Erkrankungen im Vergleich zu 100.000 Personen ohne COVID. Nach heutiger Erkenntnis muss der Verdacht geäußert werden, dass das Risiko der „Impfung" in dieser Studie massiv unterschätzt und das Erkrankungsrisiko übertrieben dargestellt wurde. In einer anderen großen retrospektiven Kohortenstudie[384] fand sich überhaupt kein signifikant erhöhtes Risiko für Herzmuskel- oder Herzbeutelentzündungen bei ungeimpften COVID-Erkrankten im Vergleich zu Nichterkrankten.

Ein wahrscheinlich realistisches Bild der Risiken zeichnen zwei englische Studien, in denen die Absolutzahlen bei Geimpften und Ungeimpften untersucht und auch in der Publikation angegeben werden. In der ersten Arbeit fanden sich unter 42,8 Millionen Geimpften (ein-, zwei- oder dreifach geimpft) 617 Fälle mit einer (schweren) Herzmuskelentzündung mit Krankenhausaufnahme oder Todesfolge innerhalb von

28 Tagen nach einer COVID-„Impfung" (14/Million).[385] Etwa drei Millionen erkrankten vor der Impfung an COVID. 114 von ihnen erlitten eine Myokarditis in zeitlichem Zusammenhang mit der Infektion (38/Million). Etwa drei Millionen erkrankten nach der Impfung (trotz Impfung) an COVID. Von diesen erlitten 81 eine Myokarditis in zeitlichem Zusammenhang mit der Infektion (27/Million). Durch die Impfung wurden also 11 Myokarditisfälle pro Million (38-27) verhindert, aber dafür 14 Impf-Myokarditiden in Kauf genommen: ein schlechtes Geschäft! Wenn man dann noch berücksichtigt, dass von den 42,8 Millionen geimpften Studienteilnehmern nur sechs Millionen an COVID erkrankten, wird deutlich, dass absolut betrachtet die Impf-Myokarditis viel stärker ins Gewicht fällt als die Myokarditis durch COVID.

Erstaunlicherweise behaupten die Autoren der Arbeit in ihrer Schlussfolgerung, dass das Myokarditis-Risiko nach SARS-CoV-2-Infektion viel höher sei als nach der Impfung! Das stimmt zwar numerisch, aber sie vergessen, dass viel mehr Menschen geimpft werden als an COVID erkranken und dass die Impfung die COVID-Myokarditis nur in einem kleinen Teil der Fälle verhindert. Hinzu kommt auch noch, dass die Impfmyokarditis viel länger zum Problem werden kann als nur während der ersten 28 Tage nach der Impfung, dem Zeitraum, der in der Studie berücksichtigt wurde. Dies zeigt der weiter unten beschriebene Fall aus meiner eigenen Praxis auf tragische Weise.

In der zweiten Arbeit rechnen die Autoren mit etwa einem bis zehn zusätzlichen Fällen von Herzmuskelentzündung pro Million Geimpfte, allerdings auch mit 40 zusätzlichen Fällen pro Million COVID-Erkrankungen.[386] Hier wird wieder der gleiche Trick angewandt, um die „Impfung" weniger gefährlich aussehen zu lassen: die Fälle von Impfmyokarditis werden nach Impfstoff und erster bzw. zweiter Dosis aufgeteilt und die Fälle pro Million werden für jede Kategorie einzeln angegeben. Zudem wird in dieser Arbeit gar nicht angegeben, wie viele der COVID-Erkrankungen vor oder nach der „Impfung" aufgetreten sind. Schaut man sich die Rohdaten an (Tabelle 2 in der Arbeit), so stellt man fest, dass insgesamt von den Geimpften 19 pro Million eine Herzmuskel- oder Herzbeutelentzündung erlitten, während diese bei 53 pro Million COVID-Erkrankter auftraten, also 2,8-mal häufiger als nach der „Impfung". Dabei ist nicht berücksichtigt (weil nicht angegeben), wie viele Fälle von den trotz „Impfung" an COVID Erkrankten vor und wie viele nach der „Impfung" auftraten und demzufolge kann auch nicht abgeschätzt werden, wie viele Fälle durch eine „Impfung" verhindert würden. Legen wir die Rate von 11 durch die „Impfung" verhinderten Fällen pro Million aus der anderen Arbeit der gleichen Autoren (siehe oben)[385] zugrunde, so stehen diesen 19, also eineinhalbmal so viele Fälle von Impfmyokarditis gegenüber.

Beim Vergleich zwischen dem Risiko für eine Myokarditis als Folge der „Impfung" oder als Folge der natürlichen Infektion muss unbedingt berücksichtigt werden, dass nur ein Bruchteil der Bevölkerung an COVID erkrankt, während so gut wie die gesamte Population geimpft werden soll. In Deutschland sind seit Beginn der SARS-CoV-2-Pandemie im Februar 2020 bis Mai 2023 ca. 38 Millionen Menschen positiv auf SARS-CoV-2 getestet worden, also im Durchschnitt etwa 6 Millionen pro Halbjahr. Pro Halbjahr müssten aber etwa 60 Millionen Impfdosen verabreicht werden, um in Deutschland den derzeitigen Impfschutz von etwa 75 % der Bevölkerung aufrechtzuerhalten, denn so lange hält selbst bei optimistischer Annahme zumindest ein geringfügiger Impfschutz im Höchstfall. Es werden also zehnmal so viele Menschen geimpft wie einen positiven PCR-Test aufweisen (von denen wiederum nur ein Bruchteil tatsächlich an COVID erkrankt und einem Myokarditisrisiko ausgesetzt ist). Die Impfmyokarditis wird daher mindestens zehnmal so häufig auftreten, sodass es selbst dann noch mehr Impfmyokarditiden gäbe, wenn unter der Erkrankung die Myokarditis zehnmal häufiger wäre als nach der „Impfung".

Die Herzmuskelentzündung infolge der „Impfung" ist nachweislich für zahlreiche Todesfälle in zeitlichem Zusammenhang mit der „Impfung" verantwortlich. Die Arbeit von Patone zeigt eine Sterblichkeit von 16 % innerhalb von vier Wochen. Die kumulative Sterblichkeit nach COVID-„Impfung" ist nicht bekannt, aber es ist erwiesen, dass eine durchgemachte Myokarditis zu einer reduzierten Lebenserwartung führt.[387]

In einer Autopsiestudie aus den USA zeigte sich ein typisches histopathologisches Muster, das sich von der üblichen Histologie der Herzmuskelentzündung deutlich unterscheidet.[388] Die beiden Fälle, über die in dieser Arbeit berichtet wird, machen deutlich, welch ein Verbrechen es ist, junge Menschen gegen COVID zu impfen. Es handelt sich um zwei junge Burschen, Teenager, beide zuvor gesund, die wenige Tage nach der „Impfung" mit Comirnaty® morgens tot im Bett aufgefunden wurden. Die Todesursache war in beiden Fällen ein plötzlicher Herztod aufgrund einer Impfmyokarditis.

Ähnliche Fälle habe ich in meiner eigenen Praxis erlebt. Martin K.,[u] ein sportlicher Mann im Alter von 48 Jahren ließ sich im Dezember 2021 zur „Impfung" nötigen, weil er im Winter als Skilehrer arbeitet. Wenige Tage nach der zweiten „Impfung" mit Comirnaty entwickelte er hohes Fieber, das einige Tage anhielt. Auch nachdem das Fieber wieder abgeklungen war, fühlte er sich unwohl und nicht leistungsfähig. Er versuchte, die Beschwerden zu ignorieren und fing im Frühjahr wieder vorsichtig an, körperlich zu trainieren. Es wurde zwar besser, aber er fand nicht zur alten Leistungsfähigkeit zurück.

Anfang Juni machte Martin eine etwas größere Tour mit dem Mountainbike. Es war ein wunderschöner Sommertag, weshalb er nach der Radtour noch mit Freunden zum Surfen an einen nahegelegenen See ging. Nach dem Surfen legte er sich zum Ausruhen auf die Liegewiese am See. Während er mit seinen Freunden plauderte, verspürte er plötzlich Übelkeit und Brechreiz. Er ging auf die Toilette. Auf dem Rückweg zur Liegewiese musste er sich erschöpft auf eine Bank setzen. Seine Freunde kamen zu ihm und beobachteten, wie er einen Schweißausbruch bekam und anfing zu röcheln. Sekunden später fiel er leblos zu Boden. Die sofort einsetzenden Versuche der Wiederbelebung blieben erfolglos. Die gerufene Rettung konnte nur noch den Tod feststellen.

Als Todesursache vermuteten die Ärzte einen Herzstillstand aufgrund eines Herzinfarkts. Eine Autopsie war zunächst nicht vorgesehen, wurde dann aber auf Druck der Mutter und Veranlassung durch mich als mitbehandelnden Arzt durchgeführt. Zusätzlich zur regulären pathologischen Untersuchung in dem Krankenhaus, in dem die Obduktion stattfand, veranlassten wir die Entnahme von Gewebeproben aus Herz und Gefäßen, um diese an Professor Burkhardt nach Reutlingen zu schicken. Auf diese Weise erhielten wir zwei pathologische Beurteilungen, eine von der „Standardpathologie" des Krankenhauses und eine von Professor Burkhardt. Das Ergebnis war erstaunlich:

Der Pathologiebefund des Krankenhauses beschrieb einen „Subakuten Herzinfarkt" bei „ischämischer (ischämisch = fehlende Durchblutung) Herzmuskelerkrankung" aufgrund einer hochgradigen Arteriosklerose der Herzkranzarterien und eine „chronische Myokarditis". Als Todesursache wurde der Herzinfarkt angegeben. Erstaunlicherweise wurde aber kein für

---

[u] Name geändert

einen Herzinfarkt typischer Bereich abgestorbenen Herzmuskels erwähnt. Ein Zusammenhang mit der COVID-„Impfung" wurde verneint.

Der Pathologiebefund von Professor Burkhardt aus Reutlingen zeigte in feingeweblichen Untersuchungen eine außergewöhnlich starke entzündliche Zerstörung des Herzgewebes und eine das ganze Herz durchsetzende Herzmuskelentzündung. Es fanden sich dagegen kein Hinweis auf Arteriosklerose der Herzkranzgefäße und auch kein Herzinfarkt. In den Gefäßwänden konnte das Spike-Protein nachgewiesen werden, das von den menschlichen Zellen nach der mRNA-Injektion gebildet wird. Das „Nukleokapsid-Antigen", das bei einer natürlichen Infektion mit SARS-CoV-2 gebildet wird, fand sich hingegen nicht, wodurch bewiesen ist, dass das Spikeprotein Folge der „Impfung" ist und nicht von einer COVID-Erkrankung stammt. Die Herz- und Gefäßveränderungen können also nicht auf eine COVID-Erkrankung zurückgeführt werden. Der Befund beweist mit an Sicherheit grenzender Wahrscheinlichkeit, dass es bei dem Patienten aufgrund der „Impfung" mit Comirnaty® zu einer schweren chronischen Myokarditis und als Folge der Herzmuskelentzündung zu einem plötzlichen Herztod gekommen war.

Ich frage mich, wie es dem Hausarzt des Patienten wohl gehen mag, der sich in blindem Gehorsam an der Impfkampagne beteiligt hat, obwohl schon von Anbeginn klar war, dass die Sicherheit dieser „Impfstoffe" nicht gewährleistet ist. Wie muss man sich fühlen, wenn man als Arzt für den Tod eines Patienten mitverantwortlich ist. Wurde Martin K. angemessen und ehrlich über die Risiken der COVID-„Impfung" aufgeklärt? Wurde ihm gesagt, dass die „Impfung" experimentellen Charakter hat und nur bedingt zugelassen ist? Das Risiko für einen 48-jährigen gesunden Mann, ernsthaft an COVID zu erkranken oder gar an der Erkrankung zu versterben, ist vernachlässigbar gering.

In einem Systematic Review wird für die COVID-Impfmyokarditis eine Letalität von 1,1 % berichtet.[389] Das Todesfallrisiko in der Arbeit von Patone war allerdings 15-mal so hoch![385] Für das Langzeit-Outcome nach Myokarditis finden sich in der Literatur je nach Methodik unterschiedliche Angaben. In einer retrospektiven Fallstudie lag die Gesamtsterblichkeit in 5 Jahren bei 4,4 %.[390] Eine große retrospektive Kohortenstudie über 8,5 Jahre Follow-up fand eine Gesamtsterblichkeit von 21,9 pro 1.000 Patientenjahren.[391] Hier besteht dringend weiterer Forschungsbedarf, was die Langzeitprognose der Myokarditis und insbesondere der COVID-Impfmyokarditis anbetrifft. Es wird jedoch schon jetzt deutlich, dass mit erheblichen

Folgeschäden bis hin zu Todesfällen auch noch nach längeren Zeiträumen zu rechnen ist.

Lähmung des Gesichtsnervs

Ein Zusammenhang zwischen COVID-„Impfung" und dem Auftreten einer Lähmung des Gesichtsnervs (Facialis-Parese) erscheint aufgrund von zahlreichen Fallberichten wahrscheinlich. Genaue Angaben zur Häufigkeit können jedoch kaum gemacht werden. Die Studienlage hierzu ist uneinheitlich. Eine narrative (= nicht systematische) Übersichtsarbeit fasst die vorliegende Evidenz zusammen, die sich lediglich auf Fallberichte und kleine Fallkontrollstudien stützt. Auch eine erhöhte Inzidenz von Gesichtsnervlähmungen im Rahmen von COVID wird diskutiert.[392] Im März 2023 wurde eine niederländische Arbeit publiziert, welche die spontan zu erwartende Häufigkeit von Gesichtsnervlähmungen in der Bevölkerung mit der Häufigkeit des Auftretens bei COVID-Geimpften verglich. Diese war bei Geimpften erhöht, vor allem bei Kindern und Jugendlichen, aber auch bei Erwachsenen unter 65 Jahren, und zwar sowohl für mRNA- als auch für Vektor-„Impfstoffe".[393] Eine systematische Übersichtsarbeit mit Metaanalyse fasste Anfang 2023 die verfügbare Studienevidenz aus 52 Studien zusammen und bezifferte das Risiko für eine Gesichtsnervlähmung nach COVID-„Impfung" mit 25 pro 100.000. Diese trat vor allem nach „Impfung" mit mRNA-, aber auch mit Vektor-„Impfstoffen" auf.[394] Bei 69,9 % der Betroffenen bildete sich die Lähmung unter Behandlung vollständig zurück, bei 9,6 % lag (zum Zeitpunkt des Studienendes) ein möglicherweise bleibender Schaden vor. Zu den übrigen 21,2 % finden sich keine Angaben.

Man muss also mit Sicherheit davon ausgehen, dass COVID-„Impfstoffe" Gesichtsnervlähmungen auslösen können, die in mindestens etwa 10 % der Fälle zu bleibenden Schäden führen.

Sinusvenenthrombose

Auch die Sinusvenenthrombose (SVT, Verstopfung von Venen im Gehirn durch Blutgerinnsel) wurde im Zusammenhang mit Thrombozytopenie (Blutplättchenmangel) vor allem nach der Applikation von Vektor-„Impfstoffen" beobachtet. Eine systematische Übersichtsarbeit stellte fest, dass die Sinusvenenthrombose mit 28,3 % der Fälle die häufigste

Manifestation thromboembolischer Komplikationen nach COVID-„Impfung" darstellt und dass die überwiegende Anzahl von Fällen nach Vaxzevria® zu beobachten war.[395] Eine systematische Übersicht mit Metaanalyse kam zu dem Ergebnis, dass das Risiko für eine Sinusvenenthrombose nach der Applikation von ChAdOx1 nCoV-19 (Vaxzevria®) mit 23/100.000 25-mal so hoch ist wie das Hintergrundrisiko der Bevölkerung (0,9/100.000).[396] Die Sinusvenenthrombose tritt allerdings auch im Rahmen von COVID auf, und zwar etwa vier- bis sechsmal häufiger als nach der „Impfung" (wobei unklar bleibt, bei wie vielen der Erkrankten die Sinusvenenthrombose trotz „Impfung" auftrat).[397] Hier gilt das Gleiche wie für die Myokarditis: wenn zehnmal so viele Personen geimpft werden wie an COVID erkranken, dann wird die SVT in absoluten Zahlen viel häufiger durch die „Impfungen" ausgelöst als durch die Erkrankung.

Thrombotisch-thrombozytopenisches Syndrom

Das thrombotisch[v]-thrombozytopenische[w] Syndrom (Vaccination Induced Thrombotic Thrombocytopenia – VITT) ist als typische Nebenwirkung der Vektor-„Impfstoffe" gegen COVID (ChAdOx1 [Vaxzevria®] und Ad26.COV2.S [Jcovden®]) bekannt. Im Rahmen des Syndroms kommt es sowohl zur überschießenden Bildung von Blutgerinnseln mit Thrombosen (Verstopfung von Venen) und Thromboembolien (Verstopfung von Arterien in Organen wie Herz oder Gehirn durch mit dem Blutstrom verschleppte Thromben [Blutgerinnsel]) als auch durch den Mangel an Blutplättchen (Thrombozytopenie) zu einer verminderten Gerinnbarkeit des Bluts mit der Folge einer gesteigerten Neigung zu inneren Blutungen. Die Häufigkeit des Vorkommens wird mit 0,1-0,8 pro 100.000 Impfdosen angegeben.[398] Vom Hersteller wurde diesbezüglich ein Rote-Hand-Brief herausgegeben, um die Anwender zu informieren.[399]

---

[v] Thrombotisch = Bildung von Blutgerinnseln durch Aktivierung der Blutgerinnung und Verklumpung von Blutplättchen. In der Folge kommt es zur Verstopfung von Blutgefäßen, entweder an der Stelle der Gerinnselbildung (= Thrombose, normalerweise in Venen zu finden) oder durch Verschleppung der Gerinnsel mit dem Blutstrom in eine andere Körperregion (=Thromboembolie, normalerweise in Arterien zu finden)

[w] Thrombozytopenisch = Mangel an Blutplättchen, entweder durch z.B. autoimmunologische Zerstörung der Blutplättchen oder durch Verbrauch derselben infolge gesteigerter Gerinnselbildung (Thrombose). Als Folge des Blutplättchenmangels kann es zu Blutungen kommen

Thrombosen und Thromboembolien

Auch venöse Thrombosen (Verstopfung einer Vene durch Blutgerinnsel) und Thromboembolien (Verstopfung von Arterien durch mit dem Blutstrom verschleppte Blutgerinnsel) wurden vermehrt nach der Applikation von Vaxzevria® und Jcovden® beobachtet. Es handelt sich um Einzelfälle, die auch bereits in der Zulassungsstudie vorkamen.[193,194] Aber auch für BNT162b2 könnte ein leicht erhöhtes Risiko in den ersten drei Wochen nach der „Impfung" vorliegen.[400] Eine systematische Übersichtsarbeit kam zu dem Ergebnis, dass thromboembolische Ereignisse im Zusammenhang mit allen COVID-„Impfstoffen" auftreten können. Das Risiko scheint jedoch für Vaxzevria® am höchsten zu sein. Nur zwei Fälle traten nach BNT162b2 (Comirnaty®) auf und keiner nach mRNA1273 (Spikevax®), so dass zu den mRNA-„Impfstoffen" keine valide Aussage möglich ist.[395] Langzeitstudien fehlen allerdings und es ist daher unbekannt, für wie lange nach der „Impfung" das Risiko fortbesteht und wie hoch es im Langzeitverlauf wirklich ist.

Anaphylaxie und allergische Reaktionen

Die Inzidenz anaphylaktischer Reaktionen (Anaphylaxie = schwere allergische Reaktion mit Schock) liegt laut einer systematischen Übersichtsarbeit bei etwa neun Fällen pro Million Impfdosen.[401] Autoren aus Deutschland gehen mit einem Fall pro 100.000 Impfdosen von einer ähnlichen Inzidenz aus.[402] Eine weitere systematische Übersichtsarbeit mit Metaanalyse, in die 26 Studien mit über 26 Millionen „Impfungen" eingeschlossen wurden, fand eine Häufigkeit von fünf anaphylaktischen Zwischenfällen pro Million Impfdosen und von 54 nicht-anaphylaktischen allergischen Reaktionen pro Million Impfdosen.[403] Allergische und anaphylaktische Reaktionen auf die COVID-„Impfstoffe" sind offenbar selten, aber sie sind nicht auszuschließen und müssen in die Schaden-Nutzen-Abwägung mit einfließen.

Gürtelrose

In einer großen an der Berliner Charité durchgeführten retrospektiven Kohortenstudie traten unter 1,1 Millionen Geimpften 2.204 Fälle mit Gürtelrose (Herpes Zoster) auf (200/100.000), während nur 1.223 von 1,1

Millionen Ungeimpften betroffen waren (111/100.000). Somit fand sich für gegen COVID Geimpfte in den ersten 60 Tagen nach der „Impfung" ein fast doppelt so hohes Risiko wie für ungeimpfte Vergleichspersonen (89 zusätzliche Fälle pro 100.000 Geimpfte).[404] Auch eine große israelische Studie an über 800.000 Geimpften, die mit einer gleichen Anzahl Ungeimpfter verglichen wurden, fand ein 1,43-fach erhöhtes Risiko für Herpes Zoster.[309]

Herzinfarkt und Schlaganfall

Es war lange umstritten, ob nach COVID-„Impfungen" ein erhöhtes Risiko für Herzinfarkt oder Schlaganfall besteht. Inzwischen zeichnet sich immer deutlicher ab, dass sowohl nach mRNA- als auch nach Vektor-Impfungen ein erhöhtes Risiko für ischämische Ereignisse in Herz und Gehirn vorliegt. In Einzelfällen wurde im unmittelbaren zeitlichen Zusammenhang mit einer mRNA-basierten SARS-CoV-2-„Impfung" über das Auftreten eines ischämischen Schlaganfalls berichtet.[405] In dem von Fiorini et al. dargestellten Fall kam es sieben Stunden nach der „Impfung" zu einer motorischen Schwäche im rechten Bein, die sich innerhalb von zwei Tagen zu einer kompletten Halbseitenlähmung rechts entwickelte. In der Magnetresonanztomographie zeigte sich eine Durchblutungsstörung im Bereich der mittleren Hirnarterie links. Unter antithrombotischer Behandlung bildete sich die Symptomatik innerhalb einiger Tage zurück. Die Autoren diskutieren den möglichen kausalen Zusammenhang des Schlaganfalls mit der „Impfung", der sich zwar nicht beweisen lässt, der aber doch aufgrund des engen zeitlichen Zusammenhangs als sehr wahrscheinlich angesehen wird. Die Autoren folgern, dass mehr Argumente für einen kausalen Zusammenhang sprechen als dagegen.

In einer systematischen Übersichtsarbeit waren von 274 analysierten Fällen mit thromboembolischen Ereignissen nach COVID-„Impfung" 20,1 % durch Herzinfarkt und 8,0 % durch Schlaganfall betroffen. [395]

In einer vergleichenden Sicherheitsstudie an US-Veteranen (medianes Alter 69 J.) fanden sich in durchschnittlich 38 Wochen nach der COVID-„Impfung" 10,6 zusätzliche Schlaganfälle und 14,8 zusätzliche Herzinfarkte pro 10.000 mit Comirnaty® Geimpften im Vergleich zu Spikevax®.[406]

Die oben bereits beschriebene Studie von Barda fand im Zeitraum bis 42 Tage nach der COVID-„Impfung" kein erhöhtes Risiko für Herzinfarkt oder Schlaganfall.[309] Möglicherweise war der gewählte Zeitraum von 42 Tagen aber zu kurz. Eine weitere Studie, welche die Häufigkeit des Auftretens von Herzinfarkten und Schlaganfällen bei Geimpften im Zeitraum von zwei Wochen nach der „Impfung" mit dem Zeitraum vor der „Impfung" verglich, fand ebenfalls kein erhöhtes Risiko nach der COVID-„Impfung", weder für Geimpfte ab 75 Jahren[407] noch für jüngere.[408] Auch in dieser Studie war der gewählte Zeitraum mit Sicherheit zu kurz, um eine valide Aussage treffen zu können. Das Studienergebnis wird zusätzlich dadurch verzerrt, dass nur ein Vergleich der Geimpften mit sich selbst in den 14 Tagen vor der „Impfung" stattfand. Das heißt, Personen, die einen Herzinfarkt oder Schlaganfall erlitten und demzufolge natürlich innerhalb von 14 Tagen nach dem Infarkt nicht geimpft wurden, konnten gar keinen Eingang in die Studie finden.

Allerdings veröffentlichten CDC und FDA im Januar 2023 eine Sicherheitswarnung, in der auf ein mögliches erhöhtes Schlaganfallrisiko bei über 65-Jährigen innerhalb von 21 Tagen nach der „Impfung" mit Comirnaty bivalent® hingewiesen wird.[409]

Eine Systematische Übersichtsarbeit, die Mitte 2022 publiziert wurde, widmete sich der Frage des Schlaganfallrisikos nach COVID-„Impfung". Es wurden zwei Kohortenstudien, drei randomisiert kontrollierte Studien, vier Registerstudien und 12 Fallberichte analysiert. In einer der randomisiert kontrollierten Studien wurde Comirnaty® untersucht. In der geimpften Gruppe traten ischämische Schlaganfälle deutlich häufiger (195 von 18.860 Geimpften) auf als in der Placebogruppe (166 von 18.846 Ungeimpften). Der Unterschied war zwar nicht statistisch signifikant, muss aber doch als Risikosignal gewertet werden. In einer Kohortenstudie, die Comirnaty® untersuchte, lag die Inzidenzrate mit 671/100.000/Jahr in den ersten 28 Tagen nach der „Impfung" und mit 851/100.000/Jahr in Woche drei und vier nach der „Impfung" deutlich über der Hintergrundinzidenz von 273/100.000/Jahr. In zwei Registerstudien, die Comirnaty® untersuchen, wird über etwa 1.500 Fälle mit ischämischem Schlaganfall berichtet. Ein Vergleich zur Hintergrundinzidenz wird in einer Studie nicht angegeben und in der anderen mit einem Zeitintervall von sechs Monaten, was unverständlich ist, wenn man die ersten Wochen nach der „Impfung" als Zeit höchsten Risikos betrachtet. Bei Geimpften unter 65 Jahren, die normalerweise in der Allgemeinbevölkerung so gut wie nie von Schlaganfällen betroffen sind, wird die Inzidenz mit 4,4/Million nach Comirnaty® und mit 15,1/Million nach Vaxzevria® angegeben. Die pauschale Schlussfolgerung der Autoren, dass es keinen Hinweis auf einen Zusammenhang zwischen der „Impfung" mit COVID-„Impfstoffen" und ischämischen Schlaganfällen gäbe, ist in Anbetracht der präsentierten Zahlen nicht nachvollziehbar.[410]

Post-Vac-Syndrom[x]

Das sogenannte Post-Vac-Syndrom stellt möglicherweise die zahlenmäßig häufigste schwerwiegende Nebenwirkung der COVID-„Impfung" dar, da es sich äußerst variabel präsentiert und es keinen diagnostischen Test gibt, der es mit Sicherheit nachweisen kann. Es hat in seiner Symptomatik große Ähnlichkeit mit Long COVID und wird leider häufig auch als solches klassifiziert, um die eigentliche Ursache – die Impfnebenwirkung – zu vertuschen.

Auch hier möchte ich einen typischen Fall aus meiner Praxis schildern. Angelika[y], ein 16-jähriges Mädchen, Leistungssportlerin, musste sich, um weiter an Wettkämpfen teilnehmen zu können, im Dezember 2021 gegen COVID impfen lassen.

Aus vollkommener Gesundheit heraus kam es wenige Stunden nach der Injektion des COVID-19-mRNA-„Impfstoffs" Comirnaty® zu einer Sofortreaktion mit Schwindel, Übelkeit, Atemnot, Gefühlsstörungen in Armen und Beinen, allgemeinem Schwächegefühl und Kopfschmerzen. In den Tagen nach der „Impfung" nahmen die Beschwerden weiter zu, und es traten auch Brustschmerzen, Herzrasen und Atemnot auf, so dass Angelika ins Krankenhaus aufgenommen werden musste. Die durchgeführten Untersuchungen ergaben jedoch keinen krankhaften Befund. Die Beschwerden wurden als „psychosomatisch" fehlinterpretiert und ein Zusammenhang mit der „Impfung" wurde trotz des Beginns unmittelbar nach der „Impfung" geleugnet. Sie solle sich nicht so anstellen, wurde ihr von den Ärzten im Krankenhaus gesagt.

Wegen fehlender Besserung der Beschwerden war Angelika dauerhaft schulunfähig. Ende Dezember 2021 erfolgte wegen einer weiteren Verschlechterung von Atemnot, Brustschmerzen und Herzrasen eine erneute stationäre Aufnahme. Bei erneut durchgeführten umfangreichen Untersuchungen fand sich wiederum keine fassbare Ursache für die Beschwerden.

---

[x] Abkürzung für Post-Vaccination Syndrome, ein variables und wissenschaftlich noch nicht exakt definiertes Auftreten einer Vielzahl von Symptomen nach COVID-„Impfung"

[y] Name geändert

Ein Ende Januar 2022 durchgeführtes Belastungs-EKG musste nach 10 Min. wegen Erschöpfung ohne Erreichen der altersentsprechenden Ausbelastung abgebrochen werden. Eine für eine Leistungssportlerin angemessene Belastung wurde bei Weitem nicht erzielt.

Die Beeinträchtigung der Leistungsfähigkeit blieb so gravierend, dass Angelika auch weiterhin die Schule nicht besuchen konnte. An körperlicher Aktivität waren nur kurze Spaziergänge möglich. Bei geringster Belastung kam es zu Atemnot, Kreislaufbeschwerden und Erschöpfung mit bleierner Müdigkeit.

Ende Januar 2022 erfolgte eine erneute Krankenhausaufnahme. Ohne medizinische Erklärung wird – bei wiederum unauffälligen Befunden – von der Kinderabteilung des Krankenhauses nun die Diagnose „Long-COVID" gestellt. Bei Angelika war im Mai 2021, also sieben Monate vor der „Impfung", eine weitgehend asymptomatische SARS-CoV-2-Infektion mit einem positiven PCR-Test (ct-Wert 30,02 Amplifikationszyklen) „nachgewiesen" worden. Nach heutiger Erkenntnis ist bei einem CT-Wert >30 nicht von einer signifikanten Infektion oder Infektiosität auszugehen. Nach der vermeintlichen Infektion war Angelika vollkommen gesund, voll leistungsfähig und betrieb ihren Leistungssport ohne Einschränkungen. Es ist also medizinisch-wissenschaftlich nicht nachvollziehbar, warum sieben Monate nach einem fraglichen SARS-CoV-2-Nachweis **ohne** relevante COVID-Symptomatik ausgerechnet am Tag der Comirnaty-„Impfung" ein Long-COVID-Syndrom beginnen sollte, und es verwundert, wie von der Wissenschaft verpflichteten Ärzten ein möglicher Zusammenhang mit der „Impfung" trotz der zeitlichen Koinzidenz und der für ein Post-Vac-Syndrom typischen Symptomatik hartnäckig geleugnet wird. So wurden in einem Arztbrief des Krankenhauses als Diagnosen nur noch Müdigkeitssyndrom, Long-COVID und Zustand nach COVID-Infektion im Mai 2021 aufgeführt. Die „Impfung" wird gar nicht mehr erwähnt. Hier sollte also bewusst ein möglicher Zusammenhang mit der „Impfung" vertuscht werden.

Nach dem Krankenhausaufenthalt wurde Angelika stationär in einer Kinder-Reha-Klinik behandelt. Im Entlassungsbefund der Reha-Klinik wurde dann aus der asymptomatischen SARS-CoV-2-Infektion eine „Akute COVID-19 Erkrankung" gemacht, die vermeintlich zu einem „Long CO-VID" geführt habe. Zwar unter falscher Diagnose („Post-COVID-19-Zustand", ICD U09.9), aber immerhin richtiger Behandlung, da unspezifische Post-COVID- und Post-Vac-Syndrome mangels wissenschaftlich gesicherter, kausaler Therapiemöglichkeiten beide symptomatisch mittels

Physiotherapie und allgemeinen gesundheitsförderlichen Maßnahmen behandelt werden, kam es bei Angelika zu einer langsamen Besserung der Beschwerden.

Nach der Reha konnte sie – mit Mühen – die Schule wieder besuchen, musste sich jedoch nach der Schule sofort hinlegen. Sport war weiterhin nicht möglich.

Als Angelika nach fast einem Jahr Irrfahrt durch unser Gesundheitssystem, Verleugnung ihrer wahren Erkrankung durch die Ärzte und Stigmatisierung als „Spinnerin" zum ersten Mal in meiner Praxis war, fragte sie mich unter Tränen: „Werde ich jemals wieder meinen Sport machen können?"

Wir wissen es nicht. Diese „Impfung" war und ist ein großes Experiment an der Menschheit. Mit „Post-Vac-Syndromen" hat keiner gerechnet und die „Impfung" wurde als effektiv und sicher verkauft. Wir wissen heute, dass Politiker, Wissenschaftler und Ärzte, die dies behauptet haben, wider besseres Wissen gelogen haben. Die Wahrheit kommt nun endlich ans Licht und wir können hoffen, dass wir durch intensive Forschung Heilmittel und Wege finden, die den betroffenen Menschen den Weg zurück zu Gesundheit und einem normalen Leben ermöglichen. Dazu muss die medizinische Wissenschaft aber erst einmal offen sein, das Krankheitsbild als solches anzuerkennen. Das war bis vor kurzem und ist leider bei vielen Ärzten nach wie vor noch nicht der Fall.

Noch im Januar 2023 teilte der Deutsche Bundestag auf seiner Webseite mit:

„Auf Basis international verfügbarer Daten liegen nach Angaben der Bundesregierung derzeit keine Hinweise für einen kausalen Zusammenhang von Long-COVID-ähnlichen Symptomen und einer COVID-19-Impfung vor. Der in der Öffentlichkeit verwendete Begriff ‚Post Vac‘ nach COVID-19-Impfungen sei bislang nicht wissenschaftlich definiert."[411]

Erste Anzeichen für einen Wandel sind auch unter den bisherigen Impfnebenwirkungsleugnern zu erkennen. Sogar der deutsche Gesundheitsminister Lauterbach, der es mit der Wahrheit seit Beginn der Pandemie nicht so genau nimmt („Da habe ich wohl etwas übertrieben!"[324]), gibt inzwischen zu, dass die „Impfung" nicht nebenwirkungsfrei ist, sondern (seiner Meinung nach) in einem von 10.000 Fällen mit schweren Nebenwirkungen zu rechnen ist.[324] Er merkt aber offenbar gar nicht, wie ungeheuerlich das ist, bedeutet es doch, dass bei über 190 Millionen durchgeführten COVID-„Impfungen" in Deutschland etwa 20.000 Menschen von schweren Nebenwirkungen betroffen sind, und diese Zahl ist leider, wie wir sehen werden, wahrscheinlich maßlos untertrieben.

Inzwischen ist die Existenz des Post-Vac-Syndroms, das in der Ausprägung tatsächlich Long-COVID-Syndromen ähneln kann, zwar allgemein anerkannt, aber die wissenschaftlichen Erkenntnisse zur Häufigkeit, Entstehung und Behandlung sind noch äußerst bescheiden. Auf einem Post-Vac-Gipfel des deutschen Bundestages wurde denn auch auf die dringende Notwendigkeit entsprechender Forschung hingewiesen.[412]

Erste Einrichtungen, die sich auf die Versorgung von Post-Vac-Patienten spezialisiert haben, sind im Entstehen, z.B. am Universitätsklinikum Marburg.[413] Aufgrund der immensen Nachfrage bestehen dort inzwischen lange Wartelisten für Betroffene. Der Leiter der Marburger Post-Vac-Ambulanz geht von etwa 25.000 Fällen in Deutschland aus. Aufgrund des vermuteten Underreportings (siehe nächstes Kapitel) könnten es auch zehnmal so viele sein.

Inzwischen gibt es auch erste wissenschaftliche Arbeiten zum Post-Vac-Syndrom, so z.B. eine publizierte Fallserie von 241 Fällen, die bisher nur als Preprint ohne Peer-Review verfügbar ist und in der die variable Symptomatik erstmals systematisch klassifiziert wird.[414] Als häufigste körperliche Symptome sind fehlende Belastbarkeit (71 %), ausgeprägte Müdigkeit (69 %), Taubheitsgefühle (63 %), Konzentrationsunfähigkeit (brain fog) (63 %) und Neuropathie (63 %) anzutreffen. Zudem bestehen sehr häufig psychische Symptome wie Gefühle von Sorgen und Hilflosigkeit, mangelndes Selbstwertgefühl, Angst, Depression und Hoffnungslosigkeit. Im Durchschnitt begannen die Beschwerden drei Tage nach der Impfung.

Über die Langzeitprognose der Erkrankung lässt sich derzeit nur spekulieren, da keine Langzeitstudien vorliegen. Es ist zumindest davon auszugehen, dass die Betroffenen für einen langen Zeitraum schwer in ihrer Lebensqualität und Lebensverwirklichung beeinträchtigt werden und auch dauerhaft Einbußen an Lebensqualität und ökonomischer Autonomie hinnehmen müssen, was neben der Anerkennung zumindest eine angemessene staatliche Entschädigung erfordert.

Häufigkeit schwerer Nebenwirkungen

Insgesamt muss davon ausgegangen werden, dass alle COVID-„Impfstoffe" mit einem nicht unerheblichen Risiko für teilweise auch schwere Nebenwirkungen verbunden sind. Addiert man die Häufigkeiten der wichtigsten in den vorangegangenen Abschnitten besprochenen schwerwiegenden Nebenwirkungen (siehe Tabelle 8), so ist von einer geschätzten Gesamthäufigkeit von 150-200 pro 100.000 Geimpfte auszugehen. Auf die Anzahl der Geimpften in Deutschland hochgerechnet käme man auf sicher mehr als 100.000 Menschen, die von schweren Nebenwirkungen betroffen sind. Dies kann nur eine grobe Schätzung sein, weil die Nebenwirkungsrate von verschiedenen Faktoren abhängt, z.B. vom Impfstoff, von der Anzahl der „Impfungen", von Begleiterkrankungen und Risikofaktoren sowie davon, ob der Geimpfte vorher oder im Zusammenhang mit der „Impfung" an COVID erkrankt ist. Die Zahl macht aber jedenfalls deutlich, dass die Zahl der Meldungen, die das Paul-Ehrlich-Institut angibt (85 pro 100.000 Geimpfte, siehe S. 227ff), mit Sicherheit das wahre Ausmaß deutlich unterschätzt.

Randomisiert kontrollierte Studien mit hoher Fallzahl und qualitativ hochwertige, prospektive Kohortenstudien, die Ungeimpfte und Geimpfte mit ausreichend langem Follow-up vergleichen, liegen bisher nicht vor. Es gibt auch keine Langzeitstudien, um weitere Spätfolgen der „Impfungen" wie z.B. eine erhöhte Krebsrate oder ein erhöhtes Risiko für Herzkreislaufereignisse wie Herzinfarkt oder Schlaganfall abzuschätzen. Vollkommen unklar ist, ob es durch Verunreinigungen des „Impfstoffs" mit DNA aus dem Herstellungsprozess, durch die Modifikation der mRNA mit Pseudouridin oder die Anreicherung der mRNA in bestimmten Organen zu weiteren schweren Nebenwirkungen als Langzeitfolge kommen kann. So wird diskutiert, dass sowohl mRNA- als auch Vektor-„Impfungen" Krebs auslösen und die Fortpflanzungsorgane schädigen könnten.

Underreporting[z] von Nebenwirkungen

In einem allerdings bereits etwas älteren Systematic Review werden Studien zum Reporting von Arzneimittelnebenwirkungen zusammengefasst.[415] Die Autoren stellen fest, dass im Mittel nur etwa 6 % aller unerwünschten Arzneimittelwirkungen gemeldet werden. Schwere Nebenwirkungen werden mit etwa 15 % zwar häufiger, aber immer noch viel zu selten gemeldet. Diese Zahlen legen nahe, dass mit einer sieben- bis 15-mal höheren Nebenwirkungsrate zu rechnen ist als die Meldedatenbanken nahelegen.

Wie wir bereits gesehen haben, unterscheiden sich die Melderaten der verschiedenen Länder erheblich (siehe Abbildung 20). Deutschland liegt mit 1,6 Meldungen pro 1.000 „Impfungen" international im Mittelfeld. Im Vergleich zu Österreich, dem Spitzenreiter mit 6,4 Meldungen pro 1.000 „Impfungen", muss für Deutschland von einem Underreporting von mindestens 75 % ausgegangen werden (mindestens, weil auch in Österreich sicher keine Melderate von 100 % vorliegt).[381]

Nach den Daten der deutschen Betriebskrankenkassen mit Auswertung von Diagnosekodierungen kann man vermuten, dass niedergelassene Kassenärzte für die Kassenabrechnung bis zu achtmal häufiger Impfnebenwirkungen als Diagnose kodieren als Nebenwirkungsfälle an das Paul-Ehrlich-Institut (PEI) gemeldet werden. Der Chef der BKK ProVita, Andreas Schöfbeck, hatte die Daten der Betriebskrankenkassen dahingehend auswerten lassen, wie viele der COVID-„Geimpften" in den Wochen nach der „Impfung" wegen einer Impfnebenwirkung einen Vertragsarzt aufsuchten, immerhin 2,3 %! Wenn man diese Zahl der PEI-Melderate von 0,3 % gegenüberstellt, kommt man auf den Faktor von fast acht, entsprechend einem möglichen Underreporting von 87 % in den Daten des PEI.[416] Die BKK-Seite mit diesen Zahlen wurde am 01.03.2022 umgehend zensiert und gelöscht, wie das heute in unserer nicht mehr ganz freiheitlichen Demokratie üblich geworden ist, und steht daher nur noch über das Webarchiv zur Verfügung. Der mutige Vorstand der BKK ProVita wurde am 01.03.2022 fristlos entlassen.

---

[z] Underreporting = Unterberichterstattung: das absichtliche oder irrtümliche Nichtberichten von Ereignissen

Möglicherweise ist allerdings, ähnlich wie im oben beschriebenen Systematic Review, das Verhältnis zwischen kodierten Nebenwirkungsdiagnosen und PEI-Meldungen bei den schweren Nebenwirkungen ein anderes, weil schwerwiegende Nebenwirkungen häufiger gemeldet werden als leichte. Dies geht aus den BKK-Daten nicht hervor.

Das offensichtliche Underreporting wird durch eine Veröffentlichung der Kassenärztlichen Bundesvereinigung (KBV) auf Anfrage durch die Bundestagsfraktion der AfD bestätigt.[417] So wurden im Jahr 2021 2.487.526 Patienten wegen Nebenwirkungen einer COVID-„Impfung" im kassenärztlichen Bereich behandelt. Die Nebenwirkungen müssen also mindestens so schwerwiegend gewesen sein, dass sie einen Arztbesuch erforderlich gemacht haben, und wären damit meldepflichtig. Für den gleichen Zeitraum weist der Sicherheitsbericht des PEI aber nur eine Anzahl von 244.576 gemeldeten Nebenwirkungen aus.[418] Dieses Zahlenverhältnis spiegelt ein mögliches Underreporting von 90 % an das PEI wider. Bezogen auf die Anzahl der Geimpften von etwa 60 Millionen zum 31.12.2021 hat also etwa jeder 24. COVID-„Geimpfte" wegen einer Nebenwirkung einen Arzt aufgesucht. Tatsächlich sind es wahrscheinlich noch mehr, da die bei Privatpatienten aufgetretenen Ereignisse von der KBV nicht erfasst werden.

Aus diesen Daten können weder Kausalität noch Schweregrad und Verlauf abgeleitet werden. Hierfür sollten dringend prospektive Verlaufsstudien durchgeführt werden. Dass dies bisher nicht längst geschah, ist ein Versäumnis, hinter dem man leider nur böse Absicht vermuten kann. Zu viele Menschen in Machtpositionen sind hier in der Verantwortung und ein „Zugeben" der massiven Schäden, die man trotz besseren Wissens in Kauf genommen hat, hätte strafrechtliche Konsequenzen.

Zusammenfassend kann festgehalten werden, dass zuverlässige, prospektiv erhobene Daten zum Underreporting bei Nebenwirkungen der COVID-„Impfstoffe" nicht verfügbar sind. Die unterschiedlichen Melderaten der Länder, die Daten von BKK und KBV sowie die Publikationen zum generellen Underreporting von Arzneimittelnebenwirkungen legen nahe, dass nur ein Bruchteil der COVID-Impfnebenwirkungen erfasst wurde und wird. Es muss also mit erheblich zahlreicheren Nebenwirkungen und möglicherweise auch mit bisher nicht der „Impfung" zugeschriebenen Todesfällen gerechnet werden als aus den Sicherheitsberichten der Meldestellen hervorgehen. Zu diesem Underreporting trägt natürlich vor allem auch die Leugnung von Nebenwirkungen durch Ärzte, Politiker und vermeintliche „Experten" bei. Einer mir bekannten Assistenzärztin wurden sogar bei zeitlich naheliegendem Zusammenhang zwischen Erkrankung und CO-VID-Impfung entsprechende Hinweise aus den von ihr verfassten Arztbriefen durch Ober- oder Chefarzt herausgestrichen. Selbst vorsichtige Formulierungen wie „Ein Zusammenhang mit der COVID-Impfung ist nicht auszuschließen" waren nicht erlaubt.

Übersterblichkeit durch COVID-„Impfungen"

Seit einiger Zeit wird ein möglicher Zusammenhang zwischen den Massenimpfungen und der zeitgleich zu beobachtenden Übersterblichkeit diskutiert. Dieser Thematik hat sich unter anderem eine Gruppe von Wissenschaftlern angenommen, die sich unter dem Namen „7Argumente" zusammengeschlossen hat.[419] Die Autorengruppe legt ihren Berechnungen die Sterbedaten des Statistischen Bundesamtes für Deutschland für die Jahre 2020-2021[420] zugrunde und berechnet die Abweichung der tatsächlichen von der erwarteten Sterblichkeit insgesamt und nach Altersgruppen unter Berücksichtigung der demographischen Veränderungen. Nach diesen Berechnungen lag die demographisch adjustierte beobachtete Sterblichkeit im Jahr 2020 nur um 0,43 % über der erwarteten Sterblichkeit, während 2021 eine adjustierte Übersterblichkeit von 2,81 % zu verzeichnen war.[421] Besonders auffällig ist, dass die Übersterblichkeit 2021 nicht die Altersgruppen betrifft, in denen die meisten COVID-Todesfälle auftreten, sondern überwiegend jüngere Altersgruppen, vor allem die Gruppe der 40- bis 49-Jährigen (adjustierte Übersterblichkeit 2021 9,02 %). Diese Beobachtung spricht dagegen, dass die Übersterblichkeit auf COVID zurückzuführen ist. Auch das statistische Bundesamt konstatiert, dass die gemeldeten COVID-19-Todesfälle die erhöhten Sterbefallzahlen nur zum Teil erklären können.[420]

In einer weiteren, im Mai 2023 publizierten Arbeit werden die Sterblichkeitsdaten nochmals detailliert aufbereitet. Die Ergebnisse weichen nur unwesentlich von den oben dargestellten Berechnungen der 7Argumente-Gruppe ab.[422] Die Auswertungen zeigen, dass es 2020 – also im Jahr mit den meisten (vermeintlichen) Corona-Toten – nur eine Übersterblichkeit von

4000 Todesfällen (etwa 0,4 % der Gesamtsterblichkeit) gab, was im Rahmen der normalen jährlichen Schwankungen zu sehen ist. Im Jahr 2021 gab es 34.000 zusätzliche Todesfälle (etwa 3,4 % der Gesamtsterblichkeit) und 2022 sogar 66.000 (etwa 6,6 % der Gesamtsterblichkeit). Die höchste Übersterblichkeit findet sich auch nach den Berechnungen dieser Publikation mit 8,2 % in der Altersgruppe der 40- bis 49-Jährigen. 2022 sind zwei Altersgruppen besonders betroffen: die 15-29-Jährigen mit 10,5 % und die 70- bis 79-Jährigen mit 10,6 % (die prozentuale Abweichung von der erwarteten Sterblichkeit für alle Altersgruppen zeigt Abbildung 21.

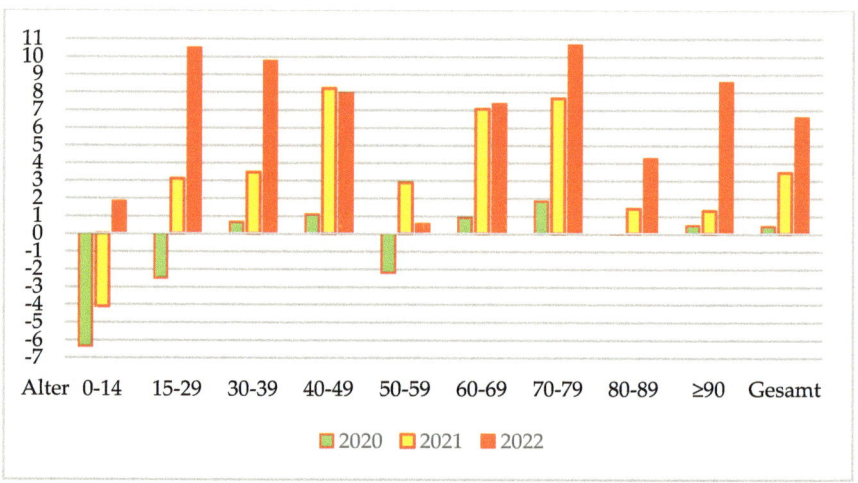

Abbildung 21: Prozentuale Abweichung von der erwarteten Sterblichkeit nach Altersgruppen für die Jahre 2020-2022 in Deutschland (Daten aus[422])

Die Übersterblichkeit ist weder 2021 noch 2022 durch COVID zu erklären. Die monatliche Auswertung zeigt, dass erst im April 2021 ein Anstieg der Sterblichkeit zu verzeichnen war, der sich parallel zu den Impfkampagnen entwickelte.

Der zeitliche Zusammenhang zwischen der Übersterblichkeit im Jahresverlauf und den Impfkampagnen lässt Kausalität vermuten, kann diese aber nicht beweisen. Auch Kollateralschäden der Eindämmungsmaßnahmen und Versorgungsdefizite im Gesundheitssystem kommen als mögliche Ursachen in Betracht. Über diese Zusammenhänge werden die Todesursachenstatistiken weiteren Aufschluss geben. In jedem Fall sollte eine mögliche Übersterblichkeit durch die COVID-„Impfungen" als Alarmsignal gewertet werden, das zielgerichtete Dokumentation und Forschung erforderlich macht.

Fehlgeburten und reduzierte Fruchtbarkeit

Die Analyse der Anzahl der Lebendgeborenen in Deutschland zeigt einen Rückgang der Geburtenrate von 7,1 % für das Gesamtjahr von 2021 auf 2022 und nochmals einen Rückgang von 6,7 % von Januar bis August 2022 auf Januar bis August 2023.[423] Es erscheint möglich, dass dieser Rückgang mit den COVID-Impfkampagnen in Zusammenhang steht. Allerdings wurde in einer Metaanalyse vermeintlich gezeigt, dass zumindest die mRNA-COVID-„Impfung" nicht mit einer erhöhten Rate an Fehl- oder Totgeburten einhergeht und dass die Totgeburten durch die „Impfung" sogar um 15 % reduziert wurden.[424] Allerdings erfasst die Studie keine frühen Aborte und keine Veränderungen der Fruchtbarkeit. Auch eine im New England Journal of Medicine publizierte Studie zur Impfsicherheit scheint zu „beweisen", dass die „Impfung" mit einer normalen Fehlgeburtenrate einhergeht. In der Studie wird die Fehlgeburtenrate aber möglicherweise dadurch „schöngerechnet", dass 85 % der schwangeren Teilnehmerinnen erst im dritten Schwangerschaftsdrittel geimpft wurden. Die Fehlgeburtenrate derjenigen Frauen, die im ersten Drittel die COVID-„Impfung" erhielten, wird – vielleicht mit Absicht – nicht berichtet, obwohl sie den Autoren sicher bekannt war bzw. aus den Daten hätte errechnet werden können.[425]

Eine umfangreiche Analyse von Daten aus der Schweiz hat ergeben, dass 2022 in der Schweiz etwa 10 % weniger Kinder geboren wurden als 2021. Ein derartiger Einbruch war zuletzt im Zusammenhang mit dem Ausbruch des ersten Weltkriegs beobachtet worden.

Bei der monatlichen Aufschlüsselung der Daten zeigt sich eine deutliche Korrelation zwischen dem Rückgang der Geburtenrate und der einsetzenden Impfkampagne neun Monate zuvor (siehe Abbildung 22). Dies ist zwar nicht beweisend, stellt jedoch ein starkes Indiz dafür da, dass die „Impfung" hier ursächlich sein könnte.

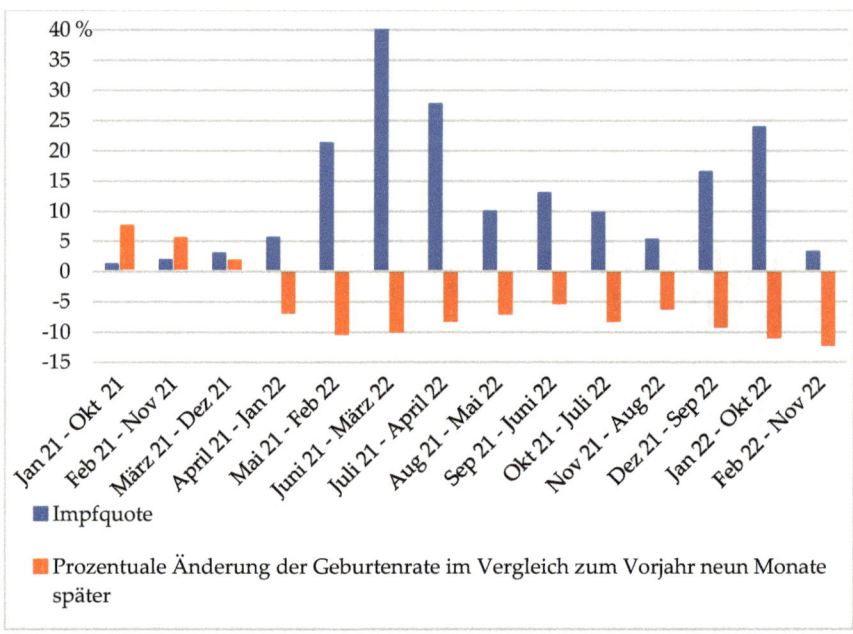

Abbildung 22: Impfquote der 20- bis 49-jährigen Frauen in der Schweiz und prozentuale Änderung der Geburtenrate im Vergleich zum Vorjahr neun Monate später

Ein Zusammenhang zwischen reduzierter Fruchtbarkeit und Geburtenrate erscheint also möglich, muss jedoch durch weitere Forschungsarbeiten bewiesen oder widerlegt werden. Bis zum Ausschluss einer negativen Auswirkung der Impfung auf Fruchtbarkeit und Schwangerschaft sind COVID-„Impfungen" bei Schwangeren und Frauen, die schwanger werden möchten, kontraindiziert!

Sofort Impfstopp!

Manche Teilaspekte hinsichtlich des Nutzens und der Risiken der CO-VID-„Impfstoffe" sind noch nicht ausreichend erforscht, aber die Evidenz dafür, dass diese „Impfstoffe" bereits jetzt unfassbar großen Schaden angerichtet haben, ist überwältigend. Dass Millionen Menschen gegen ihren

Willen geimpft beziehungsweise zur Impfung genötigt wurden, kann man nur als Verbrechen bezeichnen, so wie Gunter Frank dies in seinem Buch „Das Staatsverbrechen" sehr umfassend dargestellt hat.[426] Dass Kinder geimpft wurden und STIKO sowie Nationales Impfgremium nach wie vor die Impfung von jungen Menschen empfehlen, ist ein Skandal. Sehr wahrscheinlich sind wir im Moment Zeugen des größten Medizinskandals aller Zeiten, der Contergan weit in den Schatten stellt. Die Zulassung der CO-VID-„Impfstoffe" muss umgehend widerrufen werden! Dies fordern auch EU-Parlamentarier in einem Schreiben an die EMA[427] sowie zahlreiche Wissenschaftler und Ärzte.

Die Impfung hat mit hoher Wahrscheinlichkeit ein negatives Nutzen/Schaden-Verhältnis. Sie hat sicher keine Million Leben in Europa gerettet, sie ist bei vielen Menschen selbst nach Angaben der Hersteller eindeutig kontraindiziert und verstößt gegen den Nürnberger Kodex und somit gegen Grundprinzipien ärztlicher Ethik. Diese „Impfung" darf, wenn überhaupt, nur nach adäquater Aufklärung und einem partizipativen Entscheidungsprozess appliziert werden.

Nutzen-Schaden-Verhältnis der COVID-„Impfungen"

Die Sekundäranalyse der Zulassungsstudien der mRNA-„Impfstoffe" legt ein negatives Nutzen-Risiko-Verhältnis für die meisten Menschen nahe (siehe S. 167ff).[307] Möglicherweise ist das Risiko für schwerwiegende (SAE) und spezielle (AESI) Nebenwirkungen mehr als doppelt (Spikevax®) bzw. sogar fast fünfmal (Comirnaty®) so hoch wie die Chance, durch die „Impfung" eine COVID-bedingte Hospitalisierung zu vermeiden. Valide altersspezifische Daten und Auswertungen, welche die Komorbidität berücksichtigen, liegen bisher nicht vor. Es gibt bis heute keinen einzigen belastbaren Beleg dafür, dass die Gesamtsterblichkeit durch die „Impfung" vermindert wird.

Im Gegenteil mehren sich die hinweise, dass die Impfung mit einer erhöhten Sterblichkeit verbunden ist. Eine nachträgliche Auswertung aller Todesfälle der Pfizer-Zulassungsstudie zeigte, dass in der Gruppe der Geimpften 3,7 Mal mehr Herztodesfälle auftraten als unter Placebo und dass eine verzögerte Berichterstattung der Todesfälle von Geimpften benutzt wurde, um die Zunahme an Todesfällen durch die Impfung zu verschleiern.[428]

Eine weitere Übersichtsarbeit widmete sich speziell dem Nutzen-Schaden-Verhältnis der Booster-„Impfung" bei jungen Erwachsenen (Alter 18-29 Jahre).[429] Auf der Basis von Daten des CDC kommen die Autoren zu dem Ergebnis, dass bei jungen Erwachsenen 18,5 schwere Impfnebenwirkungen, die eine Krankenhausbehandlung erforderlich machen, in Kauf genommen werden müssen, um eine einzige COVID-bedingte Krankenhausaufnahme zu verhindern. Das Verhältnis ist noch ungünstiger für junge Männer, weil besonders diese einem erhöhten Risiko für Herzmuskelentzündungen ausgesetzt sind. Aufgrund dieses ungünstigen Nutzen-Schaden-Verhältnisses besteht kein Zweifel, dass jegliche Form von Impfzwang an Universitäten unethisch ist. Mit derartigem Impfzwang hat sich in Österreich besonders die UNIVERSITÄT hervorgetan, die zeitweise in Abhängigkeit von der Abteilung sogar eine 1G-Regel erließ und Ungeimpfte vom Studium ausschloss. Man kann nur hoffen, dass sich ein paar mutige Studierende finden, welche die UNIVERSITÄT zumindest auf Schadenersatz verklagen. Der durch die „Impfungen" angerichtete gesundheitliche Schaden ist auch durch Geld nicht mehr gutzumachen.

In Anbetracht fehlender patientenrelevanter Endpunktdaten, fehlender Langzeitdaten und fehlender Daten zu den Impfeffekten in einzelnen Alters- und Risikogruppen, muss davon ausgegangen werden, dass ein Nutzen der „Impfung", der den möglichen Schaden überwiegt, für die meisten Menschen nicht gegeben ist. Dies gilt vor allem für Kinder und junge Menschen, und mit hoher Wahrscheinlichkeit sogar auch für gesunde Menschen im mittleren und höheren Lebensalter.

Auch ein Nutzen hinsichtlich des indirekten Schutzes für gefährdete Personen durch eine möglichst hohe Durchimpfung der Bevölkerung, der das Risiko der „Impfung" junger und gesunder Menschen rechtfertigen würde, wurde bisher nicht nachgewiesen. Im Gegenteil besteht für diese Indikation laut EMA gar keine Zulassung.[280] Ebenso wenig gibt es einen Nachweis dafür, dass die Massenimpfung das epidemiologische Geschehen als Ganzes nachhaltig beeinflusst. Im Gegenteil kam es erst nach Einführung der „Impfung" zu den großen COVID-Massenausbrüchen durch die Delta- und die Omikronvariante. Möglicherweise hat die Impfung sogar die rasche Mutation des Virus und die Bildung infektiöserer Varianten durch „Immunflucht" (durch die vorhandenen Antikörper in der Bevölkerung werden resistente Viren gezüchtet) begünstigt.

Für Kinder, junge und gesunde ältere Menschen sowie Genesene überwiegt also mit an Sicherheit grenzender Wahrscheinlichkeit der Schaden einer COVID-„Impfung" den möglichen Nutzen. Dieses negative Nutzen-Schaden-Verhältnis kann aus zahlreichen Studien abgeleitet werden und ist damit wissenschaftlich gut belegt. Ob ältere Menschen mit Vorerkrankungen von der „Impfung" profitieren, ist unbekannt, da die vorliegenden Studien zu viele methodische Fehler aufweisen bzw. eine Subgruppenanalyse des Risikokollektivs entweder nicht möglich war oder nicht durchgeführt wurde. Zudem warnen die Hersteller explizit vor der Gabe des Impfstoffs an chronisch Kranke.

Weitere Risiken: DNA-Verunreinigungen

Der Öffentlichkeit und selbst Fachkreisen ist bisher unzureichend bekannt, dass der mRNA-„Impfstoff" für die Zulassungsstudien mittels eines anderen Verfahrens („Process 1") hergestellt wurde als der „Impfstoff", mit dem die breite Bevölkerung geimpft wurde („Process 2"). Die Herstellungsprozesse werden im Assessment Report der EMA ausführlich beschrieben (S. 16).[430] Im „Process 1" wurde die für die „Impfung" erforderliche mRNA über ein DNA-Template direkt mittels PCR vervielfältigt (synthetische in-vitro-Transkription mittels synthetischer DNA), wodurch ein sehr reiner „Impfstoff" hergestellt werden konnte. Für die Massenproduktion zur breiten Anwendung des Arzneimittels in der Bevölkerung werden hingegen zunächst E.coli-Bakterien gentechnologisch verändert, indem ihnen ein DNA-Fragment (Plasmid) eingepflanzt wird, das den Bauplan für das Spikeprotein von SARS-CoV-2 enthält. Diese Bakterien inklusive der eingepflanzten Plasmide werden dann in großen Kulturbehältern stark vermehrt und ermöglichen so die Bildung von massenhaft mRNA mit dem genetischen Code für das Spikeprotein. Anschließend werden die Bakterien abgetötet und die mRNA wird in einem Filter- und Reinigungsprozess aus der Bakterienkultur extrahiert. Bei diesem Schritt kann es trotz „Verdauung" der DNA durch Enzyme (sogenannte DNAsen) zu erheblichen Verunreinigungen mit bakterieller DNA kommen. Hierauf wird im Assessment-Report der EMA explizit hingewiesen[430] (S. 21), allerdings ohne Mengenangabe. Zudem entsteht ein hoher Anteil an mRNA-Bruchstücken, die nur für Teile des Spikeproteins kodieren und zu Kettenabbrüchen bei der

Eiweißbildung führen.[431] Eine kanadische Arbeitsgruppe stellte einen Zusammenhang zwischen dem Ausmaß der DNA-Verunreinigungen und der Häufigkeit schwerer Nebenwirkungen fest.[432]

Erhebliche DNA-Verunreinigungen, die im EMA-Assessment-Report zwar zugegeben, aber nicht quantifiziert werden, wurden bereits Anfang 2023 von dem Forscherteam um McKernan berichtet[189] und durch weitere Arbeiten in den USA[433] und auch in Deutschland[434] bestätigt. Die deutschen Daten wurden von dem Biologen J. Kirchner im Internet publiziert, jedoch Ende November durch Zensur gelöscht. Sie sind aber im Internetarchiv noch abrufbar.[435]

Sowohl die Verunreinigungen als auch die mRNA-Bruchstücke könnten für die hohe Nebenwirkungsrate von bestimmten Chargen des Impfstoffs und für die großen Unterschiede zwischen verschiedenen Chargen[436] verantwortlich sein. Darüber hinaus besteht die Möglichkeit, dass bakterielle DNA in das menschliche Genom eingebaut wird und in den betroffenen Zellen zu einer dauerhaften Veränderung des menschlichen Erbguts führt.[437]

Schon die Daten aus der Zulassungsstudie sprechen gegen eine positive Nutzen-Schaden-Relation, obwohl in der Studie der reine, nach „Process 1" hergestellte „Impfstoff" verwendet wurde. Um so gravierendere Folgen für die „Geimpften" sind durch Verwendung des unreinen nach „Process 2" hergestellten „Impfstoffs" zu befürchten.

Als weitere Probleme könnten ein produktionsbedingtes Frameshifting hinzukommen, das zur Bildung gänzlich anderer, unvorhersehbarer Proteine führt[438] sowie ein Antikörperswitch auf IgG4, der eine zunehmende Immuntoleranz erzeugen kann, das heißt eine Unfähigkeit des Immunsystems, adäquat auf „Eindringlinge" zu reagieren.[439] Mehrere Studien haben bereits belegt, dass die Anzahl der Covid-Infektionen mit der Anzahl der verabreichten Impfdosen steigt.[440,248] Erhöhte IgG4-Spiegel werden außerdem mit einer Vielzahl von Erkrankungen einschließlich Krebs in Verbindung gebracht.[441]

Nun liegen zwar viele dieser Berichte lediglich als Preprints noch ohne Peer Review oder sogar nur als Berichte in Laienmedien vor, doch in Anbetracht der hohen Nebenwirkungsrate und der unüberschaubaren Risiken, die mit einer möglichen Integration von Fremd-DNA verbunden sein könnten, erscheint es abwegig, diese Risiken von vornherein als unbegründet abzutun und weitere Untersuchungen zu blockieren, wie das derzeit durch das Paul-Ehrlich-Institut, die Bundesregierung und die staatsabhängigen

Medien praktiziert wird. Nachdem sich der Herstellungsprozess des „Impfstoffs" für die Zulassungsstudien substanziell vom Herstellungsprozess des tatsächlich für die Massenimpfung verwendeten „Impfstoffs" unterscheidet, muss sogar diskutiert werden, ob die Zulassung für den nicht in klinischen Studien getesteten, nach „Process 2" produzierten „Impfstoff" überhaupt Gültigkeit besitzt. Zumindest ist es nicht nur legitim, sondern dringend erforderlich, dass durch rigorose wissenschaftliche Untersuchungen alle Bedenken ausgeräumt werden, bevor weitere Menschen mit einem weitgehend unnützen, aber gefährlichen „Impfstoff" behandelt werden.

Eine Million Leben gerettet?

Wenn denn die Nutzen-Schaden-Relation doch für die meisten Menschen eindeutig negativ ausfällt, so fragt man sich, wie die Propagandameldungen zustande kommen, die seit Beginn der Impfkampagne durch die Medien geistern. So erdreisten sich der STANDARD[444] und viele andere linientreue Medien selbst im April 2023 noch, zu behaupten, dass durch die COVID-„Impfungen" in Europa über eine Million Leben gerettet wurden. Zu dieser Frage veröffentlichte ich über das Portal „tkp" von Dr. Peter F. Mayer, einem wahren Lichtblick in der Medienmisere der Coronazeit, einen erklärenden Artikel[442], der dann auch über die „Wissenschaftliche Initiative Gesundheit für Österreich" und das deutsche Medienportal Achgut[443], ebenfalls ein Lichtblick in der Medienlandschaft, verbreitet wurde.

„Durch alle Medien verbreitete sich die frohe Botschaft, dass durch die COVID-‚Impfungen' in der WHO-Region Europa von Dezember 2020 bis März 2023 über eine Million Menschenleben gerettet wurden.[444] In der Kurzzusammenfassung der Autoren der ‚Studie' wird sogar die genaue Zahl von ‚mindestens 1.004.927' angegeben.[445] 95 % der ‚Geretteten' waren über 60 Jahre alt. 64 % haben ihre Rettung der Booster-‚Impfung' zu verdanken, 57 % wurden angeblich während der Omikron-Welle gerettet.

Die Angaben zur wissenschaftlichen Methodik, wie die Autoren auf diese Zahlen gekommen sind, sind spärlich. Irgendwie wurde das aus der Anzahl der registrierten COVID-Todesfälle, den Impfquoten und der Impfeffektivität errechnet. Wie diese Berechnung genau erfolgte und welche Grundannahmen beispielsweise für die Impfeffektivität zugrunde gelegt wurden, ist aus dem Bericht nicht zu entnehmen.

Es lohnt sich aber, einen genaueren Blick auf die Autorenliste zu werfen, denn die Namen sind nicht unbekannt. Meslè, Brown, Mook, Smallwood und Pebody, alle Angestellte der WHO, publizierten bereits im November 2021 in dem von der ECDC (European Centre for Prevention and Disease Control) herausgegebenen Journal ‚Eurosurveillance' eine sehr ähnliche Arbeit, in der verkündet wurde, dass zwischen Dezember 2020 und November 2021 500.000 Leben durch die COVID-‚Impfung' gerettet wurden.[334] Man darf also annehmen, dass beiden Artikeln eine weitgehend ähnliche Methodik zugrunde liegt.

Wenn man sich diese Methodik allerdings etwas näher ansieht, merkt man schnell, dass es sich nicht um einen realen Vergleich zwischen den Todesfallzahlen von Geimpften und Ungeimpften handelt, sondern um eine Modellrechnung, der vollkommen abstruse Grundannahmen zugrunde gelegt wurden.

Die erste falsche Grundannahme für die Berechnung der geretteten Leben ist die Verwendung der ‚offiziellen' Anzahl der COVID-Toten aus den verschiedenen Ländern. Es ist seit den ersten Analysen aus Italien im Frühjahr 2020 bekannt, dass zu den COVID-Todesfällen alle Verstorbenen gezählt wurden, die innerhalb von 30 Tagen vor dem Tod einen positiven PCR-Test aufwiesen. In manchen Ländern genügte sogar schon der klinische Verdacht, um als ‚COVID-Toter' durchzugehen. Vorbildliche Gesundheitsämter wie das der Stadt Halle an der Saale differenzierten in ihrer COVID-Statistik zwischen ‚an' und ‚mit' COVID verstorbenen Personen. Die Stadt Halle weist in ihrer offiziellen Statistik daher explizit aus, dass während der ersten vier Corona-Wellen vom Frühjahr 2020 bis Ende Dezember 2021 nur 44 % der Corona-Test-Positiven tatsächlich ‚an' Corona verstorben sind, die Übrigen an anderen bereits vorliegenden Erkrankungen. Seit Beginn der Omikron-Welle sind dies sogar nur noch 35 %. Über die gesamte Coronazeit gerechnet waren es 40,2 %. Von Anfang an ist also die Mehrheit der sogenannten COVID-Toten eines natürlichen Todes durch eine andere Erkrankung verstorben und hätte dann natürlich auch durch eine COVID-Impfung nicht gerettet werden können.[51]

Die zweite und gravierendste Fehlannahme für die Modellrechnung ist, dass die Autoren von einer Impfeffektivität von 60 % für die erste und von 95 % für die zweite ‚Impfung' ausgehen. Es wird also einfach die Impfeffektivität zur Verhinderung einer COVID-Infektion aus der Pfizer-Zulassungsstudie genommen.[182] Wie bekannt, ist diese Studie neben der Tatsache, dass wahrscheinlich in zwei Studienzentren Daten gefälscht wurden, durch mehrere schwere methodische Fehler gekennzeichnet. Schon gar nicht lässt sich die Impfeffektivität zur Verhinderung einer Infektion einfach auf die Wirksamkeit zur Verhinderung von Todesfällen übertragen. Diese wurde nämlich bisher in keiner einzigen randomisiert kontrollierten Studie nachgewiesen. Im Gegenteil war die Anzahl der Todesfälle in der letzten Auswertung der Pfizer-Studie mit 14 Todesfällen in der Placebogruppe und 15 in der geimpften Gruppe gleich.[210] In der Zeit nach Aufhebung der Verblindung und ‚Impfung‘ der Kontrollgruppe verstarben sogar deutlich mehr Geimpfte.

Alle im weiteren Verlauf durchgeführten Beobachtungsstudien zur Impfeffektivität sind hinsichtlich Sterblichkeit bei Geimpften im Vergleich zu Ungeimpften wegen schwerer methodischer Fehler nicht verwertbar. So wurde beispielsweise konsequent die Gesamtsterblichkeit unterschlagen und nur die ‚COVID-Sterblichkeit‘ berichtet, und diese nicht bereinigt auf ‚an‘ und ‚mit‘ COVID.

Die dritte falsche Grundannahme der Autoren ist, dass die registrierten COVID-Toten in Anbetracht der Impfeffektivität von 95 % vermeintlich (fast) alle ungeimpft waren. Tatsächlich liegen in Europa (und auch sonst nirgends) verlässliche Zahlen zum Impfstatus der an COVID verstorbenen Menschen vor.

Vereinfacht kann die Rechnung also folgendermaßen dargestellt werden:

Man nehme an, in einer Bevölkerung von 500 Millionen Menschen (ungefähr Europa), von denen 50 % (ungefähre durchschnittliche Impfquote in Europa im Zeitraum 12/20-3/23, am Anfang natürlich weniger, am Ende des Zeitraums mehr) geimpft sind, starben im Beobachtungszeitraum 2021-2023 eine Million (ungefähre Zahl der COVID-Toten in Europa laut WHO in diesem Zeitraum) Menschen an (oder mit) COVID. Das bedeutet, dass im Beobachtungszeitraum von den 250 Millionen Ungeimpften 0,4 % (eine Million) an (oder mit) COVID verstorben sind. Wären die Geimpften nicht geschützt gewesen, wären von 95 % der Geimpften ebenfalls 0,4 % verstorben, also 950.000 Personen. Diese wurden durch die „Impfung" vermeintlich vom Tod bewahrt. Wir vernachlässigen hier, dass auch von 5 % der Geimpften 0,4 % verstorben sind (50.000), die hier kaum ins Gewicht fallen. In einer komplexen mathematischen Modellrechnung können diese natürlich berücksichtigt werden. Das Ergebnis ändert sich dadurch aber nur unwesentlich. Das Beispiel zeigt, wie durch Modellrechnungen unter falschen Grundannahmen Propagandaschlagzeilen generiert werden. Erstaunlich ist, dass die Autoren unter dem Eurosurveillance-Artikel angeben, sie hätten keine Interessenkonflikte. Alle fünf Autoren der alten wie der neuen Studie sind aber bezahlte Angestellte der WHO, die sich wie bekannt überwiegend aus Geldern der pharmazeutischen Industrie finanziert.

Tatsächlich ist wahrscheinlich durch die ‚Impfung‘ kein einziges Menschenleben gerettet worden. Die Übersterblichkeit, die wir seit Anfang 2021 in Europa beobachten, ist durch die COVID-Toten nicht erklärbar. Im Gegenteil besteht der *hochgradige Verdacht, dass unter anderem die ‚Impfung' zu einer Übersterblichkeit geführt hat."*

Kontraindikationen gegen die „Impfungen"

Abgesehen von der fehlenden Indikation bei gesunden und jungen Menschen sind COVID-„Impfungen" bei bestimmten Personen aufgrund fehlender Daten und besonders hoher Risiken für schwere Nebenwirkungen kontraindiziert. Zu diesem Personenkreis gehören insbesondere diejenigen, für die laut Risiko-Management-Plan für die einzelnen „Impfstoffe" (siehe S. 171ff) schwere Nebenwirkungen zu befürchten sind oder für die keine ausreichenden Sicherheitsdaten vorliegen:

- Allergieneigung, allergische Reaktionen auf „Impfstoffe" oder Inhaltsstoffe der COVID-„Impfungen" in der Vorgeschichte, polyallergisches Syndrom, Heuschnupfen, allergisches Asthma, Nahrungsmittelallergie
- Autoimmunerkrankungen, z.B. Neurodermitis, Erkrankungen des rheumatischen Formenkreises (Lupus erythematodes, Rheuma), autoimmunologisch bedingte Entzündung der Schilddrüse (Hashimoto-Thyreoiditis), chronisch entzündliche Darmerkrankungen (Morbus Crohn, Colitis ulcerosa), autoimmunologisch bedingte Hauterkrankungen (Schuppenflechte, Bullöses Ekzem, Pemphigoid)
- Gerinnungsstörungen, z.B. Blutungsneigung, Thromboseneigung (z.B. Faktor-V-Leiden), Thrombosen oder Embolien in der Vorgeschichte, Einnahme von gerinnungshemmenden Medikamenten (Blutverdünnern) oder Thrombozytenaggregationshemmern (z.B. Aspirin = Acetylsalicylsäure)
- Vaskulitis (Gefäßentzündungen) in der Vorgeschichte
- Krebserkrankungen in der Vorgeschichte oder in aktueller Behandlung
- Erkrankungen des Lymphsystems, Lymphödeme, Leukämien, Lymphome
- Herzkreislauferkrankungen, z.B. Herzmuskel- oder Herzbeutelentzündung in der Vorgeschichte, Erkrankung der Herzkranzgefäße (koronare Herzkrankheit), Herzinfarkt oder Schlaganfall in der Vorgeschichte

- Neurologische Vorerkrankungen, z.B. Polyneuropathie, Epilepsie, M. Parkinson, Multiple Sklerose, Amyotrophe Lateralsklerose (ALS)
- Vorbestehende Infektionen mit Rezidivrisiko, z.B. Tuberkulose, Borreliose, Gürtelrose (Herpesviren), Epstein Barr-Virus, Hepatitis B, Hepatitis C
- Menstruationsbeschwerden, Fehlgeburten in der Vorgeschichte
- Schwangere und Frauen, die schwanger werden möchten
- Hochleistungssportler, Profifußballer und gut trainierte Männer sowie Marathonläufer, auch ohne Vorerkrankungen
- Menschen, die aus ethischen oder religiösen Gründen für sich potenziell genverändernde Maßnahmen ablehnen

Beim Vorliegen von Erkrankungen oder Risikofaktoren, die dem Spektrum der speziellen schwerwiegenden Nebenwirkungen der COVID-„Impfstoffe" entsprechen (siehe S. 205ff), sowie beim Vorliegen von Erkrankungen oder Zuständen, für die keine ausreichenden Sicherheitsdaten vorliegen, sollte bis zum Nachweis entsprechender Sicherheitsdaten keine COVID-„Impfung" durchgeführt werden.

Verstoß gegen den Nürnberger Codex

Sind nur bedingt zugelassene „Impfstoffe", Impfpropaganda, Impfnötigung oder gar Impfpflicht miteinander vereinbar? Auf diese Frage kann es nur ein klares „nein" geben.

Die „Impfstoffe" wurden aus einem sehr triftigen Grund nur bedingt zugelassen: Entscheidende Langzeit-, Wirksamkeits- und Sicherheitsdaten, die für eine Vollzulassung erforderlich gewesen wären, lagen zum Zeitpunkt des Zulassungsantrags Ende 2020 nicht vor. Die FDA für die USA, die EMA für Europa, und Swissmedic für die Schweiz haben alle die gleiche Entscheidung getroffen und den Firmen auferlegt, die entsprechenden Sicherheitsdaten binnen Jahresfrist nachzuliefern. Diese Sicherheitsdaten sollten durch entsprechende Pharmakovigilanzstudien erbracht werden.

Die EMA schreibt wörtlich in ihrer Empfehlung der bedingten Zulassung von beispielsweise Comirnaty®:[446]

- Es ist derzeit nicht bekannt, ob Geimpfte Virusträger sein können und das Virus verbreiten.

- Es ist derzeit nicht bekannt, wie lange der Infektionsschutz durch Co-mirnaty® anhält.
- Der Hersteller von Comirnaty® wird in weiteren Studien zeigen, wie lange der Schutz anhält, wie gut der Impfstoff schwere COVID-Ver-läufe verhindert, wie gut er immunsupprimierte Personen, Kinder und Schwangere schützt, und ob er asymptomatische Fälle verhindert.
- EU-Behörden werden unabhängige Studien auf den Weg bringen, um die Langzeitsicherheit und den Langzeitnutzen von Comirnaty® in der Allgemeinbevölkerung zu untersuchen.

Genau dieser Hinweis auf fehlende Daten zur Effektivität und Sicherheit steht auch in dem schon 2020 unterzeichneten Verkaufsvertrag zwischen Pfizer und der Europäischen Union (siehe auch S. 106ff).[184]

Das bedeutet, dass die „Impfung" zum Zeitpunkt des Beginns der CO-VID-Impfkampagne in vielerlei Hinsicht noch experimentellen Charakter hatte. Die für die Zulassung erforderliche „Phase-III-Studie" (Zulassungs-studie) war für keinen der „Impfstoffe" abgeschlossen. Alle, die sich mit den nur bedingt zugelassenen „Impfstoffen" impfen ließen, waren, ohne es zu wissen, Teilnehmer an den Langzeit- und Sicherheitsstudien, die FDA, EMA und Swissmedic für eine Vollzulassung gefordert haben. Die zahlrei-chen publizierten Kohortenstudien sind (trotz ihrer methodischen Fehler) der eindeutige Beweis.

Doch wurde keiner der „Geimpften" darüber informiert, dass er an einer Studie teilnimmt. Keiner wurde darüber aufgeklärt, dass die Langzeit- und Sicherheitsdaten für die Zulassung nicht vorgelegt werden konnten, und dass ein Zweck der Massenimpfungen war, diese Daten zu generieren. Kei-ner wurde darüber aufgeklärt, dass die Teilnahme an einer Studie immer freiwillig erfolgen muss und vom Gefragten abgelehnt werden kann, ohne dass ihm daraus Nachteile hinsichtlich der medizinischen Behandlung oder der sozialen Teilhabe entstehen. Zwar mussten die zu Impfenden eine Ein-verständniserklärung unterschreiben. Diese enthielt aber keinen Hinweis auf eine Studienteilnahme. Auch wurde kein Proband darüber informiert, dass es keine ausreichenden Sicherheitsdaten zu Langzeitfolgen, Fertilität (Fruchtbarkeit), Kanzerogenität (krebserregende Wirkung) und Teratogeni-tät (Schädigung des Embryos in der Frühschwangerschaft) gab und dass daher nur eine bedingte Zulassung erfolgte.

Es gab also weder Aufklärung noch informierte Einwilligung, und nach Einführung der Impfpflicht, in Österreich für alle, in Deutschland nur für bestimmte Berufsgruppen (Gesundheitsbereich, Bundeswehr), auch keine Freiwilligkeit mehr.

Genau die Einhaltung dieser Grundsätze fordert jedoch der Nürnberger Kodex von 1947 in 10 Punkten,[447] von denen hier diejenigen genannt seien, gegen welche die experimentelle Verabreichung der COVID-„Impfung" verstieß:

- Die freiwillige Zustimmung der Versuchsperson ist unbedingt erforderlich…. unbeeinflusst durch Gewalt, Betrug, List, Druck, Vortäuschung oder irgendeine andere Form der Überredung oder des Zwanges.

  - Die COVID-„Impfung" wurde aber mit massivem Druck und unter Androhung von Ausschluss von der sozialen Teilhabe, Kündigung des Arbeitsverhältnisses und gesellschaftlicher Ächtung durchgesetzt.

- Es ist für ausreichende Vorbereitung und geeignete Vorrichtungen Sorge zu tragen, um die Versuchsperson auch vor der geringsten Möglichkeit von Verletzung, bleibendem Schaden oder Tod zu schützen.

  - Bei der COVID-„Impfung" wurde bewusst ein großes Risiko für die Versuchsteilnehmer in Kauf genommen.

- Im Verlauf des Versuchs muss der Versuchsleiter jederzeit darauf vorbereitet sein, den Versuch abzubrechen, wenn er auf Grund des von ihm verlangten guten Glaubens, seiner besonderen Erfahrung und seines sorgfältigen Urteils vermuten muss, dass eine Fortsetzung des Versuches eine Verletzung, eine bleibende Schädigung oder den Tod der Versuchsperson zur Folge haben könnte.

  - Die Massenimpfungen mit den COVID-„Impfstoffen" wurden unbeirrt fortgeführt, auch nach dem längst bekannt war, dass zumindest für Kinder, Jugendliche und gesunde Erwachsene eine negative Nutzen-Schaden-Relation vorlag.

Die Einstufung der experimentellen COVID-„Impfungen" als Verstoß gegen den Nürnberger Kodex wurde von verschiedenen Seiten als unerlaubter Vergleich mit den Nazi-Verbrechen scharf kritisiert, z.B. von der Bundesärztekammer.[448] Angeblich stelle dies „Parallelen zu den menschenverachtenden und grausamen Experimenten im NS-Staat" her. Dies ist aber mitnichten der Fall. Die Verbrechen der NS-Ärzte an ihren Opfern gehören zu den schlimmsten Verbrechen der Menschheit. Das heißt aber nicht, dass Verbrechen, die nicht an diese Grausamkeit heranreichen, deshalb legitimiert sind. Der Nürnberger Kodex und auf ihn aufbauend die aktuell für klinische Studien anzuwendende „Declaration of Helsinki", eine internationale Übereinkunft der World Medical Association zu verbindlichen ethischen Richtlinien für die Durchführung klinischer Studien[449], wurden gerade deshalb geschaffen, um bereits bei den geringsten Verstößen Studienteilnehmer vor Schaden zu bewahren. Es muss also nicht die Grausamkeit des Nazi-Regimes erreicht werden, bevor man mahnen darf, dass Verstöße gegen ethische Prinzipien medizinischer Forschung vorliegen. In ihrem kritischen Artikel offenbart die Bundesärztekammer ihre Verlogenheit, indem sie behauptet, die COVID-„Impfstoffe" seien bereits ausreichend getestet und zugelassen. Die Vollzulassung von Comirnaty erfolgte erst im Oktober 2022, also fast zwei Jahre nach der Erteilung der bedingten Zulassung, interessanterweise jedoch, ohne dass die im Dezember 2020 von der EMA geforderten Sicherheits- und Wirksamkeitsdaten vorgelegt werden konnten.[312]

Informierte, partizipative Impfentscheidung

Zur Evidenzbasierten Medizin gehören wie in unserem Brief an den Kammerpräsidenten ausführlich dargestellt (siehe S. 180ff) neben der Säule der vorliegenden Studienevidenz die gleichwertigen Säulen „ärztliche, klinische Expertise" und „Wertvorstellungen der Patientin bzw. des Patienten".[76]

Dies muss selbstverständlich auch für die COVID-„Impfungen" gelten. In Anbetracht des fehlenden Wirksamkeitsnachweises für die „Impfungen" zum Schutz vor Infektion und Krankheit, zur Weitergabe der Infektion und zur Erreichung einer Herdenimmunität bleibt als einzige mögliche Indikation der möglich erscheinende Schutz des geimpften Individuums vor einem schweren COVID-Verlauf. Nur für diese Indikation hat die EMA eine Zulassung erteilt (siehe auch S. 153ff).[280] Um hier eine informierte, partizipative Patientenentscheidung zu ermöglichen, muss eine umfassende Aufklärung über die möglichen Risiken der „Impfung" erfolgen, die sowohl das bekannte Nebenwirkungsprofil des Impfstoffs als auch die Risikokonstellation des zu Impfenden berücksichtigt. Zudem muss auf die Möglichkeit weiterer bisher nicht sicher nachgewiesener Nebenwirkungen, die fehlenden Langzeitsicherheitsdaten und die ursprünglich bedingten Zulassungen der „Impfstoffe" hingewiesen werden, die erst Ende 2022 ohne entsprechende Rechtfertigung in Vollzulassungen umgewandelt wurden. Zu guter Letzt muss die zu impfende Person darüber aufgeklärt werden, dass sie an einer Studie teilnimmt. Erst wenn sich der Betroffene nach dieser umfangreichen Aufklärung für die „Impfung" entscheidet, weil ihm persönlich das Risiko, durch COVID zu Schaden zu kommen, größer erscheint als das Risiko der „Impfung", darf die Injektion des „Impfstoffs" vorgenommen werden. Andernfalls erfüllt sie den Tatbestand der schweren Körperverletzung, im schlimmsten Fall mit Todesfolge.

Impfpflicht

In Anbetracht der Studienlage und der bedingten Zulassung ausschließlich für die Indikation Selbstschutz des Geimpften ist es unfassbar, dass jemals überhaupt in Erwägung gezogen wurde, eine Impfpflicht für die COVID-Impfung einzuführen. Zu Anfang waren die Erkenntnisse noch viel zu lückenhaft, um eine Impfpflicht zu rechtfertigen, und spätestens ab Sommer 2021 war klar, dass die „Impfung" weder besonders effektiv noch besonders sicher ist, vollkommen unabhängig vom verwendeten „Impfstoff".

Deshalb wurde auch im Sommer 2021 noch großmundig von den Politikern versprochen: *„Es wird keine allgemeine Impfpflicht geben"*. So tönt in Deutschland Bundesjustizministerin Christine Lamprecht am 26.07.2021.[450] In Österreich verspricht Kanzler Kurz den Bürgern am 06.08.2021: *„Es gibt in Österreich keine Impfpflicht"*.[451] Selbst im Spätherbst lehnt der deutsche Gesundheitsminister Jens Spahn eine Impfpflicht noch kategorisch ab.[452]

Es ist vollkommen unverständlich, warum dann kurze Zeit später in Österreich die allgemeine Impfpflicht und in Deutschland zumindest die einrichtungsbezogene Impfpflicht eingeführt wurden, ohne jegliche Evidenz und ohne Not, denn zum Jahresanfang 2022 gab es nur noch Omikron, mit zwar vermeintlich hohen, zumindest teilweise durch Massentestung künstlich in die Höhe getriebenen Neuerkrankungszahlen, aber auch deutlich milderen Verläufen. Von einer Überlastung der Krankenhäuser und Intensivstationen war keine Rede mehr. Die Zahl der „SARI", der hospitalisierten schweren akuten respiratorischen Infektionen lag zur Jahreswende 2021/2022 mit etwa 10/100.000 Einwohner auf dem seit Jahren niedrigsten Stand für diese Jahreszeit (siehe Abbildung 8, gelbe Linie). Warum wurde die Bevölkerung zuerst belogen? Warum war die Grundrechtseinschränkung der körperlichen Unversehrtheit dann plötzlich doch notwendig? Waren die Taschen der Pharmaindustrie noch nicht voll genug? Mussten die unvorsichtigerweise in hoher Überzahl bestellten Impfdosen noch unters Volk gebracht werden?

Deutschland hatte bis Dezember 2021 sage und schreibe 554 Millionen Impfdosen bestellt, davon 287 Millionen Dosen Comirnaty®, 120 Millionen Dosen Spikevax®, 56 Millionen Dosen Vaxzevria® und 55 Millionen Dosen Jcovden® (Rest Nuvaxovid und Valneva Vorbestellungen, die damals noch gar nicht zugelassen waren).[453] Bis Ende 2022 waren es bereits 680 Millionen Dosen, und das, obwohl mittlerweile bereits 38 Millionen Dosen abgelaufen waren und vernichtet werden mussten.[454] Das bedeutet, dass geplant war, jeden Bürger mindestens achtmal zu impfen!

In Österreich fand sich das gleiche Bild: Für 9 Millionen Österreicher wurden bisher insgesamt 59 Millionen Impfdosen geordert, etwa sechs bis sieben für jeden Bürger![455]

Über die Preise und Kosten wurde mit den Herstellern Vertraulichkeit vereinbart. Wann gehen die Steuerzahler endlich auf die Barrikaden?

Das österreichische Impfpflichtgesetz

Entgegen den vorangegangenen Beteuerungen verabschiedete der Österreichische Nationalrat am 20. Januar 2022 mit 137 von 170 Stimmen das COVID-19-Impfpflichtgesetz, mit dem impfunwillige Bürger gezwungen werden sollten, sich gegen COVID impfen zu lassen,[456] obwohl die Pandemie – wenn es denn jemals eine gab – zu diesem Zeitpunkt bereits überwunden war. Wir erinnern uns: Die damals vorherrschende Omikron-Variante des SARS-CoV-2-Virus war nur noch mit einer Infektionssterblichkeit (Infection Fatality Rate – IFR) von 0,03 % verbunden,[56] lag also um etwa den Faktor 5 niedriger als die IFR des Wildtyps des Virus und der früheren Varianten, die Ioannidis mit 0,15 % angegeben hatte.[34] Es gab also spätestens mit dem Ablösen der früheren, häufiger zu schweren Verläufen führenden Virusvarianten Wildtyp, Alpha und Delta durch die Omikron-Variante überhaupt keinen Grund mehr, Menschen gegen eine SARS-CoV-2-Infektion zu impfen, zumal auch ein Impfschutz gegen Omikron durch die verfügbaren „Impfstoffe" gegen den Wuhan-Typ des Virus weder nachgewiesen noch zu erwarten war. Das Risiko für schwere Nebenwirkungen war also für die meisten Menschen in jedem denkbaren Fall höher als der mögliche Nutzen. Jeder kritisch denkende Bürger musste sich also fragen, warum diese „Impfung" denn nun um jeden Preis durchgesetzt werden sollte.

Die noch verbleibenden Ungeimpften waren durch die diskriminierenden Maßnahmen und Ausgrenzungen im Herbst und Winter 2021/2022 bereits massiv zur COVID-„Impfung" genötigt worden, so z.B. durch markige Sprüche des damaligen Bundeskanzlers Schallenberg, der am 11. November 2021 verkündete „*Weihnachten wird für die Ungeimpften ungemütlich....ein Lockdown für Ungeimpfte wird unvermeidbar...Ich sehe nicht ein, dass zwei Drittel [der Bevölkerung] ihrer Freiheit verlustig gehen, weil ein Drittel zaudert.*"[457] Mit der Impfpflicht sollte nun diesem zaudernden Drittel der Bevölkerung diese schwere Körperverletzung per Gesetz unter Androhung von Bußgeld zugefügt werden.

Liberation-Express

Ich erhielt als Arzt unzählige Anrufe und Anfragen von besorgten ungeimpften Mitmenschen, ob es nicht eine Möglichkeit gäbe, die Impfpflicht zu umgehen. Als möglicher Ausweg aus der schier aussichtslosen Lage wurde in Zusammenarbeit mit der deutschen Firma CliniGo und meinem Freund Markus Bönig „Liberation-Express" geschaffen.[458]

Auf dieser Webseite konnte man sich, wenn man die Frage: „*Kannst du eine Allergie gegen einen der Inhaltsstoffe der in Österreich verfügbaren COVID-‚Impfstoffe' mit Sicherheit ausschließen?*" nach bestem Wissen und Gewissen mit „*Nein*" beantwortete, eine von mir unterschriebene vorläufige Impfunfähigkeitsbestätigung zum Preis von 20,00 Euro ausdrucken. Zuvor wurde in einem Aufklärungsvideo über die COVID-„Impfstoffe" auf die möglichen Risiken und Nebenwirkungen der damals wegen fehlender Sicherheitsdaten nur bedingt zugelassenen COVID-„Impfstoffe" hingewiesen. Das Attest bestätigte lediglich eine vorläufige Impfunfähigkeit und forderte zu einer fachärztlichen allergologischen Abklärung auf, durch die eine eventuell vorhandene dauerhafte Impfunfähigkeit ausgeschlossen oder bestätigt werden sollte. Diese konnte dann gegebenenfalls wie in Österreich gesetzlich vorgeschrieben durch einen Amtsarzt attestiert werden.

Auf diese Weise verschafften wir den Menschen, die der „Impfung" – zu Recht – skeptisch gegenüberstanden, erst einmal Zeit, in der Hoffnung, dass sich die unnötige und grundgesetzwidrige Impfpflicht ohnehin binnen kurzer Zeit erledigen würde.

Mit Unterstützung durch den erst im Mai 2021 gegründeten privaten Sender AUF1, der wie alle Coronamaßnahmen-kritischen Medien als rechtsradikal diffamiert wird, gelang es uns, „Liberation-Express" in Österreich bekannt zu machen und darzulegen, dass die Bestätigung gesetzeskonform und eine echte Hilfe für Betroffene ist. Am 28.01.2022 stellten wir „Liberation-Express" in der Sendung „Elsa – AUF1" im Gespräch mit Elsa Mittmannsgruber in Österreich vor.[459] An diesem Tag ging dann die Plattform auch online.

Am Tag nach der Ausstrahlung der AUF1-Sendung wurde ich von einem aufgeregten Reporter des ORF kontaktiert und um ein sofortiges Interview gebeten, das ich gerne zusagte und das stark verkürzt und ins Negative gedreht noch am gleichen Abend in ZIB 2 (Zeit im Bild, ORF2) gesendet wurde. Trotz der negativen Konnotation hat uns der ORF hier unbeabsichtigt geholfen, „Liberation-Express" bekannt zu machen. An dieser Stelle sei dem ORF hierfür nochmals ausdrücklich im Namen der vielen Menschen gedankt, die auf diese Weise die Zwangsimpfung vermeiden konnten. Das vollständige Interview stellten wir selbst auf die Seite von Liberation-Express und nahmen es erst einige Wochen später nach Aufforderung durch den ORF wieder herunter. So hatten die Menschen zumindest für einige Wochen zusätzlich zur Negativdarstellung durch den ORF die Möglichkeit, sich ein umfassendes Bild über die Plattform zu machen.

Vielleicht habe ich während meiner gesamten ärztlichen Tätigkeit über bald 40 Jahre nicht so viele Leben gerettet und so viel gesunde Lebensqualität erhalten wie durch diese Aktion. In den Folgemonaten wurden mehrere Tausend Impfbefreiungen über Liberation-Express heruntergeladen und ich erhielt unzählige Zuschriften mit Dankesbekundungen, wie zum Beispiel folgendes Schreiben:

„Sehr geehrter Herr Professor Sönnichsen,

von ganzem Herzen danke für Ihre Plattform [Liberation-Express], Ihre Hilfestellung! Es ist einfach großartig, jetzt Menschen zu begegnen, die nicht dem Mainstream folgen!"

Die Liberation-Express-Bescheinigung ermöglichte den Menschen die Rückkehr in die soziale Teilhabe. Bis auf wenige Ausnahmen wurden die Bestätigungen in der Gastronomie, am Skilift, im Theater und bei den Arbeitgebern als gleichwertig zu einer vollständigen COVID-„Impfung" anerkannt, zumindest vorübergehend bis zum Vorliegen der amtsärztlichen Bestätigung. Kein Wunder, dass Liberation-Express der österreichischen Bundesregierung und der Ärztekammer ein Dorn im Auge war. So wurde denn auch nach der ZIB 2 Sendung vom 02.02.2022 von Gesundheitsministerium und Ärztekammer eine rechtliche Prüfung angekündigt. Diese führte am 04.02.2022 zum einen zu einer Strafanzeige durch die Österreichische Ärztekammer, woraufhin die Landespolizeidirektion Salzburg ein Ermittlungsverfahren wegen Betrug, Urkundenfälschung und Fälschung eines Beweismittels gegen mich einleitete. Zum anderen strengte die Ärztekammer ein weiteres Disziplinarverfahren gegen mich an.

Disziplinarverfahren in Salzburg

Am 11.03.2022, gut sechs Wochen, nachdem Liberation-Express in Österreich online ging, erhielt ich die nachfolgende Anzeige der Salzburger Ärztekammer:

> „...gegen Sie [besteht] der Verdacht, das Disziplinarvergehen gemäß §136 Absatz 1Z Ärztegesetz begangen zu haben und somit das Ansehen der in Österreich tätigen Ärzteschaft durch Ihr Verhalten der Gemeinschaft, dem Patienten oder den Kollegen gegenüber beeinträchtigt zu haben, indem Sie auf der Internetseite ‚Liberation-Express'... ‚Impfunfähigkeitsbescheinigungen' ausstellen."

Eine Begründung, warum das Ausstellen einer COVID-Impfunfähigkeitsbescheinigung das Ansehen der Österreichischen Ärzteschaft schädigen soll, enthielt die Anzeige nicht. Ganz offensichtlich ging es gar nicht um das Ansehen der Ärzteschaft, sondern ausschließlich um die politisch motivierte Bestrafung eines Arztes, der erkannt hat, dass die COVID-„Impfung" in den meisten Fällen zum Schaden der Geimpften gereicht.
Mein Anwalt Dr. Georg Prchlik und ich erwiderten auf die Anzeige am 11.04.2022:

„Der Grund für die Ausstellung von Bescheinigungen der vorläufigen Impfunfähigkeit im Wege der Internetseite www.liberation-express.at liegt darin, dass das COVID-19-Impfpflichtgesetz und die COVID-19-Impfpflichtverordnung jenen Personen, die als Allergiker impfunfähig sind, nur einen höchst mangelhaften Schutz bieten.

Das COVID-Impfpflichtgesetz bestimmt: ‚Die Impfpflicht besteht nicht für Personen, die nicht ohne konkrete und ernstliche Gefahr für ihr Leben oder ihre Gesundheit mit einem der bedingt zugelassenen COVID-Impfstoffe geimpft werden können. Das sind jedenfalls Personen mit folgenden medizinischen Indikationen: Allergie beziehungsweise Überempfindlichkeit gegen einzelne Inhaltsstoffe, die in allen zentral zugelassenen und in Österreich verfügbaren COVID-19-Impfstoffen enthalten sind.‘

Diese Bestimmungen erwecken zunächst den Eindruck, Allergiker wären hinreichend gegen für sie gefährliche Impfungen geschützt; eine genaue Betrachtung der Ausnahmeregelungen zeigt jedoch, dass der Schutz keineswegs lückenlos ist; der Grund dafür liegt in der Vorgehensweise zur Feststellung des Vorliegens einer Allergie:

Das Impfpflichtgesetz ordnet hier an: ‚Die Ausnahmegründe sind durch eine Bestätigung einer vom zuständigen Bundesminister mittels Verordnung festgelegten fachlich geeigneten Ambulanz einer Krankenanstalt oder durch eine amtsärztliche oder epidemieärztliche Bestätigung nachzuweisen.‘

Hier sind nun zwei Umstände zu beachten: Da nur mittels Verordnung festgelegte fachlich geeignete Ambulanzen einer Krankenanstalt, Amtsärzte und Epidemieärzte zur Ausstellung einer Ausnahme-Bestätigung berufen sind, muss mit Wartezeiten von mehreren Wochen oder sogar Monaten gerechnet werden. Für diesen Warte-Zeitraum bietet weder das Gesetz noch die Verordnung irgendeinen Schutz gegen die – eventuell lebensgefährliche – ‚Impfung‘. Diese Lücke sollte durch die Möglichkeit geschlossen werden, im Wege des ‚Liberation-Express‘ eine Bescheinigung der vorläufigen Impfunfähigkeit zu erlangen:

Der Interessent, welcher die Website ‚www.liberation-express.at‘ kontaktiert, wird zunächst darüber belehrt, dass die COVID-19-Impfstoffe nach dringlichem Hinweis des jeweiligen Herstellers nicht angewendet werden dürfen, wenn der Patient gegen einen Bestandteil des jeweiligen Impfstoffs allergisch ist.

Im Anschluss daran wird dem Patienten die Allergie-Problematik durch ein Video ausführlich erläutert. Nach Betrachtung des Videos und Anführung der Impfstoff-Bestandteile wird der Patient aufgefordert, anzugeben, ob er ausschließen könne, dass er gegen einen dieser Bestandteile allergisch ist. Gibt der Patient an, eine solche Allergie nicht ausschließen zu können, dann wird ihm ausdrücklich *empfohlen, einen Termin mit einem spezialisierten Allergologen zu vereinbaren und im Rahmen einer fachärztlichen Diagnostik überprüfen zu lassen, ob er tatsächlich auf einen Impfstoff-Bestandteil allergisch reagiert. Gleichzeitig erhält der Patient eine vorläufige Bescheinigung der Impfunfähigkeit sowie eine ärztliche Stellungnahme zu dieser Bescheinigung.*

Diese Form der Ausstellung eines ärztlichen Attests widerspricht in keiner Weise der Bestimmung des § 55 Ärzte-Gesetz. Die genannte Bestimmung lautet:

,Ein Arzt darf ärztliche Zeugnisse nur nach gewissenhafter ärztlicher Untersuchung und nach genauer Erhebung der im Zeugnis zu bestätigenden Tatsachen nach seinem besten Wissen und Gewissen ausstellen.'

Hier muss zunächst die Frage beantwortet werden, wie die Formulierung zu verstehen ist, dass ärztliche Zeugnisse ,nur nach gewissenhafter ärztlicher Untersuchung' ausgestellt werden dürfen. Der Verwaltungsgerichtshof hat sich mit dieser Frage ausführlich in der Entscheidung GZ RO 2020/09/0016 auseinandergesetzt, in deren Rechtssatz es heißt: ,Das Ärztegesetz besagt lediglich, dass der Arzt sich vor Ausstellung des Zeugnisses über alle von ihm sachkundig zu beurteilenden Tatsachen in ausreichender Weise Gewissheit verschafft haben muss, keineswegs aber, dass er sich diese Gewissheit in allen Fällen nur durch eine unmittelbar vorangehende persönliche Untersuchung verschaffen darf. Es wird daher immer nach den besonderen Umständen des Falles zu beurteilen sein, ob in der Ausstellung eines ärztlichen Zeugnisses ohne eine unmittelbar vorangegangene persönliche Untersuchung ein Verstoß gegen die dem Arzt auferlegte Verpflichtung erblickt werden muss. Der Verwaltungsgerichtshof sieht keine Veranlassung, von diesem Verständnis der dem Arzt insoweit auferlegten Berufspflichten abzugehen, dies schon deshalb, weil das Ärzte-Gesetz ausdrücklich auf die ,Erstellung von Aktengutachten' Bezug nimmt und daher eine in jedem Fall durchzuführende ärztliche Untersuchung nicht voraussetzt.'

Demnach verstößt die Erstellung einer ärztlichen Bescheinigung rein auf Aktenbasis ohne unmittelbare persönliche Untersuchung – nicht notwendig gegen das Ärzte-Gesetz.

Auch die im Ärzte-Gesetz formulierte Bedingung, dass die Ausstellung eines ärztlichen Zeugnisses nur ,nach genauer Erhebung der im Zeugnis zu bestätigenden Tatsachen erfolgen darf', wird durch die hiergegenständliche Bescheinigung von Liberation-Express nicht verletzt:

Gegenstand der Bescheinigung ist lediglich die Tatsache, dass nicht mit Sicherheit ausgeschlossen werden kann, dass beim Nutzer von Liberation-Express eine allergische Disposition gegenüber einem oder mehreren Inhaltsstoffen des Impfstoffes vorliegt und daher der Betroffene bis zur allergologischen Abklärung der Frage (längstens aber für sechs Monate) als ‚vorläufig impfunfähig' betrachtet werden soll.

Diese Tatsache aber wird durch die Erhebung (Aufklärungsvideo zur Allergie-Problematik, Fragebogen, Antwort des Patienten) gehörig festgestellt.

Da die Ausstellung der Bescheinigung weiters nach bestem Wissen und Gewissen erfolgte, erweisen sich die erhobenen Vorwürfe als nicht berechtigt.

Wir stellen daher den Antrag, das Verfahren einzustellen."

Die Ärztekammer ließ sich nun ein halbes Jahr Zeit bis zu einer Antwort. Diese erfolgte aber nicht mit inhaltlichen Argumenten, sondern am 19.10.2022 mit einer Vorladung zur mündlichen Verhandlung am 23.11.2022. Besonders eilig schien die Ärztekammer es nicht zu haben und Liberation-Express verblieb über den gesamten Zeitraum online und wurde durch zahlreiche von Impfnötigung Betroffene genutzt, unter anderem auch für Reisen in Länder, die für die Einreise eine COVID-„Impfung" vorschrieben.

Nachdem die Ärztekammer es nicht für nötig hielt, inhaltlich auf unsere Argumentation zu antworten, hielt ich es auch für unangebracht, zu einer mündlichen Verhandlung zu erscheinen, zumal mir von zahlreichen Verfahren von Kolleginnen und Kollegen bekannt war, dass die Ärztekammer in Verfahren zur COVID-Thematik prinzipiell Verurteilungen aussprach. Es sparte also Zeit, Nerven und Anwaltskosten, wenn man sich diesen Tribunalen verweigerte. Bisher bin ich noch zu keinem einzigen Termin bei der Ärztekammer erschienen, habe aber immer angeboten, mich zu einem wissenschaftlichen Gespräch mit dem Präsidenten und anderen „Experten" der Institution zu treffen.

Zur Erläuterung meiner Ablehnung des Tribunals und zugleich zur Anzeige der Gesprächsbereitschaft im wissenschaftlichen Diskurs veröffentlichte ich am 26.10.2022 nach der Ladung zur Disziplinarsitzung folgendes Schreiben an die Ärztekammer:[460]

„Sehr geehrte Damen und Herren, sehr geehrte Inquisitoren der Salzburger Ärztekammer,

vielen Dank für die Terminverlegung in oben genanntem Disziplinarverfahren gegen mich. Sie haben leider vergessen, der Einladung eine Kostenübernahmeerklärung für sämtliche logistische und Anwaltskosten im Zusammenhang mit diesem unsinnigen Verfahren beizulegen. Sollte diese nicht folgen, werde ich auch an dem

neuen Termin nicht erscheinen und auch keinen Anwalt bezahlen, der den Sit-
zungstermin wahrnimmt.

Wie bereits in früherem Schriftverkehr mit der Ärztekammer mitgeteilt, bin ich
gerne bereit, mit Ihnen einen wissenschaftlichen Diskurs über Sinn und Unsinn
der COVID-„Impfung" zu führen - ich wiederhole: aus wissenschaftlicher Sicht ist
die COVID-„Impfung" von gesunden Menschen, insbesondere gesunden Kindern
und Jugendlichen ein Verbrechen, weil der Schaden wesentlich größer ist als der
Nutzen. Gerne füge ich die von mir federführend erstellte Evidenz-Zusammenfas-
sung zur COVID-„Impfung" bei. Inzwischen ist weitere überwältigende Evidenz
für die Schädlichkeit der „Impfung" zutage gekommen, die ich Ihnen bei Interesse
gerne zur Verfügung stelle.

Der hippokratische Eid, das Genfer Gelöbnis, der Nürnberger Kodex und der
empathisch-gesunde Menschenverstand verpflichten mich daher als Arzt, Impfbe-
freiungsatteste auszustellen, wenn ein korrupter Staat und eine noch korruptere
Ärztliche Glaubenskongregation, die aus Marionetten der Pharmaindustrie be-
steht, die Menschen zu einer potenziell tödlichen „Impfung" nötigen. Zu Ihrer Er-
bauung empfehle ich Ihnen einen Blick auf die Webseite www.ich-habe-mitge-
macht.de und fordere Sie hiermit mit Nachdruck auf, von Ihrer Hetze gegen
Kolleginnen und Kollegen endlich abzulassen, die lediglich ihrem ärztlichen Gewis-
sen und Ethos folgen. Kehren Sie endlich zu einer die Menschenwürde achtenden,
empathischen und wissenschaftsbasierten Medizin zurück!

Wenn Sie sich und die österreichische Ärzteschaft nachhaltig blamieren wollen,
können wir dieses Verfahren gerne bis vor den Europäischen Gerichtshof für Men-
schenrechte bringen. Sicher ist Ihnen bekannt, dass inzwischen einige Länder die
„Impfung" von Kindern und Jugendlichen genau aus den von mir dargelegten
Gründen verboten haben (z.B. Dänemark). Von Impfpflicht ist nirgends mehr die
Rede. Nur in Deutschland und Österreich wird dieser menschenverachtende Un-
sinn weiter auf die Spitze getrieben, und Sie tragen dazu bei und schädigen damit
nachhaltig den Ruf der Ärzteschaft in unserem Land. Packen Sie sich bei der eige-
nen Nase und lassen Sie mich endlich in Ruhe. Warum darf ein Professor der UNI-
VERSITÄT ungestraft vollkommenen Blödsinn verbreiten und behaupten, dass alle
Ungeimpften sterben werden (siehe Kurier u.a. Quellen). Ich bin täglich aufs Neue
fassungslos über so viel Dummheit, die dann auch noch von der Ärztlichen Glau-
benskongregation gedeckt wird."

Wie erwartet erfolgte am 30.11.2022 meine Verurteilung zu einer Disziplinarstrafe von 10.000 Euro plus 1.300 Euro Verfahrenskosten. Selbstverständlich legten wir Widerspruch gegen das Urteil ein. Die Verhandlung

vor dem Landesverwaltungsgericht Salzburg fand am 25.04.2023 statt und endete mit der Aufhebung der Disziplinarstrafe. In der Urteilsbegründung heißt es:

> *„[Der Disziplinarbeschuldigte] hat in dieser Bescheinigung [Liberation-Express] keine Tatsachen bestätigt, die einer spezifisch ärztlichen Beurteilung unterliegen, sondern lediglich festgehalten, dass der Attestempfänger bis zur Klärung, ob dieser allergisch gegen gewisse Impfstoffe sei, nicht geimpft werden soll…Er äußerte sich weder herablassend über Ärztinnen oder Ärzte, ihre Tätigkeit oder ihre medizinischen Methoden noch stellte er eine wahrheitswidrige medizinische Exklusivität dar…..*
>
> *Der Disziplinarbeschuldigte hat unbestritten eine kritische Einstellung zur Impfung bzw. Impfpflicht betreffend das Corona-Virus SARS-CoV-2. Er hat die vorliegende Bescheinigung jedoch unter Berücksichtigung des Anspruches auf freie Meinungsäußerung nach Art 10 Abs 1 ERK getroffen … Der Disziplinarbeschuldigte hat sich grundsätzlich nicht gegen die Impfung ausgesprochen, sondern die Bescheinigung im Hinblick darauf ausgestellt, dass zuvor abzuklären sei, ob die jeweilige Person allergisch gegen einen der Impfstoffe reagiert. Aus der Tatsache, dass er diese Bescheinigungen ausgestellt hat, ist keine abwertende Kritik an der Impfpolitik zu erkennen noch hat er die Stellung von Berufskollegen in der Öffentlichkeit benachteiligt. Er hat dabei auch nicht unsachlich gehandelt und somit bildet das vorgeworfene Verhalten des Disziplinarbeschuldigten keine Standespflichtverletzung nach § 136 Abs 1 Z 1 Ärztegesetz.“*

Wie schon nach der Aufhebung der ersten Disziplinarstrafe durch das Landesverwaltungsgericht Wien, hat die Ärztekammer auch dieses Urteil nicht akzeptiert und um Revision beim Verwaltungsgerichtshof angesucht. Das Verfahren geht also weiter und wir hoffen weiter auf Vernunft und Gerechtigkeit.

Strafverfahren vor dem Bezirks- und Landesgericht Salzburg

Das Ermittlungsverfahren zur Ausstellung von Impfbefreiungen über Liberation-Express wurde zunächst wegen „Fälschung von Beweismitteln“ eröffnet. Mein Anwalt Dr. Georg Prchlik, einer der maßgeblichen

Mitstreiter gegen das staatlich legitimierte Unrecht im Rahmen der Coronakrise, und ich konterten im Ermittlungsverfahren, dass das österreichische Impfpflichtgesetz zwar *„Personen, die nicht ohne konkrete und ernstliche Gefahr für Leben und Gesundheit … geimpft werden können,"* benennt, dass diese aber durch die Bestimmung, dass nur Amtsärzte Impfunfähigkeitsbescheinigungen ausstellen können, für den Zeitraum bis zu dieser Bestätigung der Bestrafung und Ausgrenzung ausgesetzt werden, die allen Ungeimpften angedroht wurde. In ganz Österreich gibt es nur etwa 250 Amtsärzte und schon die Ankündigung der Impfpflicht führte zu einem großen Ansturm.[461] Was blieb also den vielen Menschen, die sich für impfunfähig hielten, anderes übrig als sich zumindest eine vorläufige Befreiung ausstellen zu lassen?

Nachdem die Staatsanwaltschaft offenbar keinen Anhaltspunkt für „Urkundenfälschung" oder „Fälschung von Beweismitteln" finden konnte, erfolgte schließlich eine Anklage wegen Betrugs und Amtsanmaßung, allerdings erst acht Monate später, am 21. Oktober 2022.

Erstaunlicherweise haben in Österreich aber weder die Ärztekammer noch das Bundesministerium etwas gegen die Webseite von Liberation-Express oder die Betreiberfirma unternommen, sodass diese seit dem 28. Januar 2022 ununterbrochen online war und man sich dort Impfbefreiungen ausstellen lassen konnte und noch kann. Es ist schon sehr erstaunlich, dass der Staat offenbar seit über einem Jahr tatenlos zusieht, wie die vermeintliche „Straftat" des Betrugs und der „Amtsanmaßung" fortgesetzt weiter begangen werden kann. Es ist nicht einmal eine schriftliche Aufforderung zur Unterlassung ergangen.

In der Anklageschrift vom 21. Oktober 2022 heißt es:

„Univ.-Prof. Dr. Andreas Christian Sönnichsen hat in Salzburg mit dem Vorsatz, sich durch das Verhalten der Getäuschten unrechtmäßig zu bereichern, nachgenannte Personen über seine Befugnis zur Ausstellung von Bescheinigungen vorläufiger Impfunfähigkeit gegen das Coronavirus SARS-CoV-2 und in Folge dessen über deren Rechtsgültigkeit getäuscht, somit durch Täuschung über Tatsachen, indem er derartige Bescheinigungen ohne entsprechende Befugnis und unter Vorspiegelung, diese seien zur Vorlage bei (gesundheits-)behördlichen 2-, 2,5- oder 3-G-Kontrollen geeignet, ausgestellt hat, zu Handlungen verleitet, nämlich jeweils zur Überweisung von EUR 20,00, wodurch nachgenannte Personen in eben dieser Höhe am Vermögen geschädigt wurden, und zwar am 29. Jänner 2022 Frau N.N. und am 05. Februar 2022 Frau N.N. Sodann hat er durch Suggerieren, er sei zur

Ausstellung der angeführten Bescheinigungen befugt, und durch die Ausstellung dieser Bescheinigungen über die Impfunfähigkeit gegen das Coronavirus SARS-COV-2, ohne jedoch dazu befugt zu sein, eine Handlung vorgenommen, die nur Kraft öffentlichen Amtes vorgenommen werden durfte. Univ.-Prof. Dr. Andreas Christian Sönnichsen hat hierdurch das Vergehen des Betruges nach § 146 StGB und die Vergehen der Amtsanmaßung nach § 314 zweiter Fall StGB begangen und wird hierfür unter Anwendung des § 28 StGB nach § 146 StGB zu bestrafen sein."

Wenn es nicht so ernst wäre, könnte man über dieses Schreiben lachen. Da wird also tatsächlich behauptet, ich hätte die Empfänger der Impfbefreiung um 20 Euro „betrogen" und „am Vermögen geschädigt".

Was wäre wohl die normale und angemessene Reaktion, wenn man das Gefühl hat, man habe über das Internet etwas gekauft, was seinen Preis nicht wert sei? Bevor man deswegen zur Polizei rennt und eine Betrugsanzeige aufgibt, würde man doch erst einmal versuchen, sein Geld zurückzuerhalten. Für alle Fälle der Unzufriedenheit, seien diese technisch oder inhaltlich bedingt, gibt es auf der Seite von Liberation-Express eine Support-E-Mail-Adresse. Aber darum ging es ja gar nicht.

Die Vorwürfe der Staatsanwaltschaft waren aus mehreren Gründen nicht stichhaltig: Zum einen lag kein Betrug und vor allem keine Betrugsabsicht vor. Die Bescheinigungen wurden exakt so ausgestellt, wie auf der Internetplattform Liberation-Express angekündigt. Der Nutzer wurde ausdrücklich darauf hingewiesen, dass es sich erstens nicht um die in Österreich erforderliche amtsärztliche Bestätigung handelt und dass zweitens nur eine vorläufige – keine dauerhafte – Impfbefreiung bescheinigt wird. Der Nutzen der Bescheinigung war die vorübergehende Befreiung von der „Impfung", um die Zeit bis zur amtsärztlichen Bestätigung (oder Ablehnung) zu überbrücken. Für diesen Zeitraum war im österreichischen Impfpflichtgesetz kein Schutz der nicht impffähigen Menschen vorgesehen. Wir haben hier eine Lücke im österreichischen Impfpflichtgesetz genutzt, um Menschen vor einer unsinnigen (weil nicht effektiven) und potenziell schädlichen bzw. sogar tödlichen „Impfung" zu bewahren.

Es wird auch nichts Falsches bescheinigt: Das Liberation-Express-Gutachten gibt lediglich an, dass nicht ausgeschlossen werden kann, dass der Betroffene gegen einen der Inhaltsstoffe der „Impfungen" allergisch sein könnte und dass bis zur Abklärung nicht geimpft werden soll.

Die Verhandlung fand am 09. Februar 2023 statt, also ziemlich genau ein Jahr nach der Anzeige durch die Ärztekammer. Wir hatten den Termin der öffentlichen Verhandlung über Telegram, E-Mail und Social Media bekannt gemacht, so dass etwa 100 Personen zum Gerichtstermin erschienen. Die Verhandlung fand im größten Saal des Salzburger Bezirksgerichts statt, der aber nur etwa 65 Personen im Zuschauerraum fasst. Fast 40 Personen warteten vor dem Gerichtsgebäude auf das Urteil. Auch die Medien waren vertreten: ORF, Report 24 und AUF1.

Ich hatte eigentlich erwartet, dass die von der Staatsanwaltschaft aufgerufenen Zeuginnen verdeckte „Vertreterinnen" der Ärztekammer wären. Das Gegenteil war der Fall. Beide Zeuginnen bedankten sich bei mir dafür, dass sie über Liberation-Express eine vorläufige Impfbefreiung bekommen konnten. Beide fühlten sich nicht betrogen und beiden war klar, dass das vorläufige Attest nicht die amtsärztliche Bestätigung ersetzte. Aber nachdem die Impfpflicht in Österreich nie vollzogen wurde – sie wurde immer wieder aufgeschoben und bereits am 07. Juli 2022 durch den österreichischen Nationalrat einstimmig ganz aufgehoben[462] – erfüllte das Liberation-Express-Attest perfekt seinen Zweck: Aufschub des Impfzwangs, bis er nicht mehr bestand. Tatsächlich wurde Liberation-Express in geringem Umfang auch nach Aufheben der Impfpflicht noch weiter genutzt, um in Länder mit Impfpflicht zu reisen oder Impfzwang am Arbeitsplatz zu umgehen.

Nach den Aussagen der beiden Zeuginnen war schon klar, wie das Urteil lauten musste. Ich nutzte mein Abschlussplädoyer, um auf die ärztliche Ethik und den hippokratischen Eid zu verweisen und die evidenzfreie Corona- und Impfpolitik zu kritisieren:

„Obwohl für die COVID-‚Impfstoffe' aufgrund fehlender Sicherheitsdaten nur eine bedingte Zulassung vorlag, wurde am 27. Dezember 2020 die österreichische Impfkampagne gestartet. Die ‚Impfung' wurde wider besseres Wissen als 95 % effektiv und 100 % sicher angepriesen, basierend auf einer durchschnittlichen Beobachtungszeit von nicht einmal acht Wochen in den Zulassungsstudien. Es stellte sich schnell heraus, dass die ‚Impfung' weder Ansteckung und Weitergabe der Erkrankung noch die Infektion an sich verhindert. Zudem wurde sehr schnell über zahlreiche schwere Nebenwirkungen und Todesfälle im zeitlichen Zusammenhang mit der ‚Impfung' berichtet. Aus ethischen Gründen und wegen eines negativen Nutzen-Schaden-Verhältnisses für die meisten Menschen hätte die Zulassung für die ‚Impfstoffe' spätestens nach Vorliegen der ersten Sicherheitsberichte der Pharmakovigilanz im Frühjahr 2021 widerrufen werden müssen.

Trotzdem verabschiedete die österreichische Bundesregierung am 4. Februar 2022 das Impfpflichtgesetz. Ausnahmen von der Impfpflicht durften nur Amtsärzte und sogenannte Epidemieärzte erteilen. Die Wartezeiten, um bei diesen Ärzten einen Termin zu bekommen betrugen teilweise mehrere Monate, sodass sich verzweifelte Menschen an mich wandten und um eine zumindest vorläufige Befreiung von der Impfpflicht baten.

Nachdem jegliche Injektion gegen den Willen des Betroffenen eine schwere Körperverletzung darstellt, und zudem die COVID-‚Impfung' mit erheblichen Risiken verbunden ist, gebot mir als Arzt der von mir abgelegte hippokratische Eid, diesen Menschen beizustehen. Nach einem Jahr Gängelung, Ausgrenzung und Diffamierung waren Ungeimpfte, die berechtigte Angst vor der Spritze hatten, nun auch noch drakonischen Strafen ausgesetzt. Nachdem die Amts- und Epidemieärzte überlastet und unwillens waren, ihre Aufgaben zum Schutz der Menschen wahrzunehmen, wurde Liberation-Express ins Leben gerufen.

Das Attest wurde mit wenigen nicht gerechtfertigten Ausnahmen überall anerkannt. Der Bundesregierung und der Ärztekammer war Liberation-Express ab Januar 2022 bekannt. Es wurde nach meinem Interview in ZIB 2 am 2. Februar 2022 von Bundesregierung und Ärztekammer angekündigt, die Rechtmäßigkeit zu überprüfen. Es geschah aber nichts. Die Webseite ist nach wie vor online und wird auch genutzt. Erst vor wenigen Tagen habe ich wieder ein Attest ausgestellt, um einer ungeimpften Frau die Reise in die USA zu ermöglichen. Wenn denn das Attest also einen Betrug darstellen soll, so fragt man sich, warum die Bundesregierung nichts unternommen hat, um die Seite vom Netz zu nehmen. Es wurde nicht einmal versucht.

Das Attest wurde dankbar angenommen. Als Beispiel erlaube ich mir, ein kurzes Schreiben von einem Nutzer zu verlesen:

‚Sehr geehrter Herr Dr. Sönnichsen,

auf Anraten meiner Frau habe ich auch die Impfunfähigkeitsbescheinigung heruntergeladen. Seit Corona sind mir ja generell meine seelsorgerlichen Dienste in Altersheimen und Krankenhäusern nicht mehr möglich gewesen. Ich habe heute einen schwerkranken Mann im Krankenhaus besucht. Mit Ihrer Bescheinigung war es kein Problem hineinzukommen. Dafür bin ich dankbar. Und mein Besuch auch. Wenn ich nun noch mit der Gondel auf den Berg kann, hebe ich innerlich ab. Ich wünsche uns allen sehr, dass der Blindflug bald ein Ende hat. Alles Gute für Sie, Ihr.....'

Derartige Bekundungen erhielt ich in großer Zahl. Man fragt sich also, wie ich diese Menschen betrogen haben soll. Liberation-Express ist ein Angebot im Internet. Es besteht eine Service-Hotline, bei der sich Kunden, die mit dem erworbenen Produkt nicht zufrieden sind, beschweren können. Der normale Weg wäre es, wenn ich mit einem Produkt nicht zufrieden bin, dass ich es dann zurückweise und mein Geld zurückverlange, nicht dass ich Anzeige wegen Betrugs erstatte. Das haben die Zeugen aber beide nicht gemacht. Offenbar fühlten sie sich gar nicht betrogen. Das Attest steht gerade für das, was drinsteht: es ist eine medizinisch begründete vorläufige Bescheinigung ohne amtsärztliches Siegel. Darauf wird explizit hingewiesen. Wo soll da die Amtsanmaßung sein?

Ich weise sämtliche Vorwürfe als unbegründet zurück und werde auch zukünftig meinem ärztlichen Gewissen folgen. Daran wird mich auch der österreichische Staat nicht hindern, der seit zwei Jahren seine Bürger belügt, nicht linientreue Menschen ausgrenzt und diffamiert und auch vor der Strafverfolgung Unschuldiger nicht zurückschreckt.

Ich möchte schließen mit einem leicht abgewandelten Zitat, das Berthold Brecht zugeschrieben wird: Wo Unrecht zu Recht und Recht zu Unrecht gemacht wird, wird Widerstand zur Pflicht!

Wenn das, was ich getan habe, um Menschen vor einer gefährlichen und unnützen ‚Impfung' zu bewahren, Betrug ist, so kündige ich schon heute an, dass ich auch weiterhin dem hippokratischen Eid folgen und ‚betrügen' werde."

Nach meinem Plädoyer wurde applaudiert, so dass der Richter zur Ordnung aufrufen musste. Der anwesende Staatsanwalt hielt kein Plädoyer, plädierte aber in einem Satz auf schuldig, ohne weitere Begründung. Ich wurde am 09. Februar 2023 vom Vorwurf des Betrugs und der Amtsanmaßung freigesprochen, was nochmals Applaus auslöste. Mir fiel erst einmal ein Stein vom Herzen. Nach der Verhandlung gab es viele Glückwünsche und Umarmungen, und einige Interviews, die sogar vom ORF neutral wiedergegeben wurden.[463]

Wenige Tage später kündigte die Staatsanwaltschaft Berufung an.[464] Es ging also immer noch weiter, weil nicht sein kann, was nicht sein darf. Wie lange sollte dieser Irrsinn noch weiter betrieben werden? Was war das Ziel dieser unsäglichen Diffamierungskampagne gegen alle, die sich in dieser Krise einen kühlen Kopf bewahrt haben und es wagten, die Angst- und Lügenpolitik zu kritisieren?

Die Berufungsverhandlung fand am 30. Juni 2023 vor dem Landesgericht Salzburg statt und endete mit einer Bestätigung des Freispruchs.[465] Es waren wieder zahlreiche Unterstützer und alternative Medien erschienen, die den endgültig rechtskräftigen Freispruch mit mir gefeiert haben. Warum haben ORF, Salzburger Nachrichten und Standard nicht darüber berichtet? Die Berufung der Staatsanwaltschaft in der ersten Instanz war ihnen doch auch berichtenswert.[466]

Auf dem Weg zur Gesundheitsdiktatur

Die Corona-„Pandemie" ist vorbei, aber die Krise geht weiter. Es wird weiter Panik vor COVID verbreitet, obwohl diese Erkrankung zu einer banalen Erkältung mutiert ist und SARS-CoV-2 zu einem unter vielen Erkältungsviren geworden ist, um zu bleiben. Im Spätherbst 2023 waren laut RKI fast 9% der deutschen Bevölkerung erkältet. Etwa ein Viertel davon testete positiv auf SARS-CoV-2. Die Rate der wegen „SARI" hospitalisierten lag mit etwa 12/100.000 Einwohner in einem für die Jahreszeit normalen Bereich.[55]

Die Forderungen nach „Zero-COVID" sind verstummt. Es gibt niemanden mehr, der daran glaubt, dass das Virus ausgerottet werden könnte. Jedem, der ein bisschen Ahnung von Epidemiologie und Erkältungskrankheiten hat, war das von vornherein klar, aber es durfte nicht gesagt werden.

Was aber viel schlimmer ist: Wir erleben einen besorgniserregenden Umbau unserer demokratischen Gesellschaftsordnung. Dieser hat schon lange vor Corona begonnen und der Schutz der Gesundheit wird benutzt, um den weiteren Demokratieabbau zu rechtfertigen.

Betrachten wir als ein weiteres Beispiel neben Corona die Einführung der Masernimpfpflicht in Deutschland im Jahr 2019.[467] Diese wurde mit einer Zunahme von Masernerkrankungen und dem WHO-Ziel der weltweiten Masernausrottung begründet, doch in Deutschland gibt es keine Zunahme von Masernerkrankungen. Im Gegenteil kann man allenfalls von unbedeutenden Schwankungen der Zahlen in den vergangenen zehn Jahren zwischen maximal 2465 Fällen im Jahr 2015 und minimal 10 im Jahr 2021 sprechen.[468] Auch eine weltweite Ausrottung kann durch eine Impfpflicht in Deutschland kaum erreicht werden. Die Impfquote von Kindern liegt seit

Jahren konstant bei 97 % für die Erstimpfung und bei 93 % für die zweite Impfung.[468] Es ist also auch keine „Impfmüdigkeit" erkennbar, die eine Impfpflicht rechtfertigen würde.

Das Deutsche Netzwerk Evidenzbasierte Medizin hat sich 2019 eindeutig gegen die Einführung einer Impfpflicht positioniert, weil der Effektivitätsnachweis fehlt und eine verpflichtende Impfung einen Eingriff in das Grundrecht der körperlichen Unversehrtheit darstellt, der nur im Falle einer außergewöhnlichen Notsituation gerechtfertigt wäre.[469] Eine solche Notlage liegt aber in Deutschland für die Masern sicher nicht vor.

Doch die Impfpflicht wird mit aller Härte durchgesetzt. Gegen Eltern, die – egal aus welchen Gründen – eine Impfung ihrer Kinder ablehnen, werden Bußgelder verhängt und Ärzte, die es wagen Impfbefreiungsatteste auszustellen, werden strafrechtlich verfolgt und zu unverhältnismäßig hohen Strafen verurteilt. So wurde jüngst ein Ärzte-Ehepaar in Bayern wegen der Ausstellung vermeintlich „unrichtiger Gesundheitszeugnisse" zu Haftstrafen von zwei Jahren und vier Monaten (er) und einem Jahr und zehn Monaten (sie) ohne Bewährung verurteilt.[470]

Auch viele Ärzte in Deutschland, die während der Corona-Krise Masken- oder Impfbefreiungsatteste ausgestellt haben, wurden und werden immer noch mit unverhältnismäßig hohen Strafen verfolgt. Die gerichtlichen Verfahren werden von Polizeirazzien, Haus- und Praxisdurchsuchungen, Kontensperrungen, Berufsverboten bis hin zu Schikanen für die Kinder der Betroffenen in der Schule begleitet. Offenbar sollen Ärzte generell abgeschreckt werden, ihren Patienten Atteste auszustellen, die dem staatlichen Gesundheitsnarrativ zuwiderlaufen. Richter, die es wagten, gegen die staatlich verordneten Corona-Maßnahmen zu urteilen, mussten selbst mit Strafverfolgung wegen „Rechtsbeugung" rechnen.[471]

Die Art und Weise, wie mit Kritikern staatlicher Maßnahmen in Deutschland umgegangen wird, ist beängstigend, und es zeichnet sich keine Trendänderung ab. Im Gegenteil werden kritische Menschen weiterhin verfolgt und medial geächtet.

Dazu kommt, dass die Europäische Union und die WHO gemeinsam an einem „Global Digital Health Certification Network" (globales digitales Zertifizierungsnetzwerk für Gesundheit) arbeiten, das auf der weltweiten Ausrollung des digitalen COVID-Impfzertifikats der EU beruht.[472] Mithilfe eines solchen Zertifikats kann eine umfassende Kontrolle aller Menschen erfolgen. Die Reise- und Bewegungsfreiheit lässt sich nach Belieben einschränken und unerwünschte Menschen können identifiziert, isoliert, ausgegrenzt und ggf. auch bestraft werden. So befindet sich nicht nur Deutschland, sondern die ganze Welt auf dem Weg zum Orwell'schen Überwachungsstaat.

Der WHO soll auf diesem Weg mit Hilfe einer Neufassung der Internationalen Gesundheitsvorschriften (International Health Regulations, IHR) und eines separaten „Pandemievertrags" (Pandemic Preparedness Treaty CA+) eine Schlüsselrolle zukommen. Beide Vertragswerke sehen weitreichende Rechte für die WHO vor, im Falle einer „Public Health Emergency of International Concern" (PHEIC) für die Mitgliedsstaaten verbindliche Vorschriften zur Überwindung von „Gesundheitskrisen" zu erlassen. Der Begriff der PHEIC ist dabei extrem weit gefasst und beinhaltet im sogenannten „One Health" Ansatz der WHO beispielsweise auch Gesundheitsbedrohungen durch Hitzewellen, Naturereignisse oder Umweltschäden. Besonders bedenklich ist, dass dem Generaldirektor der WHO das Recht zugestanden wird, alleine darüber zu entscheiden, ob eine PHEIC ausgerufen wird.[473]

Die WHO und ihr Generaldirektor sind allerdings weder demokratisch legitimiert noch unabhängig. Nur gut 15 % des globalen Budgets der WHO stammt aus den staatlichen Beiträgen der Mitglieder. Der Rest stammt aus meist zielgerichteten Spenden von Ländern, die zweckgebunden ihre Partikularinteressen fördern wie Deutschland, USA und das UK, von NGOs wie Bill-and-Melinda-Gates-Stiftung oder GAVI-Alliance und von der Pharmazeutischen Industrie, sodass man von massiven Interessenkonflikten ausgehen muss.[474] Die evidenzfreien Empfehlungen der WHO zu Masken, PCR-Tests und COVID-Impfung sprechen hier eine deutliche Sprache.

Besonders bedenklich ist, dass die WHO für sich auch die Informationskontrolle in Anspruch nimmt. Wichtiger Bestandteil der neuen Verträge wird sein, dass gegen „falsche und irreführende Fehinformationen und Desinformation" vorgegangen wird. Die Deutungshoheit über das, was „wahr" und was „falsch" ist, soll bei der WHO selbst liegen.[475] Der von der Europäischen Kommission erlassene „Digital Service Act" zur verbesserten Kontrolle von Social Media, der für große Plattformen bereits Ende August 2023 in Kraft getreten ist und ab Februar 2024 für alle Social Media und Internetangebote gelten soll, geht in die gleiche Richtung.[476] Wer legt fest, was falsch und was richtig ist? Gerade im Bereich Wissenschaft und Gesundheit gibt es sehr häufig keine eindeutige „Wahrheit". Wissenschaft lebt vom Diskurs unterschiedlicher Erkenntnisse, Ansichten und Hypothesen, und Gesundheitsfragen bedürfen einer individuellen Herangehensweise. Was für den einen richtig ist, mag für den anderen inakzeptabel sein. Eine staatliche Festlegung von „Wahrheit" widerspricht nicht nur den Grundfesten evidenzbasierter Medizin, sondern ist mit einer freiheitlich demokratischen Grundordnung, wie sie unser Grundgesetz vorgibt, unvereinbar.

Wie kommen wir aus dieser Krise und diesem in Unfreiheit mündenden Fahrwasser wieder heraus?

Versöhnung

Unsere Gesellschaft ist tief gespalten. Drei Jahre Corona-Missmanagement haben unsagbares Leid hervorgebracht und tiefe Wunden gerissen. Wir brauchen als Gesellschaft einen Neuanfang, achtsames Miteinander, ergebnisoffenen Diskurs, Toleranz, Machtbegrenzung, eine Befreiung von Interessenkonflikten und ein neues Wirtschaftssystem, in dem nicht automatisch Reiche immer reicher und Arme ärmer werden, während der Mittelstand vor die Hunde geht.

Versuche zum Neuanfang und zur Versöhnung gab es mittlerweile bereits einige, aber leider bisher weitgehend ohne Erfolg. Dabei ist allen klar, dass wir trotz all des Unrechts, das bereits geschehen ist, Versöhnung brauchen, um die Spaltung zu überwinden und den Wunden eine Chance zur Heilung zu geben.

Vor der Bundestagswahl forderten namhafte Wissenschaftler, z.B. Gert Antes, Medizinstatistiker und wie ich ehemaliger Vorsitzender des EbM-Netzwerks, der Rechtsanwalt Niko Härting, der Epidemiologe und Virologe Klaus Stöhr und viele andere in einem offenen Brief die Parteien dazu auf, ihre Strategie für das weitere Management der Corona-Krise offenzulegen und im Wahlkampf zu thematisieren. Alle im Bundestag vertretenen Parteien mit Ausnahme der AFD wurden zur Stellungnahme aufgefordert. Alleine die Ausklammerung der AFD lässt bereits Zweifel daran aufkommen, ob bei den Autoren des offenen Briefes tatsächlich eine demokratische Grundhaltung vorliegt.[477] Man darf über die AFD denken, was man will, aber es handelt sich um eine demokratisch gewählte, im Bundestag vertretene Partei, die von einem nicht unerheblichen Prozentsatz der deutschen Bevölkerung gewählt wurde. Diese Partei von vornherein aus dem demokratischen Prozess der Krisenaufarbeitung auszuklammern, halte ich für undemokratisch und nicht gerechtfertigt.

Von den angesprochenen Parteien (CDU, CSU, SPD, FDP, Grüne und Linke) erstellte nur der Parteivorsitzende der FDP eine Antwort auf den offenen Brief,[478] in der ein interdisziplinäres Expertengremium und eine Enquete-Kommission zur umfassenden parlamentarischen Aufarbeitung der Fehler und Versäumnisse in der Pandemiebekämpfung zugesagt werden. Das RKI soll eine politisch unabhängige, nicht mehr der Weisung des Gesundheitsministeriums unterstellte Institution werden. An die Stelle der seit drei Jahren angewandten „Inzidenzzahlen" soll ein komplexes Beurteilungswerkzeug aus Fallzahlen, Krankenhaus- und Intensivbelegung, Test-Positiven-Quote und Anzahl der durchgeführten Tests treten. Einen Lockdown soll es niemals mehr geben und die Maßnahmen sollen umgehend beendet werden. Eine hohe Impfquote soll durch niedrigschwellige Angebote und Aufklärung, nicht durch Zwang erreicht werden. Für Ungeimpfte wird eine normale Teilhabe am öffentlichen Leben gefordert. Grundrechtseinschränkungen seien auch für Ungeimpfte nicht verhältnismäßig.

Seit Oktober 2021 ist die FDP Regierungspartei und hat von alledem nichts umgesetzt. Ich schrieb am 30.03.2023 an den Parteivorsitzenden und veröffentlichte die Anfrage in leicht gekürzter From auch auf „abgeordnetenwatch.de":[479]

„Sehr geehrter Herr Lindner,

am 16.09.2021 haben Sie in Ihrer Antwort auf den offenen Brief der Arbeitsgruppe Antes/Härting/Stöhr et al. eine umfassende Strategie für Management und Aufarbeitung der Corona-Krise angekündigt.[478]

Unter anderem versprachen Sie die Einrichtung einer Enquete-Kommission zur Aufarbeitung der Fehler im Management der Pandemie. Jeglichem Zwang zur ,Impfung' erteilten Sie eine Absage. Das RKI solle eine politisch unabhängige Institution werden, die nicht mehr der Weisung durch das Gesundheitsministerium unterstellt ist. Ungeimpfte sollten nicht länger von der gesellschaftlichen Teilhabe ausgeschlossen werden. Grundrechtseinschränkungen für Ungeimpfte lehnten Sie kategorisch ab. Zudem versprachen Sie auch für Deutschland einen „Freedom-Day" mit sofortiger Beendigung der Corona-Maßnahmen.

Ich frage mich, was aus Ihren Versprechungen geworden ist. Die FDP hat in namentlicher Abstimmung am 10.12.21 für die einrichtungsbezogene Impfpflicht gestimmt. Auf die Enquete-Kommission oder einen Untersuchungsausschuss warten wir bisher vergebens. Die letzten Maßnahmen wurden fast eineinhalb Jahre später erst abgeschafft. Ungeimpfte wurden den gesamten Winter 2021/22 und bis weit ins Jahr 2022 hinein von der sozialen Teilhabe ausgeschlossen und in ihren Grundrechten beschnitten. Wie stehen Sie heute zu Ihrem Brief vom 16.09.2021 und den darin gemachten Zusagen? Welche gewichtigen Gründe haben Sie bewegt, Ihre Zusagen nicht einzuhalten, ja, dies nicht einmal zu versuchen?

Wann werden Sie sich dafür einsetzen, dass die Menschen, die von Anfang an einen evidenzbasierten Umgang mit der Corona-Krise gefordert haben und dafür als rechtsradikale „Schwurbler" diffamiert und aus der Gesellschaft ausgegrenzt wurden, rehabilitiert werden? Wann wird es eine ehrliche Aufarbeitung der Fehler und Versäumnisse geben, welche als ersten Schritt die Wiederaufnahme des Dialogs mit den kritischen Stimmen erfordert?

Ich freue mich auf Ihre geschätzte Antwort!"

Wie zu erwarten, habe ich auf meinen Brief bisher (Stand 14. Dezember 2023) keine Antwort erhalten.

Auch die Basisdemokratische Partei Deutschland erarbeitete auf den offenen Brief von Antes et al. hin ein Konzept zum „Ausstieg" aus der Corona-Krise, das am 29.09.2021 veröffentlicht wurde.[480] In einem 10-Punkte Programm wird die Einsetzung eines politisch unabhängigen interprofessionellen Expertenrats gefordert. Die grundrechtseinschränkenden Änderungen des Infektionsschutzgesetzes müssen zurückgenommen werden. Die Eindämmungsmaßnahmen sind durch sinnvolle, durch wissenschaftliche Evidenz belegte Maßnahmen der Infektionsprophylaxe zu ersetzen. Auch ein sofortiger Stopp von Massentests an Gesunden wird gefordert. STIKO, RKI und PEI müssen politisch unabhängige Einrichtungen werden. Ein parlamentarischer Untersuchungsausschuss soll die Fehler aufarbeiten und die durch Maßnahmen oder „Impfung" Geschädigten müssen rehabilitiert und entschädigt werden.

Wie viele andere Konzepte, die inzwischen von zahlreichen Initiativen vorgestellt wurden, z.B. die Initiative von „Coronaaussoehnung.org"[481] oder das Corona-Ausstiegskonzept der „Mediziner und Wissenschaftler für Gesundheit, Freiheit und Demokratie e.V." (MWGFD)[482] ist auch das Basis-Konzept weitgehend ungehört verhallt. Erst eineinhalb Jahre später scheint langsam etwas Bewegung in die festgefahrene Krisenbewältigung zu kommen.

Seitens der Politik und selbst in der Österreichischen Ärztekammer wird seit Anfang 2023 immerhin von Versöhnung gesprochen, wenn auch die

Taten noch auf sich warten lassen. Der neue Präsident der Österreichischen Ärztekammer versprach nach seiner Wahl am 24.06.2022: *„Die zuletzt aufgetretenen Risse in der Ärzteschaft müssen geschlossen werden."*[483] Geschehen ist bisher nichts. Die Tribunale gegen missliebige Kollegen werden unverändert fortgesetzt.

Seit über einem halben Jahr bemühen wir uns als „Wissenschaftliche Initiative Gesundheit für Österreich" um einen Gesprächstermin beim Kammerpräsidenten. Wir schrieben ihm am 08.07.2022:

„Sehr geehrter Herr Präsident, lieber Kollege Steinhart,

zunächst möchten wir Ihnen als Obmann und Vereinssprecher der Wissenschaftlichen Initiative Gesundheit für Österreich und auch ganz persönlich als Kollegen sehr herzlich zu Ihrer Wahl zum Präsidenten der Österreichischen Ärztekammer gratulieren.

Wir freuen uns, dass Sie Ihre Amtszeit mit einem Statement ‚Zeit zu Heilen' in der Österreichischen Ärztezeitung begonnen haben. Sie fordern, dass ‚auf der Basis von Vernunft und Fakten' der Dialog ‚wieder Einzug halten' muss, und im Kurier werden Sie zitiert: ‚Die zuletzt aufgetretenen Risse in der Ärzteschaft müssen geschlossen werden.' Wir begrüßen diesen Vorsatz und sagen Ihnen unsere unbedingte Kooperationsbereitschaft zu.

Der Dialog ist in der Österreichischen Ärztekammer – und nicht nur dort – in den vergangenen zweieinhalb Jahren leider weitgehend abhandengekommen. Statt sich durch Diskurs und sachliche Argumentation mit wissenschaftlich begründeten unterschiedlichen Standpunkten auseinanderzusetzen, hat die Österreichische Ärztekammer einen Teil der Kollegenschaft mit Diffamierung und Disziplinarverfahren ausgegrenzt und sich einer wissenschaftlichen Auseinandersetzung verschlossen.

Dies betraf Themen wie die wissenschaftsbasierte Einschätzung der Gefährlichkeit von COVID, die Diskussion um Nutzen und Schaden der Maßnahmen zur Eindämmung der Pandemie und natürlich auch die Studienlage zu den COVID‚Impfungen'.

Leider hat sich die Kammer unter Ihrem Vorgänger sehr weit von evidenzbasierter Medizin im Sinne ihres Gründers David Sackett entfernt. Dieser forderte zurecht, dass medizinische Entscheidungen auf drei Säulen ruhen: der Studienevidenz, der klinischen Expertise des Arztes und den Wertvorstellungen des Patienten. An die Stelle von evidenzbasierter Medizin und wissenschaftlichem Diskurs sind unter Ihrem Vorgänger diktatorische Anordnungen und wissenschaftlich nicht haltbare apodiktische Aussagen getreten, und nicht „linientreue" Ärzte wurden durch Disziplinarverfahren und -strafen ‚erzogen' und gemaßregelt – ein unfassbarer Vorgang, der einer aufgeklärten Ärzteschaft nicht würdig ist.

Wir möchten Ihnen an dieser Stelle die Hand reichen und den wissenschaftlichen Diskurs über eine bestmögliche Versorgung unserer Patientinnen und Patienten anbieten. Darüber hinaus bitten wir Sie, alle laufenden Disziplinarverfahren gegen Kolleginnen und Kollegen im Zusammenhang mit COVID, Maßnahmen zur Überwindung der Pandemie und COVID-‚Impfungen' einzustellen und die Betroffenen angemessen zu entschädigen.

Wir freuen uns auf die zukünftige Zusammenarbeit mit Ihnen, um die Spaltung in der Ärzteschaft durch Wiederaufnahme des wissenschaftsbasierten Dialogs zu überwinden, und stehen für einen persönlichen Austausch jederzeit zur Verfügung. Mit freundlichen Grüßen,

Prof. a.D. Dr. Andreas Sönnichsen – Dr. Lukas Trimmel"

Zunächst wurden wir vertröstet. Herr Steinhart sei mit der Übernahme der Amtsgeschäfte ausgelastet. Auch im Spätherbst war es noch immer nicht möglich einen Termin zu bekommen. Zuletzt wurden wir mit einem Telefontermin mit einem Kammerjuristen abgespeist. Von diesem wurde uns nur mitgeteilt, dass der Präsident nicht bereit sei, mit Ärzten zu sprechen, solange sie in ein Disziplinarverfahren verwickelt sind. Dies trifft sowohl für Lukas Trimmel als auch für mich zu. Auch im gesamten Jahr 2023 (Stand 14. Dezember 2023) kam kein Gesprächstermin zustande und die laufenden Disziplinarverfahren wurden mit aller Härte weitergeführt.

In der Politik findet sich das gleiche Bild: Der Österreichische Bundeskanzler gelobt Versöhnung:

„‚Alles soll aufgearbeitet werden', verspricht Nehammer und nennt die Impfpflicht ebenso wie Corona-Hilfen und die 3G-Regel. ‚Wir waren expertenhörig, nun sollen Experten erklären, warum sie zu dieser Entscheidung gekommen sind.'"[484]

Zu diesem Zweck will Bundeskanzler Nehammer eine Kommission einrichten, die sich der Aufarbeitung aller Vorgänge und Maßnahmen während der Corona-Pandemie widmen soll. Die Hoffnung, dass hier auch Maßnahmenkritiker zu Wort kommen, dürfte sich wohl kaum erfüllen. Der österreichische Gesundheitsminister Johannes Rauch hat jedenfalls der Versöhnung mit allen, die nicht seiner Meinung sind, bereits eine klare Absage erteilt: *„Nein, ich sehe auch nicht die Notwendigkeit, mich mit Menschen zu* *versöhnen, die die Wissenschaft infrage stellen oder Tatsachen leugnen.*"[485] Wen er mit diesen Menschen wohl meint?

„Man hat es damals nicht besser gewusst", ist heute die Ausrede der Politiker und ihrer „Experten". Doch, hat man, sagt die Wissenschaftliche Initiative Gesundheit für Österreich:[486]

„Sehr geehrte Damen und Herren in den Regierungsämtern, am Verfassungsgerichtshof, im Bundespräsidentenamt, in den Ministerien und in den Redaktionen,

nach über 3 Jahren Ausnahmezustand (mit massiven Grundrechtseinschränkungen, Diskriminierungen und Spaltung der Gesellschaft) kommt jetzt die Zeit der Corona-Aufarbeitung. Viele Entscheidungsträger und Befürworter harter Maßnahmen und vor allem auch der Impfpflicht versuchen nun, ihre (Fehl-)Entscheidungen zu relativieren.

Eine derzeit gerne genutzte Ausflucht lautet: ‚Damals hat man es nicht besser gewusst.'

So hat die SPÖ-Vorsitzende Dr. Pamela Rendi-Wagner in einem ZIB 2 Interview am 6. März 2023 auf die Frage, ob die Impfpflicht ein Fehler war, gemeint, ‚mit dem heutigen Kenntnisstand würde niemand zustimmen' aber damals habe man es nicht besser gewusst. Aber auch andere Verantwortungsträger ziehen sich gerne mit diesem Argument aus der Verantwortung.

Dem müssen wir entschieden widersprechen:

Als Zusammenschluss von über 600 unabhängigen österreichischen Ärzten und Wissenschaftlern haben wir sowohl Frau Dr. Rendi-Wagner als auch allen anderen Abgeordneten schon im Dezember 2021 und im Jänner 2022 mehrere Mails geschickt, in denen wir wissenschaftlich fundiert dargelegt haben, dass die Impfpflicht ein Fehler und eine potenzielle Gefährdung der österreichischen Bevölkerung darstellt. Dass diese Mails angekommen sind, beweist die Tatsache, dass wir Antworten erhalten haben. Zum Beispiel aus dem Büro der Klubobfrau Dr. Rendi-Wagner. Diese Antwort enthielt zahlreiche wissenschaftlich unhaltbare Aussagen, die wir in unserer Erwiderung aufklärten, was die Kommunikation beendete.

Ein Gespräch mit uns hat leider keiner der Entscheidungsträger gesucht.

Kurz zusammengefasst haben wir unter anderem folgende Probleme angeführt und mit Studien belegt:

- *fehlender Fremdschutz durch diese ‚Impfungen' (was das Argument der Solidarität und der Herdenimmunität ad absurdum führt und eine Impfpflicht eigentlich von vornherein ausschließen sollte)*

- *deutliche Überschätzung der Gefährlichkeit des SARS-CoV-2-Virus – vor allem für gesunde Menschen (Notwendigkeit einer individuellen Nutzen-Risiko-Analyse)*
- *insuffiziente und kurz-dauernde Schutzwirkung der SARS-CoV-2-‚Impfungen'*
- *Gefahr der Förderung von Fluchtmutationen durch Massenimpfaktionen während einer Pandemie mit ‚Impfstoffen', die keine sterile Immunität sicherstellen*
- *guter Schutz durch natürliche Immunität nach einer COVID-Erkrankung, der dem Impfschutz mindestens ebenbürtig ist, weshalb eine Impfpflicht für Genesene nicht nur keine medizinische Grundlage hat, sondern eine unnötige Gefährdung darstellt*
- *negative Nutzen-Risiko-Bilanz der SARS-CoV-2-‚Impfungen' für junge Menschen*
- *auffallende Häufung von Krankheiten und Todesfällen in zeitlichem Zusammenhang mit den SARS-CoV-2-‚Impfungen' (mit Hinweis auf unsere Erfahrungen aus der Praxis!) sowie ungeklärte Übersterblichkeit*
- *massive Untererfassung möglicher Impf-Nebenwirkungen*
- *völlig insuffiziente Erfassung des Impfstatus der COVID-Patienten, wodurch eine wissenschaftliche Auswertung des Impfeffektes unmöglich war*
- *Fehlen gezielter Prophylaxe- und Frühbehandlungsstrategien, wie in vielen anderen Ländern erfolgreich durchgeführt*
- *und schließlich das Fehlen einer wissenschaftlichen Grundlage für eine Impfpflicht*

Wir waren bei weitem nicht die Einzigen, die vor den Gefahren dieser ‚Impfungen' gewarnt haben und immer noch warnen, und die wissenschaftliche Literatur dazu wird immer umfangreicher. Kritische Stimmen von Wissenschaftlern und Ärzten aus aller Welt wurden jedoch von Anfang an systematisch zum Schweigen gebracht. Gerade Frau Dr. Rendi-Wagner als Ärztin mit Schwerpunkt Epidemiologie und Public Health hätte das Gewicht dieser Stimmen und die Probleme dieser ‚Impfstoffe' erkennen müssen. Die Ausrede, man hätte es damals nicht besser gewusst, ist eindeutig widerlegbar. Man wollte es schlicht und einfach nicht wissen (die gerade veröffentlichten Lockdown-Files aus England, die in Österreich erstaunlich wenig thematisiert werden, könnten sogar noch zu deutlich schlimmeren Vermutungen verleiten).

In unserem Mail vom Dezember 2021 haben wir am Schluss wörtlich geschrieben: ‚Sie können sich dann nicht darauf berufen, dass Sie nicht vor den Risiken gewarnt wurden und nichts gewusst hätten!'

Sie wurden gewarnt. Sie haben es gewusst.

Trotzdem haben am 20. 1. 2022 ganze 137 Mandatare des Österreichischen Nationalrats für die Impfpflicht gestimmt und nur 33 dagegen.

In diesem Sinne wünschen wir uns eine ehrliche und wissenschaftlich unabhängige Aufarbeitung der Corona-Zeit, in der auch die involvierten Politiker zu Ihrer Verantwortung stehen.

Mit freundlichen Grüßen

Die Wissenschaftliche Initiative Gesundheit für Österreich"

In Deutschland formiert sich mittlerweile zumindest eine politische Kraft, die sich ehrlicher Aufarbeitung widmet: die Alternative für Deutschland (AFD), die von vielen aufgrund des medialen Framings als „rechtsradikale" Partei wahrgenommen wird. Ob es in der AFD tatsächlich rechtsradikale Kräfte gibt, sei dahingestellt. Ich habe mittlerweile am eigenen Leib erfahren, wie leicht es ist, Personen, deren Meinung man nicht teilt, medial als rechtsradikal zu diffamieren. Bei genauerem Hinsehen stellt sich dann sehr schnell die Frage, wie „rechtsradikal" eigentlich zu definieren ist und was wissenschaftsbasierte Kritik an der Impfpflicht mit „rechtsradikal" zu tun hat.

Die AFD ist die einzige im Bundestag und in vielen Länderparlamenten vertretene Partei, die sich die Aufarbeitung der Corona-Krise zum Ziel gesetzt hat. Im Landtag von Brandenburg hat die AFD die Einrichtung eines parlamentarischen Untersuchungsausschusses durchgesetzt.[487] Leider ist dies auf Bundesebene bisher nicht gelungen, aber die AFD hat auf eigene Faust im Deutschen Bundestag ein Symposium zur Aufarbeitung der Corona-Krise durchgeführt, das allerdings in den öffentlich-rechtlichen und systemtreuen Medien komplett ignoriert wurde.[488] Berichte darüber finden sich nur auf den Kanälen der AFD[489] und alternativer Medien.[490]

In Österreich steht die FPÖ einem Aufarbeitungsprozess aufgeschlossen gegenüber, aber auch hier ist bisher von aktiver Umsetzung nicht viel zu spüren. Der Antrag auf Einsetzung eines Untersuchungsausschusses zur Untersuchung der politischen Verantwortung im Zusammenhang mit sämtlichen Corona-Maßnahmen zur tatsächlichen oder vorgeblichen Bekämpfung der Covid-19-Pandemie im Zeitraum vom 7. Januar 2020 bis zum 28. Juni 2022, den einige Nationalratsabgeordnete der FPÖ im März 2023 eingebracht hatten, wurde von allen anderen Parteien abgelehnt und fand daher keine Mehrheit.[491]

Stattdessen wurde die Österreichische Akademie der Wissenschaften mit der Durchführung einer „Studie" zur Aufarbeitung der Coronakrise beauftragt.[492] In dieser Studie wird der Vertrauensverlust in Wissenschaft, Medien und Politik zwar thematisiert, aber die Ursachen hierfür werden bei den kritischen Bürgern und nicht bei der Vertrauenswürdigkeit der Institutionen gesucht und das Corona-Narrativ wird in keiner Weise hinterfragt. Teilweise werden selbst kritische Beiträge mit Peer Review bewusst ausgeschlossen, angeblich „wegen der fragwürdigen Geschäftsmodelle der Verlage". Der Bericht geht ohne kritische Reflexion davon aus, dass COVID eine für die gesamte Bevölkerung bedrohliche Seuche darstellte, dass die Maßnahmen gerechtfertigt und effektiv waren, und dass die „Impfung" notwendig, wirksam und sicher ist. Eine ehrliche Aufarbeitung der entscheidenden Fragen findet somit nicht statt. Lediglich die Einführung der Impfpflicht und der moralisierende Druck auf die Bevölkerung werden kritisiert.

Breiten Raum nehmen zukünftige Strategien und Empfehlungen zur Bekämpfung von Wissenschaftsskepsis ein. Man könnte mit böser Zunge behaupten: wie können die Menschen noch effektiver indoktriniert werden, damit sie die wissenschaftlich unhaltbaren Entscheidungen der Regierung und ihrer „wissenschaftlichen Experten" widerspruchslos akzeptieren. Mit keinem Gedanken wird darüber reflektiert, dass die Wissenschaftsskepsis die vernünftige Reaktion auf die Abkehr namhafter Wissenschaftler von wissenschaftlichen Grundprinzipien sein könnte.

Wir sind also von einer auf breiten Schultern der gesamten Gesellschaft getragenen Versöhnung weit entfernt.

Das Problem, das aller Versöhnung im Wege steht, reicht viel tiefer und erfordert schmerzvolle, sehr mutige Schritte, um einen gesellschaftlichen Neuanfang zu ermöglichen.

Wir sind mit der Angst vor der tödlichen Viruserkrankung in eine Massenpsychose geraten, die der belgische Psychologe Mattias Desmet ausführlich in seinem Buch „The Psychology of Totalitarianism" beschreibt. Eine Einführung in seine Gedanken zu diesem Thema gibt er in einem Artikel mit dem gleichen Titel, der im Internet verfügbar ist.[493]

Desmet schreibt, dass die Angst vor dem Virus zu einem psychologischen Massenphänomen geführt hat („mass formation"). Diese Angst wurde von den Medien durch die Berichterstattung über den COVID-

Ausbruch in der Lombardei ausgelöst und durch die Hochrechnungen z.B. des Imperial College, die Millionen von Toten vorhersagten, noch weiter gesteigert. Diese Angst traf auf eine säkularisierte Gesellschaft, in der viele Menschen Gemeinschaftsgefühl und Lebenssinn verloren haben. Die Angst vor dem Virus eröffnete plötzlich die Möglichkeit zu neuer vermeintlicher Solidarität, zu Identifikation und zu einem Gemeinschaftsgefühl im gemeinsamen Kampf gegen das Virus. Das Besiegen des Virus wurde zum Gemeinsamkeit stiftenden Lebensziel aller. Diese „Solidarität" richtete sich aber ausschließlich am Gesamtkollektiv aus und stellte keine Solidarität gegenüber dem unmittelbar benachbarten Individuum her. So konnte es zu solchen Absurditäten kommen, dass Menschen akzeptierten, ihre sterbenden Angehörigen nicht mehr besuchen zu dürfen, zugunsten des höheren Werts der Infektionsvermeidung für die Gesamtgesellschaft.

Dieses neue Gemeinschaftsgefühl, das religiöse Züge annahm, durfte natürlich von niemandem gestört werden. Das führte in der gegenwärtigen Krise zur radikalen Ausgrenzung und Ablehnung von Menschen, die sich der gemeinschaftlichen Ideologie widersetzten, die also „unsolidarisch" waren und das große gemeinsame Ziel gefährdeten.

Letztendlich beschreibt Desmet die Entstehung eines totalitären faschistischen Systems, in dem Menschen zu Hörigen einer übergeordneten Macht werden und durch nichts von dem Glauben abzubringen sind, dass dies zum Wohl für alle geschieht. Dabei fällt den Menschen dann auch nicht mehr auf, dass die Regeln ständig geändert werden.

In der Corona-Krise hieß es zuerst, durch die Eindämmungsmaßnahmen muss die epidemiologische Kurve abgeflacht werden („flatten the curve"), um das Gesundheitssystem nicht zu überlasten. Als dann die erste Welle vorbei war, hieß es, dass das Virus ausgerottet werden müsse („Zero-COVID"). Mit Beginn der Impfkampagne war dann das Ziel, die ganze Bevölkerung zu impfen („Herdenimmunität"). Dann wurde versprochen, dass schließlich die „Auffrischungsimpfungen" den Durchbruch bringen würden („Booster").

Die Entwicklung ist auf permanente Propaganda durch die Massenmedien angewiesen, um die Massenpsychose aufrechtzuerhalten. So werden in unserer Gesellschaft permanent neue Ängste geschürt, um die Menschen am Aufwachen zu hindern. Für drei Jahre ist das mit jeder neuen (teilweise durch Massentests herbeigetesteten) Corona-Welle gelungen, selbst noch mit der Omikron-Welle, die einer jahreszeitlich bedingten Häufung von banalen Erkältungen entsprach. Dazu kamen dann Ukraine-Krieg, Gas-Krise,

Klima-Krise, Inflation, Gaza-Israel-Krise, alles (teilweise künstlich) herbeigeführte Krisen, die die Flamme des Totalitarismus am Brennen halten und totalitäre Maßnahmen rechtfertigen, auf dem Weg in ein faschistoides Staatssystem, in dem der Bürger überwacht und gesteuert wird, wie es George Orwell schon vor 74 Jahren vorausgeahnt hat.

Umberto Eco schreibt in der zweiten seiner „Vier moralischen Schriften":

„Der Ur-Faschismus ist immer noch um uns, manchmal in gutbürgerlich-ziviler Kleidung. Es wäre so bequem für uns, wenn jemand auf die Bühne der Welt träte und erklärte: »Ich will ein zweites Auschwitz, ich will, dass die Schwarzhemden wieder über Italiens Plätze marschieren!« Das Leben ist nicht so einfach. Der Ur-Faschismus kann in den unschuldigsten Gewändern daherkommen. Es ist unsere Pflicht, ihn zu entlarven und mit dem Finger auf jede seiner neuen Formen zu zeigen – jeden Tag, überall in der Welt."[494]

So steht auch sehr treffend auf der Titelseite von www.ich-habe-mitgemacht.de: *„Wenn der Faschismus wiederkehrt, wird er nicht sagen: ‚Ich bin der Faschismus.' Nein, er wird sagen: ‚Ich rette euch vor einem Virus'."*[495]

Die vergangenen drei Jahre haben gezeigt, wie einfach der Faschismus wieder Einzug halten kann, in immer neuen Verkleidungen, wie einfach die Massen zu führen sind, wenn es gelingt sie in Angst zu versetzen, wie leicht es ist, unsere Demokratie in eine totalitäre Gesundheits-, Klima- und Kriegsdiktatur umzuwandeln, wenn man Menschen, die in Angst leben, Propaganda und Ideologie als Wissenschaft verkauft. Wie einfach es ist, all die Menschen, die nicht dem Propaganda-Narrativ folgen, als Corona-Leugner, Impfgegner, Klima-Leugner und Putin-Versteher zu diskreditieren und als unsolidarisch auszugrenzen.

Mit Menschen, die Angst haben, haben die Mächtigen leichtes Spiel, denn diese Menschen glauben alle Lügen in der Hoffnung, dadurch ihre Angst zu überwinden. Aber sie täuschen sich. Wenn sie frei und selbstbestimmt leben wollen, hilft es nicht, die Freiheit abzugeben und darauf zu warten, dass die Mächtigen und die von ihnen ernannten „Experten" die Probleme schon lösen werden. Wenn die Angst vor COVID besiegt ist, kommt die Angst vor dem Klimawandel, vor der Inflation, vor dem Ukrainekonflikt, vor den Russen. Die Mächtigen finden immer einen guten Grund, die Menschen in der Angst zu halten, denn dann sind sie gehorsam, sie lassen sich steuern und benutzen, um diejenigen, die aus der Reihe tanzen, zu denunzieren. Das hat schon immer sehr gut funktioniert und wir haben es gerade wieder erlebt.

Aber die Mächtigen haben auch Angst: Sie haben Angst vor der Aufklärung. Deswegen müssen die Aufklärer verfolgt und mundtot gemacht werden.

„Aufklärung ist der Ausgang des Menschen aus seiner selbstverschuldeten Unmündigkeit. Unmündigkeit ist das Unvermögen, sich seines Verstandes ohne Leitung eines anderen zu bedienen. Selbstverschuldet ist diese Unmündigkeit, wenn die Ursache derselben nicht am Mangel des Verstandes, sondern der Entschließung und des Mutes liegt, sich seiner ohne Leitung eines anderen zu bedienen.

Sapere aude! Habe Mut, dich deines eigenen Verstandes zu bedienen!"

Dies ruft Kant uns in seiner Schrift „Was ist Aufklärung?" zu.[496] Wenn wir anfangen, unseren Verstand zu nutzen und die Lügen zu entlarven, dann sind wir auf dem Weg in die Freiheit und können unsere schwer angeschlagene Demokratie retten, die Mächtigen in die Schranken weisen und als Gesellschaft wieder achtsam miteinander umgehen, ohne Andersdenkende diffamieren zu müssen.

Wenn es uns dann noch gelingt, unseren Mut zum freien Denken mit der Bescheidenheit Poppers zu verbinden, der uns daran erinnert, dass unserem Verstand immer nur eine Annäherung an Wahrheit möglich ist, die es gilt, im Diskurs miteinander mühsam zu erarbeiten, dann können wir uns auch wieder versöhnen.

Abkürzungen und Glossar

ADE	Antibody Dependent Enhancement (durch spezifische Antikörper verstärkte Erkrankung)
AESI	Adverse events of special interest – schwere, spezielle, mit typischer Symptomatik einhergehende Impfnebenwirkungen
Anaphylaxie	Schwere allergische Reaktion mit Schocksymptomatik
asymptomatisch	Ohne Krankheitssymptome, ohne jegliche Beschwerden
BASG	Bundesamt für Sicherheit im Gesundheitswesen (Österreich)
BKK	Betriebskrankenkasse
CDC	Centers for Disease Control and Prevention (US-amerikanische Behörde, vergleichbar dem deutschen Robert-Koch-Institut)
CFR	Case Fatality Rate (Fallsterblichkeit)
DLF	Deutschlandfunk
DNA	Desoxyribonukleinsäure (Desoxyribonucleic acid), der Grundbaustein von Genen
DNAse	Enzym (stoffwechselaktives Eiweiß), das DNA abbaut
EbM	Evidence-based Medicine
ECDC	European Centre for Disease Prevention and Control (EU-Behörde, vergleichbar mit den amerikanischen Centers for Disease Control
EMA	European Medicines Agency (EU-Behörde, zuständig für die Zulassung von Arzneimitteln, vergleichbar der US-amerikanischen Food and Drug Administration
Enzym	Eiweiß (Protein), das im Zellstoffwechsel chemische Reaktionen beschleunigt
Facialis-Parese	Lähmung des Gesichtsnervs
FDA	Food and Drug Administration (US-amerikanische Behörde, zuständig für die Zulassung von Arzneimitteln, vergleichbar mit der European Medicines Agency
Gain-of-function	Unter „Gain-of-function" versteht man, dass Mikroorganismen gentechnologisch verändert werden, um bestimmte (z.B. für Menschen krankmachende) Eigenschaften zu entwickeln. Die veränderten Krankheitserreger können genutzt werden, um beispielsweise effektivere Impfstoffe herzustellen, aber auch ein Einsatz als Biowaffe oder zum absichtlichen Auslösen einer Pandemie ist denkbar.

GRADE	Grading of Recommendations, Assessment, Development and Evaluations
Herpes Zoster	Gürtelrose (gürtelförmig auftretende schmerzhafte Bläschen als Folge einer Reaktivierung des Windpockenvirus
HR	Hazard Ratio (ein statistisches Maß für ein Ereignisrisiko, das die Zeitkomponente bis zum Eintreten des Ereignisses berücksichtigt – in den meisten Fällen kann die HR mit dem relativen Risiko gleichgesetzt werden)
IFR	Infection Fatality Rate (Infektionssterblichkeit)
in vitro	„im Reagenzglas" ablaufender (Stoffwechsel-)Vorgang, im Gegensatz zu „in vivo" (im lebenden Organismus ablaufender (Stoffwechsel-)Vorgang
KBV	Kassenärztliche Bundesvereinigung
KI	Konfidenzintervall (Vertrauensbereich eines Messwerts). In der Regel wird das 95 %-Konfidenzintervall Studienergebnisse angegeben. Es sagt aus in welchem Bereich das wahre Ergebnis der Messung mit einer Wahrscheinlichkeit von 95 % liegt.
KW	Kalenderwoche
MIS-C	Siehe PIMS
Myokarditis	Herzmuskelentzündung. Die Erkrankung ist neben akuter Herzschwäche mit einem Risiko für im Lauf der Zeit dauerhaft nachlassende Herzleistung und plötzlichen Herztod verbunden
NPI	Non-Pharmaceutical Interventions – Nicht-pharmakologische Maßnahmen zur Eindämmung einer Pandemie (Lockdown, Schulschließung, Quarantäne, Maskenpflicht, Ausgangssperre, Reisebeschränkung)
ÖÄK	Österreichische Ärztekammer
OR	Odds Ratio (Chancen-Verhältnis)
PCR	Polymerase-Chain-Reaction, ein Verfahren, um Kettenabschnitte von Nukleinsäuren (RNA oder DNA) zu vervielfältigen
PCR-Test	Polymerase-Chain-Reaction-Test - Beim PCR-Test wird die sogenannte Polymerase-Chain-Reaction genutzt, um genetisches Material eines Organismus (Viren, Bakterien, pflanzliche oder tierische Zellen, letztendlich alle Organismen, die DNA oder RNA in Form von Genen enthalten) in so genannten Reaktionszyklen zu vervielfältigen. Mit Hilfe eines passenden DNA- oder RNA-Bruchstücks wird ein gesuchter DNA- oder RNA-Abschnitt in der untersuchten Probe markiert und in jedem Reaktionszyklus erneut dupliziert. So werden aus einem einzigen DNA- oder RNA-Bruchstück nach einem Zyklus zwei, nach zwei Zyklen vier, nach

drei Zyklen acht, und nach 40 Zyklen 2^{40} oder 1.099.511.627.776 (eine Billion, 99 Milliarden) DNA- oder RNA-Bruchstücke. Auf diese Weise können zwar einerseits auch kleinste Mengen genetischen Materials nachgewiesen werden, andererseits können geringste Verunreinigungen wie auch kleine Bruchstücke an Erbsubstanz zu falsch positiven Befunden führen, so dass ein „positiver" PCR-Test keine Aussage über das Vorliegen einer Erkrankung erlaubt, vor allem dann nicht, wenn keine Symptome der Erkrankung vorliegen.

PEI	Paul-Ehrlich-Institut
Perikarditis	Entzündung des Herzbeutels
PHEIC	Public Health Emergency of International Concern (Notsituation der öffentlichen Gesundheit von internationaler Tragweite)
PIMS	Pediatric Inflammatory Multisystem Syndrome, auch Multisystemisches inflammatorisches Syndrom bei Kindern (MIS-C) genannt, eine seltene entzündliche Komplikation von COVID bei Kindern
Plasmid	Ringförmiges DNA-Molekül in Bakterien, das bestimmte genetische Informationen enthält
Post-Vac-Syndrom	Komplexes Krankheitsbild nach COVID-„Impfung" mit Müdigkeit, Konzentrationsstörungen, Schwäche, Kreislaufstörungen, Gefühlsstörungen u.a. Symptomen
Prävalenz	Die Häufigkeit, mit der ein bestimmte Erkrankung oder ein Merkmal zu einem bestimmten Zeitpunkt in einer Bevölkerung vorliegt. Sie wird in der Regel als Prozentzahl oder (bei seltenen Erkrankungen oder Merkmalen) als Zahl pro 100.000 Einwohner angegeben.
RCT	Randomized Controlled Trial (randomisiert kontrollierter Versuch, eine Art von klinischer Studie, bei der mittels Losentscheid festgelegt wird, welcher Proband die „echte" Therapie bekommt, und wer ein Placebo oder eine Vergleichsbehandlung)
RKI	Robert-Koch-Institut
RMP	Risiko Management Plan = ein Plan, den die Hersteller pharmazeutischer Produkte bei der Zulassungsbehörde vorlegen müssen, um zu zeigen, welche Nebenwirkungen zu beobachten sind und in welcher Häufigkeit
Rote-Hand-Briefe	Aussendungen der pharmazeutischen Industrie an Ärzte und Apotheker, die über wichtige neue Erkenntnisse hinsichtlich der Sicherheit eines bestimmten Arzneimittels informieren.

RR	Relatives Risiko (ein statistisches Maß für die Wahrscheinlichkeit, mit der ein bestimmtes Ereignis in einer Gruppe von Probanden/Patienten im Vergleich zu einer anderen Gruppe eintritt. Ein relatives Risiko von „1", besagt, dass das Risiko in beiden Gruppen gleich groß ist. Liegt das RR unter „1", ist das Risiko in der untersuchten Gruppe im Vergleich zur Referenzgruppe kleiner, liegt das RR über „1", ist das Risiko in der untersuchten Gruppe größer. Ein RR von 0,8 bedeutet beispielsweise, dass die Wahrscheinlichkeit für das Auftreten des Ereignisses in der untersuchten Gruppe im Vergleich zur Referenzgruppe nur 80 % beträgt.
SAE	Severe adverse event = schwerwiegende Nebenwirkung
SARI	Severe Acute Respiratory Infection (Schwere akute respiratorische Infektion, schwere infektiöse Atemwegserkrankung)
Seroprävalenz	Häufigkeit des Vorkommens von Antikörpern gegen eine bestimmte Infektionskrankheit in der Bevölkerung. Eine Seroprävalenz von 10 % für SARS-CoV-2 bedeutet beispielsweise, dass bei 10 % der Bevölkerung im Blut Antikörper gegen SARS-CoV-2 vorhanden sind.
SVT	Sinusvenenthrombose (Verstopfung von Venen im Gehirn durch Blutgerinnsel)
Thromboembolie	Verstopfung von arteriellen Blutgefäßen durch verschleppte Blutgerinnsel. Typische Folgen sind Herzinfarkt und Schlaganfall
Thrombose	Verstopfung von venösen Blutgefäßen durch Blutgerinnsel
Thrombozytopenie	Mangel an Blutplättchen (Thrombozyten), die für eine normale Blutgerinnung notwendig sind
Transkription	Ablesen des genetischen Codes der DNA und Herstellung eines identischen Codes in Form von RNA
VAED	Vaccine Associated Enhanced Disease – Verstärkte Erkrankung durch einen genetischen modifizierten Erreger nach der Impfung gegen dessen ursprüngliche Form
V-AIDS	Vaccine-Acquired Immune Deficiency Syndrome
VITT	Vaccination Induced Thrombotic Thrombocytopenia
WHO	World Health Organisation

Literaturverzeichnis

Das Literaturverzeichnis steht auch als PDF-Dokument mit anklickbaren Internet-Links unter www.acsoe.de/literaturverzeichnis2 zur Verfügung.

[1] Zeit im Bild 2, ein Nachrichtenmagazin des Österreichischen Fernsehens, vom 2.4.2020 - https://www.youtube.com/watch?v=8KZkaIdYdQc (ab Minute 43:50) (aufgerufen 14.12.23)

[2] Facebook – MedUni Wien - https://www.facebook.com/MedizinischeUniversitaetWien/posts/pfbid037x2Y7zWV2iFt1nLwsg1YtZTQydmGgDhcPjmfpyhLBcDTBfXitpZu9JA6rzRN5nbRl (aufgerufen 14.12.23)

[3] WHO. Pneumonia of unknown cause – China. 05.01.2020 – https://www.who.int/emergencies/disease-outbreak-news/item/2020-DON229 (aufgerufen 14.12.23)

[4] WHO. COVID-19 – China. 12.01.2020 - https://www.who.int/emergencies/disease-outbreak-news/item/2020-DON233 (aufgerufen 14.12.23)

[5] Wu et al. A new coronavirus associated with human respiratory disease in China. Nature 2020;579:265-269 - https://www.ncbi.nlm.nih.gov/pmc/articles/PMC7094943/pdf/41586_2020_Article_2008.pdf (aufgerufen 14.12.23)

[6] GenBank. Severe acute respiratory syndrome coronavirus 2 isolate Wuhan-Hu-1, complete genome MN908947.3. 05.01.2020 - https://www.ncbi.nlm.nih.gov/nuccore/MN908947.3/ (aufgerufen 14.12.23)

[7] Corman et al. Detection of 2019 novel coronavirus (2019-nCoV) by real-time RT-PCR. Euro Surveillance 2020;25:pii=2000045 - https://www.eurosurveillance.org/docserver/fulltext/eurosurveillance/25/3/eurosurv-25-3-5.pdf?expires=1684501542&id=id&accname=guest&checksum=6BB13B8B221251C46AEAD0EA5ADD49F5 (aufgerufen 14.12.23)

[8] Wiesendanger R. Studie zum Ursprung der Coronavirus-Pandemie. ResearchGate Preprint 2021 - http://doi.org/10.13140/RG.2.2.31754.80323 (aufgerufen 14.12.23)

[9] EbM-Netzwerk: COVID-19: Wo ist die Evidenz? 20.03.2020 - https://www.ebm-netzwerk.de/de/medien/pdf/stn-20200320-covid-19-ebmnetzwerk.pdf (aufgerufen 14.12.23)

[10] Ioannidis JPA: A Fiasco in the Making? In the coronavirus pandemic, we're making decisions without reliable data. https://www.statnews.com/2020/03/17/a-fiasco-in-the-making-as-the-coronavirus-pandemic-takes-hold-we-are-making-decisions-without-reliable-data/ (aufgerufen 14.12.23)

[11] Agentur für Gesundheit und Ernährungssicherheit. AGES Dashboard COVID-19 – Die Seite wurde im Juli 2023 vom Netz genommen. Der letzte im Webarchive aufrufbare Eintrag stammt vom 29.6.23 - https://web.archive.org/web/20230628143513/https://covid19-dashboard.ages.at/ (aufgerufen 14.12.23)

[12] Center for Systems Science and Engineering. Coronavirus COVID-19 (2019-nCoV). Johns Hopkins University 2020 - https://www.arcgis.com/apps/opsdashboard/index.html#/bda7594740fd40299423467b48e9ecf6 (aufgerufen 14.12.23)

[13] Bundesministerium für Soziales, Gesundheit, Pflege und Konsumentenschutz. Krankenanstalten in Zahlen - tatsächlich aufgestellte Betten 2012-2021. 2022 - http://www.kaz.bmg.gv.at/fileadmin/user_upload/Betten/2_T_Betten_TBETT.xlsx (aufgerufen 14.12.23)

[14] Krankenanstaltenstatistik. Tatsächlich aufgestellte Betten in landesgesundheitsfondsfinanzierten Krankenanstalten. 16.09.2021 - https://fragdenstaat.at/files/foi/6473/KopievonINT-Betten_2018-2021003.xlsx?download (aufgerufen 14.12.23)

[15] Nationale Referenzzentrale für Influenza-Epidemiologie. Jahresbericht 2017/18. 2018 - https://www.ages.at/ages/referenzzentralen-labors/nationale-referenzzentrale-fuer-influenza-surveillance (aufgerufen 14.12.23)

[16] Robert-Koch-Institut. Bericht zur Epidemiologie der Influenza in Deutschland Saison 2017/18. Robert-Koch-Institut 2018 - https://influenza.rki.de/Saisonberichte/2017.pdf (aufgerufen 14.12.23)

[17] Hasell J et al. A cross-country database of COVID-19 testing. Sci Data 7, 345, 2020 - https://www.nature.com/articles/s41597-020-00688-8 (aufgerufen 14.12.23)

[18] AMS. Arbeitsmarktdaten Österreich 2020 - https://www.ams.at/content/dam/download/arbeitsmarktdaten/%C3%B6sterreich/berichte-auswertungen/001_spezialthema_0720.pdf (aufgerufen 14.12.23)

[19] Kroll L et al. Arbeitslosigkeit, prekäre Beschäftigung und Gesundheit. Hrsg Robert-Koch-Institut Berlin; GBE kompakt 2012 - https://www.rki.de/DE/Content/Gesundheitsmonitoring/Gesundheitsberichterstattung/GBEDownloadsK/2012_1_Arbeitslosigkeit_Gesundheit.pdf?__blob=publicationFile (aufgerufen 14.12.23)

[20] Kroll L et al. Soziale Unterschiede in der Mortalität und Lebenserwartung. Hrsg Robert Koch-Institut Berlin; GBE kompakt 2014 - https://www.rki.de/DE/Content/Gesundheitsmonitoring/Gesundheitsberichterstattung/GBEDownloadsK/2014_2_soziale_unterschiede.pdf?__blob=publicationFile (aufgerufen 14.12.23)

[21] Der STANDARD. Umfrage: 20 % der Schüler für Lehrkräfte nicht erreichbar. 27.03.2020 - https://www.derstandard.at/story/2000116236460/umfrage-20-prozent-der-schueler-fuer-lehrkraefte-nicht-erreichbar (aufgerufen 14.12.23)

[22] Der Arzneimittelbrief - www.der-arzneimittelbrief.de (aufgerufen 14.12.23)

[23] LINNAEUS-PC. Learning from International Networks about Errors and Understanding Safety in Primary Care. 2013 - https://cordis.europa.eu/project/id/223424 (aufgerufen 14.12.23)

[24] PRIMA-eDS. Polypharmacy in chronic diseases. 2017 - https://www.prima-eds.eu/project/about-the-project/index.html (aufgerufen 14.12.23)

[25] Karl Popper, Kölner Zeitschrift für Soziologie und Sozial-Psychologie, 14.Jhrg., 1962, p.233-248 verfügbar in Popper K. Lesebuch. Hrg. David Miller. UTB Wissenschaft 2010 - https://www.utb.de/doi/pdf/10.36198/9783838520001-1-7?download=true (aufgerufen 14.12.23)

[26] Mi YN et al. Estimating the instant case fatality rate of COVID-19 in China. Int J Infect Dis 2020;97:1–6 - https://pubmed.ncbi.nlm.nih.gov/32339723/ (aufgerufen 14.12.23)

[27] Yang et al. Early estimation oft he case fatality rate of COVID-19 in mainland China: a data-driven analysis. Ann Transl Med 2020;8:128 - https://atm.amegroups.org/article/view/36613/pdf

[28] Der STANDARD. Horror in Bergamo – und bald auch in Mailand? 21.03.2020 - https://www.derstandard.at/story/2000116015703/horror-in-bergamo-und-bald-auch-in-mailand (aufgerufen 14.12.23)

[29] Süddeutsche Zeitung. Entschuldigung, aber ich muss weinen. 19.03.2020 - https://www.sueddeutsche.de/panorama/coronavirus-italien-bergamo-1.4851056 (aufgerufen 14.12.23)

[30] Eurostat Data Browser – deaths by week and sex. 2020 https://ec.europa.eu/eurostat/databrowser/view/DEMO_R_MWK_TS__custom_601668/default/table?lang=en (aufgerufen 14.12.23)

[31] Our World in Data. Coronavirus (COVID-19) Deaths. https://ourworldindata.org/covid-deaths (aufgerufen 14.12.23)

[32] Streeck et al. Infection Fatality Rate of SARS-CoV-2 in a super-spreading event in Germany. Nat Commun 2020;11:5829 - https://www.nature.com/articles/s41467-020-19509-y (aufgerufen 14.12.23)

[33] Ioannidis JPA. Infection fatality rate of COVID-19 inferred from seroprevalence data. Bull WHO 2021;99:19-33F - https://www.ncbi.nlm.nih.gov/pmc/articles/PMC7947934/pdf/BLT.20.265892.pdf (aufgerufen 14.12.23)

[34] Ioannidis JPA. Reconciling estimates of global spread and infection fatality rates of COVID-19: An overview of systematic evaluations. Eur J Clin Invest 2021 - https://doi.org/10.1111/eci.13554 (aufgerufen 14.12.23)

[35] CDC. Disease burden of flu. 2023 - https://www.cdc.gov/flu/about/burden/index.html (aufgerufen 14.12.23, Durchschnittswert aus den vorliegenden Daten berechnet)

[36] Istituto Superiore di Sanitá. Characteristics of COVID-19 patients dying in Italy - Report based on available data on March 20th, 2020 - https://www.epicentro.iss.it/coronavirus/bollettino/Report-COVID-2019_20_marzo_eng.pdf (aufgerufen 14.12.23)

[37] Statistisches Bundesamt 2022: https://www.destatis.de/DE/Themen/Gesellschaft-Umwelt/Bevoelkerung/Bevoelkerungsstand/_inhalt.html#sprg475598 (aufgerufen 14.12.23) und https://www.destatis.de/DE/Themen/Gesellschaft-Umwelt/Bevoelkerung/Sterbefaelle-Lebenserwartung/_inhalt.html#sprg475908 (aufgerufen 14.12.23)

[38] Levin et al. Assessing the age specificity of infection fatality rates for COVID-19: systematic review, meta-analysis, and public policy implications. Eur J Epidemiol 2020;35:113-38 - https://link.springer.com/article/10.1007/s10654-020-00698-1 (aufgerufen 14.12.23)

[39] Onder et al, JAMA 2020, 323(18):1775 - https://jamanetwork.com/journals/jama/fullarticle/2763667 (aufgerufen 14.12.23)

[40] Istituto Superiore di Sanitá. Characteristics of SARS-CoV-2 patients dying in Italy. 2021 - https://www.epicentro.iss.it/en/coronavirus/bollettino/Report-COVID-2019_5_october_2021.pdf (aufgerufen 14.12.23)

[41] Eurostat Data Browser - https://ec.europa.eu/eurostat/databrowser/view/tps00029/default/table?lang=en (aufgerufen 14.12.23)

[42] Statistisches Bundesamt. Sonderauswertung Todesursachen 2020-2022 - https://www.destatis.de/DE/Themen/Gesellschaft-Umwelt/Gesundheit/Todesursachen/Tabellen/sonderauswertung-todesursachen.xlsx?_blob=publicationFile (aufgerufen 14.12.23)

[43] Robert Koch Institut: Gesamtübersicht der pro Tag ans RKI übermittelten Fälle und Todesfälle - http://web.archive.org/web/20221111185355/https://www.rki.de/DE/Content/InfAZ/N/Neuartiges_Coronavirus/Daten/Fallzahlen_Gesamtuebersicht.xlsx?_blob=publicationFile (aufgerufen 14.12.23, nur noch über web.archive verfügbar)

[44] Our World in Data. COVID cases. 26.04.2023 - https://raw.githubusercontent.com/owid/covid-19-data/master/public/data/cases_deaths/total_cases.csv (aufgerufen 14.12.23)

[45] Buitrago-Garcia et al. Occurrence and transmission potential of asymptomatic and presymptomatic SARS-CoV-2 infections: A living systematic review and meta-analysis. PLOS Med 2020;17:e1003346 - https://doi.org/10.1371/journal.pmed.1003346 (aufgerufen 14.12.23)

[46] Gornyk et al. SARS-CoV-2-Seroprävalenz in Deutschland. Deutsches Ärzteblatt 2021;118:824-31 - https://www.aerzteblatt.de/pdf.asp?id=221932 (aufgerufen 14.12.23)

[47] Robert Koch Institut 2022: https://www.rki.de/DE/Content/InfAZ/N/Neuartiges_Coronavirus/AK-Studien/Factsheet.pdf?_blob=publicationFile (aufgerufen 14.12.23)

[48] Axfors C. et al. Infection fatality rate of COVID-19 in community-dwelling elderly populations. Eur J Epidem 2022;37:235 - https://link.springer.com/article/10.1007/s10654-022-00853-w (aufgerufen 14.12.23)

[49] Vienna.at. Mehr als 2200 Pflegeheim-Bewohner an Corona gestorben. 20.12.2020 - https://www.vienna.at/mehr-als-2-200-pflegeheim-bewohner-an-corona-gestorben/6844948 (aufgerufen 14.12.23)

[50] Min Y. How COVID-19 has impacted the SDGs in Africa. 2021 - https://www.un.org/africarenewal/magazine/august-2021/how-covid-19-has-impacted-sdgs-africa (aufgerufen 14.12.23)

[51] Corona-Statistik der Stadt Halle/Saale bis 31.12.2022 (die Daten waren bis Ende März 2023 abrufbar und wurden dann von der Stadt Halle vom Netz genommen)

[52] Welt. Corona bei 80 % der offiziellen COVID-Toten wohl nicht Todesursache. 30.08.2021 - https://www.welt.de/politik/deutschland/plus233426581/Seit-Juli-2021-Corona-bei-80-Prozent-der-offiziellen-Covid-Toten-wohl-nicht-Todesursache.html (aufgerufen 14.12.23)

[53] ZDF Heute. So werden Corona-Tote statistisch gezählt. 19.01.2022 - http://web.archive.org/web/20230721233757/https://www.zdf.de/nachrichten/politik/corona-todeszahlen-statistik-gestorben-mit-100.html (aufgerufen 14.12.23, nur noch über web.archive verfügbar)

[54] European Centre for Disease Prevention and Control. SARS-CoV-2 variants of concern as of 15 December 2023. 2023 - https://www.ecdc.europa.eu/en/covid-19/variants-concern (aufgerufen 14.12.23)

[55] Robert Koch Institut. ARE-Wochenbericht des RKI. 47. Kalenderwoche 2023 - https://influenza.rki.de/Wochenberichte/2023_2024/2023-47.pdf (aufgerufen 14.12.2023)

[56] Liu Y et al. Reduction in the infection fatality rate of Omicron variant compared with previous variants in South Africa. Int J Inf Dis 2022;120:146-9 - https://www.ncbi.nlm.nih.gov/pmc/articles/PMC9022446/pdf/main.pdf (aufgerufen 14.12.23)

[57] Trobajo Sanmartin C et al. Comparison of the Risk of Hospitalization and Severe Disease Among Co-circulating Severe Acute Respiratory Syndrome Coronavirus 2 Variants. J Inf Dis 2022;227:332-38 - https://academic.oup.com/jid/article/227/3/332/6706607 (aufgerufen 14.12.23)

[58] 1992-2013: Robert Koch Institut. Aktualisierung der der Influenza zugeschriebenen Mortalität. Epidemiologisches Bulletin 03/2015 – https://www.rki.de/DE/Content/Infekt/EpidBull/Archiv/2015/Ausgaben/03_15.pdf?__blob=publicationFile (aufgerufen 14.12.23)
2013-2022: Statista - https://de.statista.com/statistik/daten/studie/405363/umfrage/influenza-assoziierte-uebersterblichkeit-exzess-mortalitaet-in-deutschland/ (aufgerufen 14.12.2023)

[59] Statistisches Bundesamt: Sterbefälle für Deutschland 2000-2015 - https://www.destatis.de/DE/Themen/Gesellschaft-Umwelt/Bevoelkerung/Sterbefaelle-Lebenserwartung/Tabellen/sonderauswertung-sterbefaelle-endgueltige-daten.xlsx?__blob=publicationFile (aufgerufen 14.12.23)

[60] Statistisches Bundesamt: Sterbefälle für Deutschland 2016-2021 - https://www.destatis.de/DE/Themen/Gesellschaft-Umwelt/Bevoelkerung/Sterbefaelle-Lebenserwartung/Tabellen/sonderauswertung-sterbefaelle.xlsx?__blob=publicationFile (aufgerufen 14.12.23)

[61] Spiegel. Grippe legt Krankenhäuser und Ämter lahm. 16.3.2018 - https://www.spiegel.de/gesundheit/diagnose/deutschland-grippe-legt-krankenhaeuser-und-aemter-lahm-a-1198398.html (aufgerufen 14.12.23)

[62] Kowall B et al. Excess mortality due to COVID-19? A comparison of total mortality in 2020 with total mortality in 2016 to 2019 in Germany, Sweden and Spain. PloS One 2021;16:e0255540 - https://journals.plos.org/plosone/article?id=10.1371/journal.pone.0255540 (aufgerufen 14.12.23)

[63] Leibniz-Institut für Wirtschaftsforschung: Analysen zum Leistungsgeschehen der Krankenhäuser und zur Ausgleichspauschale in der Corona-Krise. 30.04.2021 - https://www.bundesgesundheitsministerium.de/fileadmin/Dateien/3_Downloads/C/Coronavirus/Analyse_Leistungen_Ausgleichszahlungen_2020_Corona-Krise.pdf (aufgerufen 14.12.23)

[64] Pressemitteilung des Bundesministeriums für Gesundheit. 30.04.2021 - https://www.bundesgesundheitsministerium.de/presse/pressemitteilungen/2021/2-quartal/corona-gutachten-beirat-bmg.html#:~:text=Die%20damit%20im%20Zusammenhang%20stehendn,an%20ihre%20Grenzen%20gebracht%20hat (aufgerufen 14.12.23)

[65] RKI. Influenza Wochenbericht 3/24 - https://influenza.rki.de/Wochenberichte/2023_2024/2024-03.pdf (aufgerufen am 31.01.2024)

[66] Arbeitsgemeinschaft Influenza des RKI. Influenza-Wochenberichte 1-28/2020 - https://influenza.rki.de/Wochenberichte.aspx (aufgerufen am 14.12.23)

[67] RKI. COVID-19 Fallzahlen und Todesfälle mit Differenz zum Vortag sowie Fall-Verstorbenen-Anteil nach Berichtstag. 22.04.2023 - https://www.rki.de/DE/Content/InfAZ/N/Neuartiges_Coronavirus/Daten/Fallzahlen_Gesamtuebersicht.xlsx?__blob=publicationFile (die Seite wurde im Juli 2023 vom Netz genommen. Die Daten sind noch über „Our World in Data" abrufbar - https://ourworldindata.org/coronavirus/country/germany - es besteht aber keine exakte Übereinstimmung mit den RKI-Daten, aufgerufen 14.12.23)

[68] EbM-Netzwerk. Risikokommunikation zu COVID-19 in den Medien. 20.8.2020 - https://www.ebm-netzwerk.de/de/veroeffentlichungen/pdf/stn-risikokommunikation-covid19-20200820.pdf (aufgerufen 14.12.23)

[69] EbM-Netzwerk. COVID-19: Wo ist die Evidenz. 08.09.2020 - https://www.ebm-netzwerk.de/de/veroeffentlichungen/pdf/stn-20200903-covid19-update.pdf (aufgerufen 14.12.23)

[70] Drosten C, Hennig K. NDR Coronavirus-Update: Das Afrika-Rätsel. 16.09.2020 - https://www.ndr.de/nachrichten/info/56-Coronavirus-Update-Das-Afrika-Raetsel,podcastcoronavirus242.html (aufgerufen 14.12.23)

[71] Drosten C. https://twitter.com/c_drosten/status/1305818997083049984 (aufgerufen 14.12.23)

[72] ZDF heute: Kritik an Corona-Maßnahmen: Papier im Check. 14.09.2020 - https://amp-staging.zdf.de/nachrichten/panorama/coronavirus-kritik-pandemieforschung-evidenzbasiert-100.html (vom ZDF gelöscht, nicht mehr verfügbar)

[73] Punkt.Preradovic. Viel mehr Infizierte? Experten fordern Stichproben-Tests – mit Prof. Dr. Andreas Sönnichsen 1.4.2020 - https://punkt-preradovic.com/viel-mehr-infizierte-experten-fordern-stichproben-tests-mit-prof-dr-soennichsen/ (aufgerufen 14.12.23)

[74] Spiegel. Hackenbroch V. Planlos durch die Pandemie – Corona-Empfehlungen des Deutschen Netzwerks Evidenzbasierte Medizin. 19.09.2020 - https://www.spiegel.de/wissenschaft/medizin/corona-die-seltsamen-empfehlungen-des-deutschen-netzwerks-evidenzbasierte-medizin-a-c4d15e4d-d227-4557-a379-837c2b4d1c9f (aufgerufen 14.12.23)

[75] Guyatt GH. Evidence-Based Medicine. American College of Physicians Journal Club 1991, March/April: A-16 - https://www.jameslindlibrary.org/guyatt-gh-1991/ (aufgerufen 14.12.23)

[76] Sackett D. Evidence based medicine: what it is and what it isn't. BMJ 1996;312:71 https://www.bmj.com/content/312/7023/71 (aufgerufen 14.12.23)

[77] EbM-Netzwerk: Wer wir sind. 2023 - https://www.ebm-netzwerk.de/de/ueber-uns/wer-wir-sind (aufgerufen 14.12.23)

[78] Jurkutat et al. 2020. Studie zur Bewertung des Infektionsgeschehens mit SARS-CoV-2 bei Lehrkräften, Schülerinnen und Schülern in Sachsen. 08.2020 - https://ohmeiei.de/images/kfh-fakten-studien-pdf/Uni-Leipzig-Schule-Studienbericht-Studie%20zur%20Bewertung%20des%20Infektionsgeschehens%20mit%20SARS.pdf (aufgerufen 14.12.23)

[79] Facebook-Post vom 20.08.2020 - https://www.facebook.com/andreas.sonnichsen.9/posts/pfbid02A8wVQUQZ8erRSDt71PzrfX35TYJ9BgFvXv3pimzqWEfwjczfnNjUiCCUKjz7NtxPl (aufgerufen 14.12.23)

[80] Ferguson et al. COVID-19-Report 9. 16.03.2020 - https://www.imperial.ac.uk/media/imperial-college/medicine/mrc-gida/2020-03-16-COVID19-Report-9.pdf (aufgerufen 14.12.23)

[81] Plattform RESPEKT - https://respekt.plus/ueber-uns/ (aufgerufen 14.12.23)

[82] Offener Brief der Plattform RESPEKT. 03.07.2020 - https://www.petitionen.com/wir fordern die regierung auf offenzulegen auf welchen medizinischen und rechtlichen grundlagen die massnahmen zum lockdown gesetzt worden sind?u=5573500&utm source=email (aufgerufen 14.12.23)

[83] ICI – Initiative für evidenzbasierte Corona Informationen: https://www.initiativecorona.info/ (aufgerufen 14.12.23)

[84] APA-OTS 07.10.2022: Mediziner: Angst vor Corona völlig überzogen. https://www.ots.at/presseaussendung/OTS_20201007_OTS0081/mediziner-angst-vor-corona-voellig-ueberzogen (aufgerufen 14.12.23)

[85] Außerparlamentarischer Corona Untersuchungsausschuss. 2023 - https://www.acu-austria.at/ (aufgerufen 14.12.23)

[86] Pressemitteilung des ACU-Austria vom 19.11.2020 - https://www.acu-austria.at/gruendung-des-ausserparlamentarischen-corona-untersuchungsausschusses-acu-a/ (aufgerufen 14.12.23)

[87] ACU-Austria. Offener Brief an die österreichische Bundesregierung. 08.01.2021 - https://www.acu-austria.at/offener-brief-an-die-oesterreichische-bundesregierung-und-an-die-oesterreichische-bevoelkerung/ (aufgerufen 14.12.23)

[88] Der STANDARD. Inserate von Gegnern der Coronamaßnahmen in „Kurier" und „Österreich". 08.01.2021 - https://www.derstandard.at/story/2000123131366/inserate-von-gegnern-der-corona-massnahmen-in-kurier-und-oesterreich (aufgerufen 14.12.23)

[89] Österreichische Gesellschaft für Kinder- und Jugendheilkunde. Aktuelle Informationen zur Krankheitslast von SARS-CoV-2-Infektionen und -Impfung bei Kindern und Jugendlichen. 22.06.2021 - https://www.paediatrie.at/images/Covid19/krankheitslast5.pdf (aufgerufen 14.12.23)

[90] Stellungnahme der DGPI. Hospitalisierung und Sterblichkeit von COVID-19 bei Kindern in Deutschland. 21.4.2021 - https://dgpi.de/stellungnahme-dgpi-dgkh-hospitalisierung-und-sterblichkeit-von-covid-19-bei-kindern-in-deutschland-18-04-2021/ (aufgerufen 14.12.23)

[91] Tagesschau. Rund 660 PIMS-Fälle bei Kindern registriert. 09.02.2022 - https://www.tagesschau.de/inland/coronavirus-pims-101.html (aufgerufen 14.12.23)

[92] WHO. Nucleic acid testing (NAT) technologies that use polymerase chain reaction (PCR) for detection of SARS-CoV-2. 13.01.2021 - https://www.who.int/news/item/20-01-2021-who-information-notice-for-ivd-users-2020-05 (aufgerufen 14.12.23)

[93] Robert Koch Institut. Hinweise zur Testung von Patienten auf SARS-CoV-2 - https://www.rki.de/DE/Content/InfAZ/N/Neuartiges_Coronavirus/Vorl_Testung_nCoV.html;jsessionid=C2A8C832577C4508DB9E5E03EFEEE1B4.internet052?nn=13490888#doc13490982bodyText13 (aufgerufen 14.12.23)

[94] AGES. Evaluierung von SARS-CoV-2-Antigen-Schnelltests aus anterioren Nasenabstrichen im Vergleich zu PCR an Gurgellösungen oder Nasopharyngealabstrichen. 02.02.2021 - https://www.ages.at/ages/presse/news/detail/evaluierung-von-sars-cov-2-antigen-schnelltests-aus-anterioren-nasenabstrichen-im-vergleich-zu-pcr-an-gurgelloesungen-oder-nasopharyngealabstrichen (aufgerufen 14.12.23)

[95] Singanayagam A et al. Duration of infectiousness and correlation with RT-PCR cycle threshold values in cases of COVID-19, England, January to May 2020. Euro Surveill 2020;25:2001483 - https://www.ncbi.nlm.nih.gov/pmc/articles/PMC7427302/ (aufgerufen 14.12.23)

[96] Mandavilli A. The New York Times. Your Coronavirus Test Is Positive. Maybe It Shouldn't Be - https://www.nytimes.com/2020/08/29/health/coronavirus-testing.html (aufgerufen 14.12.23)

[97] INSTAND. Kommentar zum Extra Ringversuch Gruppe 340 Virusgenom-Nachweis – SARS-CoV-2. 3.6.2020 - https://www.instand-ev.de/System/rv-files/340%20DE%20SARS-CoV-2%20Genom%20April%202020%2020200502j.pdf (aufgerufen 14.12.23)

[98] Der STANDARD. Corona-Tests kosteten 4,8 Milliarden Euro. 16.02.2023 - https://www.derstandard.at/story/2000143603600/corona-tests-kosteten-4-8-milliarden-euro (aufgerufen 14.12.23)

[99] Der STANDARD. Gemischte Beteiligung, wenige Positive. 18.12.2020 - https://www.derstandard.at/story/2000122556140/gemischte-beteiligung-wenig-positive-die-bilanz-der-massentests-auf-bezirksebene (aufgerufen 14.12.23)

[100] RKI. Tabellen zu Testzahlen, Testkapazitäten und Probenrückstau pro Woche. 02.02.2023 - https://web.archive.org/web/20230629025630/https://www.rki.de/DE/Content/InfAZ/N/Neuartiges_Coronavirus/Daten/Testzahlen-gesamt.xlsx?__blob=publicationFile (aufgerufen 14.12.23, nur noch über web.archive.org verfügbar)

[101] Redaktionsnetzwerk Deutschland. Mehrere Milliarden für PCR-Tests? Kosten laut Lauterbach „zu hoch". 9.1.2023 - https://www.rnd.de/politik/corona-pcr-tests-zu-teuer-staat-soll-milliarden-euro-verschwendet-haben-FJUAPBPKVTIZDYMRKRIY7JQE3U.html (aufgerufen 14.12.23)

[102] Tagesspiegel Background. Corona-Tests kosten Bund über 14 Milliarden Euro. 29.12.2022 - https://background.tagesspiegel.de/gesundheit/corona-tests-kosten-bund-ueber-14-milliarden-euro (aufgerufen 14.12.23)

[103] Robert Koch Institut 4.2.2020: „…keine hinreichende Evidenz dafür, dass das Tragen eines Mund-Nasen-Schutzes des Risiko einer Ansteckung für eine gesunde Person, die ihn trägt, signifikant verringert." https://web.archive.org/web/20200207141728/https://www.rki.de/SharedDocs/FAQ/NCOV2019/FAQ_Liste.html (aufgerufen am 14.12.23, nur noch über web.archive verfügbar)

[104] ABDA. Coronavirus: Atemmasken für Gesunde unnötig. Berlin, 7.2.2020. https://www.abda.de/aktuelles-und-presse/newsroom/detail/coronavirus-atemmasken-fuer-gesunde-unnoetig-1 (aufgerufen 14.12.23)

[105] Chu et al. Physical distancing, face masks, and eye protection to prevent person-to-person transmission of SARS-CoV-2 and COVID-19: a systematic review and meta-analysis. Lancet 2020;395:1973-87 - https://doi.org/10.1016/S0140-6736(20)31142-9 (aufgerufen 14.12.23)

[106] Jefferson et al. Physical Interventions to interrupt or reduce the spread of respiratory viruses. Cochrane Database of Systematic Reviews 2020, Issue 11. Art.No.: CD006207 - https://www.cochranelibrary.com/cdsr/doi/10.1002/14651858.CD006207.pub5/epdf/full (aufgerufen 14.12.23)

[107] Jefferson et al. Physical Interventions to interrupt or reduce the spread of respiratory viruses. Cochrane Database of Systematic Reviews 2023, Issue 1. Art.No.:CD006207 - https://www.cochranelibrary.com/cdsr/doi/10.1002/14651858.CD006207.pub6/epdf/full (aufgerufen 14.12.23)

[108] Druml W. Mikulicz, schau oba! Über Mundbinden und Masken. Der STANDARD. 28.01.2021 - https://www.derstandard.at/story/2000123668947/mikulicz-schau-oba-ueber-mundbinden-und-masken (aufgerufen 14.12.23)

[109] Rabady S. Der Reiz, Experte zu sein. Der STANDARD - https://www.derstandard.at/story/2000123704028/der-reiz-experte-zu-sein (aufgerufen 14.12.23)

[110] Rabady S, Sönnichsen A, Kunnamo I. EbM-Guidelines – Evidenzbasierte Medizin für Klinik und Praxis – 7. Aufl. 2018 - https://www.aerzteverlagshaus.at/shop/fachbuecher/ebm-guidelines/ (aufgerufen 14.12.23)

[111] Zeitschrift für Allgemeinmedizin – Herausgeber - http://web.archive.org/web/20191016151353/https://www.online-zfa.de/herausgeber/ (aufgerufen 14.12.2023)

[112] Sönnichsen A. Warum melde ich mich zu Wort? Ich bin doch kein Experte. Respekt Plus. 03.02.2021 - https://respekt.plus/2021/02/03/offener-brief-von-andreas-soennichsen-warum-melde-ich-mich-zu-wort-ich-bin-doch-kein-experte/ (aufgerufen 14.12.23)

[113] Deutsche Gesetzliche Unfallversicherung. FFP2-Masken richtig benutzen. 19.1.21 - https://www.dguv.de/de/mediencenter/pm/pressearchiv/2021/quartal_1/details_1_418252.jsp?query=webcode+dp1318339 (aufgerufen 14.12.23)

[114] Kisielinski K et al. Physio-metabolic and clinical consequences of wearing face masks – systematgic review with meta-analysis and comprehensive evaluation. Research Square Preprint 2022 - https://europepmc.org/api/fulltextRepo?pprId=PPR588690&type=FILE&fileName=EMS158996-pdf.pdf&mimeType=application/pdf (aufgerufen 14.12.23)

[115] Fögen Z. The Foegen effect: a mechanism by which facemasks contribute to the COVID-19 case fatality rate. Medicine 2022;101:7 (e28924) - https://www.ncbi.nlm.nih.gov/pmc/articles/PMC9282120/pdf/medi-101-e28924.pdf (aufgerufen 14.12.23)

[116] Bericht des Sachverständigenausschusses. Evaluation der Rechtsgrundlagen und Maßnahmen der Pandemiepolitik. 30.06.2023 - https://www.bundesgesundheitsministerium.de/fileadmin/Dateien/3_Downloads/S/Sachverstaendigenausschuss/220630_Evaluationsbericht_IFSG_NEU.pdf, S. 26 (aufgerufen am 14.12.23)

[117] Sönnichsen A. Collateral effects of lockdown to combat the COVID-19-pandemic in Austria. 17.01.2023 - https://collateralglobal.org/article/collateral-effects-of-lockdown-to-combat-the-covid-19-pandemic-in-austria/ (aufgerufen 14.12.23)

[118] Die „Great Barrington Declaration" wurde am 04.10.2020 von den Epidemiologen M. Kulldorff, Harvard University, S. Gupta, Oxford University und J. Bhattacharya, Stanford University, veröffentlicht, um auf die Kollateralschäden durch das vorherrschende Corona-Management aufmerksam zu machen und den fokussierten Schutz vulnerabler Gruppen statt der einschneidenden Maßnahmen für alle zu fordern. Die Deklaration wurde inzwischen von mehr als 937.000 Wissenschaftlern, Ärzten und Bürgern aus aller Welt unterzeichnet. 04.10.2020 - https://gbdeclaration.org/ (aufgerufen 14.12.23)

[119] Alexander PE. More than 400 studies on the failure of compulsory COVID interventions (lockdowns, restrictions, closures). Brownstone Institute 2021 - https://brownstone.org/articles/more-than-400-studies-on-the-failure-of-compulsory-covid-interventions/ (aufgerufen 14.12.23)

[120] Bendavid et al. Assessing mandatory stay-at-home and business closure effects on the spread of COVID-19. Eur J Clin Invest 2021;51:e13484 - https://pubmed.ncbi.nlm.nih.gov/33400268/ (aufgerufen 14.12.23)

[121] Kepp KP et al. Lockdown Effects on Sars-CoV-2 Transmission – The evidence from Northern Jutland. Medrxiv.org 2020 (Preprint) - https://www.medrxiv.org/content/10.1101/2020.12.28.20248936v1 (aufgerufen 14.12.23)

[122] Flaxmann et al. Estimating the effects of non-pharmaceutical interventions on COVID-19 in Europe. Nature 2020;584:257-61 - https://www.nature.com/articles/s41586-020-2405-7#Sec3 (aufgerufen 14.12.23)

[123] Herby J et al. A literature review and meta-analysis of the effects of lockdowns on COVID-mortality II. Studies in applied Economics 2022;210 - https://sites.krieger.jhu.edu/iae/files/2022/01/A-Literature-Review-and-Meta-Analysis-of-the-Effects-of-Lockdowns-on-COVID-19-Mortality.pdf (aufgerufen 14.12.23)

[124] Daten der Österreichischen Gesundheitskasse (ÖGK) - nicht öffentlich zugänglich

[125] Mangiapane et al. Veränderung der vertragsärztlichen Leistungsinanspruchnahme während der COVID-Krise – Tabellarischer Trendreport für das Jahr 2020. Zentralinstitut für die kassenärztliche Versorgung in Deutschland. 16.04.2021 - https://www.zi.de/fileadmin/Downloads/Service/Publikationen/Trendreport_4_Leistungsinanspruchnahme_COVID_2021-04-19.pdf (aufgerufen 14.12.23)

[126] Voshaar T. Conservative management of COVID-19 associated hypoxaemia. ERJ Open Res 2021;7:00026-2021 - https://www.ncbi.nlm.nih.gov/pmc/articles/PMC7848791/pdf/00026-2021.pdf (aufgerufen 14.12.23)

[127] Metzler et al. Decline of acute coronary syndrome admissions in Austria since the outbreak of COVID-19: the pandemic response causes cardiac collateral damage. Eur Heart J 2020;ehaa314 - https://www.ncbi.nlm.nih.gov/pmc/articles/PMC7184486/pdf/ehaa314. pdf (aufgerufen 14.12.23)

[128] Prammer-Waldhör et al. Jahrbuch der Gesundheitsstatistik 2020. 2022. https://www.statistik.at/fileadmin/publications/Jahrbuch-der-Gesundheitsstatistik_2020.pdf (aufgerufen 14.12.23)

[129] Prammer-Waldhör et al. Jahrbuch der Gesundheitsstatistik 2019. 2021. https://www.statistik.at/fileadmin/publications/Jahrbuch_der_Gesundheitsstatistik_2019.pdf (aufgerufen 14.12.23)

[130] Eglau K. Auswirkungen der COVID-19- Pandemie auf die stationäre Spitalsversorgung anhand ausgewählter Bereiche. Gesundheit Österreich GmbH 2021 - https://jasmin.goeg.at/1633/1/Auswirkungen%20COVID19_KA_Aktualisierung_Gesamtjahr2020_bf.pdf (aufgerufen 14.12.23)

[131] Gluckman et al. Case rates, treatment approaches, and outcomes in acute myocardial infarction during the coronavirus disease 2019 pandemic. JAMA Cardiol 2020;5:1419-24 - https://jamanetwork.com/journals/jamacardiology/fullarticle/2769293 (aufgerufen 14.12.23)

[132] Drogan et al. 2020. Effekte des COVID-19-Lockdowns auf die stationäre Behandlung von Patienten mit Herzinfarkt, Schlaganfall und Hüftfraktur in Deutschland. In: Qualitätsmonitor 2020 - https://www.wido.de/publikationen-produkte/buchreihen/qualitaetsmonitor/2020/ (aufgerufen 14.12.23)

[133] Lechner et al. Impact of COVID-19 pandemic restrictions on ST-elevation myocardial infarction: a cardiac magnetic resonance imaging study. Eur Heart J 2021;ehab621 - https://www.ncbi.nlm.nih.gov/pmc/articles/PMC8524546/pdf/ehab621.pdf (aufgerufen 14.12.23)

[134] Klauber J et al. Krankenhausreport 2022. https://library.oapen.org/bitstream/handle/20.500.12657/54041/978-3-662-64685-4.pdf?sequence=1 (aufgerufen 14.12.23)

[135] Kleine Zeitung: Kinderpsychiatrie in Wien schlägt Alarm. 27.01.2021 - https://www.kleinezeitung.at/international/corona/5928381/Kein-Platz-mehr_KinderPsychiatrie-in-Wien-schlaegt-Alarm (aufgerufen 14.12.23)

[136] Prammer-Waldhör W. Jahrbuch der Gesundheitsstatistik 2021 - https://www.statistik.at/fileadmin/user_upload/Gesundheitsstatistik-JB_2021_Web-barrierefrei.pdf (aufgerufen 14.12.23)

[137] Klauber J et al. Krankenhausreport 2023, Kap. 19, S. 311 - https://link.springer.com/content/pdf/10.1007/978-3-662-66881-8.pdf (aufgerufen am 14.12.23)

[138] Pieh et al. The effect of age, gender, income, work, and physical activity on mental health during coronavirus disease (COVID-19) lockdown in Austria. J Psychosom Res 2020;136:110186 - https://www.ncbi.nlm.nih.gov/pmc/articles/PMC7832650/pdf/main.pdf (aufgerufen 14.12.23)

[139] Probst et al. Depression in and after COVID-19 lockdown in Austria and the role of stress and loneliness in lockdown: A longitudinal study. J Aff Dis 2020;277:962-3 - https://www.ncbi.nlm.nih.gov/pmc/articles/PMC7487145/pdf/main.pdf (aufgerufen 14.12.23)

[140] Schabus et al. „Jetzt Sprichst Du!" Belastungen und psychosoziale Folgen der Coronapandemie für österreichische Kinder und Jugendliche. Paediatr Paedol 2021;56:170–7 - https://www.ncbi.nlm.nih.gov/pmc/articles/PMC8319881/pdf/608_2021_Article_909.pdf (aufgerufen 14.12.23)

[141] Zok et al. Auswirkungen der COVID-19-Pandemie auf die psychische Gesundheit von Kindern. WIdO Monitor 2022 - https://www.wido.de/fileadmin/Dateien/Dokumente/Publikationen_Produkte/WIdOmonitor/wido_monitor_1_2022_pandemiebelastung_kinder.pdf (aufgerufen 14.12.23)

[142] Deoni SCL et al. The COVID-19 Pandemic and Early Child Cognitive Development: A Comparison of Development in Children Born During the Pandemic and Historical References. Medrxiv.org 2022 (Preprint) - https://www.medrxiv.org/content/10.1101/2021.08.10.21261846v2.full.pdf (aufgerufen 14.12.23)

[143] AMS 2020. https://www.ams.at/content/dam/download/arbeitsmarktdaten/%C3%B6sterreich/berichte-auswertungen/001_uebersicht_jahr2020.pdf (aufgerufen 14.12.23)

[144] Arbeitsagentur Deutschland 2022. Zeitreihe Arbeitslosigkeit - https://statistik.arbeitsagentur.de/DE/Navigation/Statistiken/Interaktive-Statistiken/Zeitreihen/Lange-Zeitreihen-Nav.html (aufgerufen 14.12.23)

[145] Weber E et al. Die Kosten der Arbeitslosigkeit sind 2020 um 11,5 Milliarden Euro gestiegen. IAB-Forum 28.12.2021 - https://www.iab-forum.de/die-kosten-der-arbeitslosigkeit-sind-2020-um-115-milliarden-euro-gestiegen/ (aufgerufen 14.12.23)

[146] Hausner et al. Die Kosten der Arbeitslosigkeit sind 2021 nochmals um fünf Milliarden Euro gestiegen. IAB-Forum 28.12.2022 - https://www.iab-forum.de/die-kosten-der-arbeitslosigkeit-sind-2021-um-5-milliarden-euro-gestiegen/ (aufgerufen 14.12.23)

[147] Kroll et al. Arbeitslosigkeit, prekäre Beschäftigung und Gesundheit. RKI. GBE Kompakt 2012; 3(1) - https://www.rki.de/DE/Content/Gesundheitsmonitoring/Gesundheitsberichterstattung/GBEDownloadsK/2012_1_Arbeitslosigkeit_Gesundheit.pdf?_blob=publicationFile (aufgerufen 14.12.23)

[148] Kroll et al. Arbeitslosigkeit und ihre Auswirkungen auf die Gesundheit. Bundesgesundheitsblatt 2016;59:228-37 - https://edoc.rki.de/bitstream/handle/176904/2479/21HvbCJlARR32.pdf (aufgerufen 14.12.23)

[149] Roelfs DJ et al. Losing life and livelihood: A systematic review and meta-analysis of unemployment and all-cause-mortality. Soc Sci Med 2011;72:840-54 - https://www.ncbi.nlm.nih.gov/pmc/articles/PMC3070776/pdf/nihms-269025.pdf (aufgerufen 14.12.23)

[150] Statista. Entwicklung des realen Bruttoinlandsprodukts (BIP) in Deutschland von 2008 bis 2021 und Prognose des DIW bis 2023. 2022 - https://de.statista.com/statistik/daten/studie/74644/umfrage/prognose-zur-entwicklung-des-bip-in-deutschland/ (aufgerufen 14.12.23)

[151] Welt. Die Corona-Pandemie kostet den Bund bisher 440 Milliarden Euro. 22.04.2023 - https://www.welt.de/wirtschaft/article244932734/Steuerausgaben-Die-Corona-Pandemie-kostet-den-Bund-bisher-440-Milliarden-Euro.html#:~:text=F%C3%BCr%20Hilfen%20aller%20Art%20stellte,439 %2C7 %20Milliarden%20Euro%20aus (aufgerufen 14.12.23)

[152] Wanger et al. IAB-Forum. Schul- und Kitaschließungen, Krankheit, Quarantäne – die coronabedingten Arbeitsausfälle der Erwerbstätigen steigen auf 59,2 Millionen Arbeitstage. 08.02.2021 - https://www.iab-forum.de/schul-und-kitaschliessungen-krankheit-quarantaene-die-coronabedingten-arbeitsausfaelle-der-erwerbstaetigen-steigen-auf-592-millionen-arbeitstage/?pdf=20326 (aufgerufen 14.12.23)

[153] Buytrago-Garcia et al. Occurrence and transmission potential of asymptomatic and presymptomatic SARS-CoV-2 infections: A living systematic review and meta-analysis. PLOS Med 2020;17:e1003346 - https://doi.org/10.1371/journal.pmed.1003346 (aufgerufen 14.12.23)

[154] Wanger et al. Wegen der Corona-Krise können viele Beschäftigte nicht zur Arbeit kommen. IAB-Forum 06.05.2020 - https://www.iab-forum.de/wegen-der-corona-krise-koennen-viele-beschaeftigte-nicht-zur-arbeit-kommen/ (aufgerufen 14.12.23)

[155] Wanger et al. Krankheits- und quarantänebedingte Arbeitsausfälle legen in der vierten und fünften Welle der Pandemie deutlich zu. IAB-Forum 21.03.2022 - https://www.iab-forum.de/krankheits-und-quarantaenebedingte-arbeitsausfaelle-legen-in-der-vierten-und-fuenften-welle-der-pandemie-deutlich-zu/ (aufgerufen 14.12.23)

[156] Kohlrausch et al. WSI Report 62-2020. Verteilungsbericht 2020 - https://www.boeckler.de/pdf/p_wsi_report_62_2020.pdf (aufgerufen 14.12.23)

[157] Lampert et al. Soziale Unterschiede in der Mortalität und Lebenserwartung. RKI. GBE kompakt 2014;5(2) - https://www.rki.de/DE/Content/Gesundheitsmonitoring/Gesundheitsberichterstattung/GBEDownloadsK/2014_2_soziale_unterschiede.pdf?__blob=publicationFile (aufgerufen 14.12.23)

[158] Miles et al. "Stay at Home, Protect the National Health Service, Save Lives": a cost benefit analysis of the lockdown in the United Kingdom. Int J Clin Pract 2021;75:e13674 - https://onlinelibrary.wiley.com/doi/abs/10.1111/ijcp.13674 (aufgerufen 14.12.23)

[159] Bundesverfassungsgericht. Abschussermächtigung im Luftsicherheitsgesetz nichtig. 15.02.2006 - https://www.bundesverfassungsgericht.de/SharedDocs/Pressemitteilungen/DE/2006/bvg06-011.html (aufgerufen 14.12.23)

[160] UNESCO. Total duration of school closures. 30.11.2021 - https://webarchive.unesco.org/web/20220629024039/https://en.unesco.org/sites/default/files/duration_school_closures.csv (aufgerufen 14.12.23)

[161] Wu et al. A global assessment of the impact of school closure in reducing COVID-19 spread. https://royalsocietypublishing.org/doi/epdf/10.1098/rsta.2021.0124 (aufgerufen 14.12.23)

[162] Krishnaratne S et al. Measures implemented in the school setting to contain the COVID-19 pandemic. Cochrane Database of Systematic Reviews 2022, Issue 1. Art.No.:CD015029 - https://www.ncbi.nlm.nih.gov/pmc/articles/PMC8762709/pdf/CD015029.pdf (aufgerufen 14.12.23)

[163] Grewenig et al. COVID-19 and educational inequality: How school closures affect low- and high-achieving students. European Economic Review 2021;140:103920 - https://www.ncbi.nlm.nih.gov/pmc/articles/PMC8474988/ (aufgerufen 14.12.23)

[164] Der STANDARD. Umfrage: 20 % der Schüler für Lehrkräfte nicht erreichbar. 27.03.2020 - https://www.derstandard.at/story/2000116236460/umfrage-20-prozent-der-schueler-fuer-lehrkraefte-nicht-erreichbar (aufgerufen 14.12.23)

[165] Bühring P. COVID-19-Pandemie: Kitaschließungen waren unnötig. Deutsches Ärzteblatt 2022;119:A-1942/B-1614 - https://www.aerzteblatt.de/archiv/228397/CO-VID-19-Pandemie-Kitaschliessungen-waren-unnoetig (aufgerufen 14.12.23)

[166] Kuger et al. Kindertagesbetreuung und Infektionsgeschehen während der CO-VID-19-Pandemie. Abschlussbericht der Corona-Kita-Studie. DJI e.V. 2022 - https://www.bundesgesundheitsministerium.de/fileadmin/Dateien/5_Publikatio-nen/Gesundheit/Berichte/Corona/Abschlussbericht_Corona-KiTa-Studie_DJI-RKI_2022.pdf (aufgerufen 14.12.23)

[167] Viner et al. School Closures During Social Lockdown and Mental Health, Health Behaviors, and Well-being Among Children and Adolescents During the First COVID-19 Wave – A Systematic Review. JAMA Pediatrics 2022;176:400-409 - https://jamanetwork.com/journals/jamapediatrics/fullarticle/2788069 (aufgerufen 14.12.23)

[168] Christakis et al. Estimation of US Children's Educational Attainment and Years of Life Lost Associated With Primary School Closures During the Coronavirus Disease 2019 pandemic. JAMA Netw Open 2020;3:e2028786 - https://jamanetwork.com/journals/jamanetworkopen/fullarticle/2772834 (aufgerufen 14.12.23)

[169] Talk im Hangar-7: Corona-Weltmeister Österreich: Alles falsch gemacht? 20.11.2020 - https://www.youtube.com/watch?v=FU4FpQC-J6s (aufgerufen 14.12.23)

[170] Ioannidis. Infection fatality rate of COVID-19 inferred from seroprevalence data. Bull WHO 2020 - https://www.ncbi.nlm.nih.gov/pmc/artic-les/PMC7947934/pdf/BLT.20.265892.pdf/ (aufgerufen 14.12.23)

[171] Euractiv. Gates Foundation calls for global cooperation on vaccine for 7 billion people. 16.04.2020 - https://www.euractiv.com/section/health-consumers/news/ga-tes-foundation-calls-for-global-cooperation-on-vaccine-for-7-billion-people/ (aufge-rufen 24.05.23)

[172] ClinicalTrials.gov. Study to Describe the Safety, Tolerability, Immunogenicity, and Efficacy of RNA Vaccine Candidates Against COVID-19 in Healthy Individuals. 30.04.2020 - https://clinicaltrials.gov/ct2/show/NCT04368728 (aufgerufen 14.12.23)

[173] Pfizer. A phase 1/2/3, placebo-controlled, randomized, observer-blind, dose-finding study to evaluate the safety, tolerability, immunogenicity, and efficacy of SARS-CoV-2 RNA vaccine candidates against COVID-19 in healthy individuals. 15.04.2020 - https://www.nejm.org/doi/suppl/10.1056/NEJMoa2034577/suppl_file/nejmoa203457 7_protocol.pdf (aufgerufen 14.12.23)

[174] Zhu N et al. A Novel Coronavirus from Patients with Pneumonia in China, 2019. NEJM 2020;382:727-33 - https://www.nejm.org/doi/pdf/10.1056/NEJMoa2001017?ar-ticleTools=true (aufgerufen 14.12.23)

[175] Bruttel V et al. Endonuclease fingerprint indicates a synthetic origin of SARS-CoV-2. bioRxiv 2023 (preprint) - https://www.biorxiv.org/con-tent/10.1101/2022.10.18.512756v2.full.pdf (aufgerufen 14.12.23)

[176] DEGAM. Langzeitmanagement der COVID-19-Pandemie aus allgemeinmedizi-nischer Sicht. 12/2020 - https://web.ar-chive.org/web/20210120194545/https://www.degam.de/files/Inhalte/Degam-In-halte/Ueber_uns/Positionspapiere/DEGAM_Strategiepapier_Pandemiemanagemen t.pdf (aufgerufen 14.12.23, nur noch über web.archive verfügbar)

[177] Sönnichsen A. Ein Jahr COVID – Ende in Sicht? ZfA 2021;97(1):1 - https://www.acsoe.de/wp-content/uploads/2023/05/2021-01-15-ZfA-Editorial.pdf (aufgerufen 14.12.23)

[178] DEGAM-Nachrichten. Strategiepapier der DEGAM zum Langzeitmanagement der COVID-19-Pandemie aus allgemeinmedizinischer Sicht. ZfA 2021;97:44 – https://www.springermedizin.de/content/pdfId/25415046/10.1007/BF03652859 (aufgerufen 14.12.23)

[179] Kochen M et al. Verharmlosung oder Verleugnung? Kommentar zum Editorial „Ein Jahr COVID – Ende in Sicht?" von Andreas Sönnichsen. ZfA 2021;297:B1-B2. https://www.acsoe.de/wp-content/uploads/2023/05/2021-01-15-ZfA-Verharmlosung-oder-Verleugnung.pdf (aufgerufen 14.12.23)

[180] Bundeskanzleramt Österreich. 23.12.2020. https://www.bundeskanzleramt.gv.at/bundeskanzleramt/nachrichten-der-bundesregierung/2020/bundeskanzler-kurz-impfung-ist-game-changer-dieser-tag-wird-in-die-geschichte-eingehen.html (aufgerufen 14.12.23)

[181] Österreichische Ärztezeitung 1-2, 25.01.2021 - https://aerztezeitung.at/2021/oaz-artikel/medizin/zitiert-covid-19-impfspezial/ (aufgerufen 14.12.23) – Die Zitate entsprechen dem Original, die Abbildung 14 ist dem nicht öffentlich zugänglichen Original nachempfunden.

[182] Pollack et al. Safety and Efficacy of the BNT162b2 mRNA COVID-19 Vaccine. NEJM 2020;383:2603-2615. https://www.nejm.org/doi/full/10.1056/NEJMoa2034577 (aufgerufen 14.12.23)

[183] Müller M. Wie sieht es mit der Sicherheit der Coronaimpfungen aus? Youtube. 28.01.2020 - https://www.youtube.com/watch?v=X8s4JfJ0AOM (aufgerufen 14.12.23)

[184] Verkaufsvertrag (Advance Purchase Agreement) zwischen Pfizer, der Europäischen Union und deren Mitgliedsstaaten vom 20.11.2020 - https://www.rai.it/dl/doc/2021/04/17/1618676600910_APA%20BioNTech%20Pfizer_.pdf (aufgerufen am 14.12.23)

[185] Monitor vom 20.1.2022. Corona-Impfungen: gutes Geschäft für Ärzte. https://www1.wdr.de/daserste/monitor/sendungen/pdf-1404.pdf (aufgerufen 14.12.23)

[186] Deutschlandfunk. Was Sie über die Corona-Impfung wissen müssen. 08.02.2021 - https://www.deutschlandfunk.de/impfstart-in-deutschland-was-sie-ueber-die-corona-impfung-100.html (aufgerufen 14.12.23)

[187] Guetzkow et al. Effect of mRNA vaccine manufacturing processes on efficacy and safety still an open question. BMJ 2022;378:o1731 - https://www.bmj.com/content/378/bmj.o1731/rr-2 (aufgerufen am 14.12.23)

[188] EMA Assessment Report Comirnaty. S. 15ff. 19.2.2021 - https://www.ema.europa.eu/en/documents/assessment-report/comirnaty-epar-public-assessment-report_en.pdf (aufgerufen 14.12.23)

[189] McKernan K et al. Sequencing of bivalent Moderna and Pfizer mRNA vaccines reveals nanogram to microgram quantities of expression vector dsDNA per dose. Research Gate preprint 2023 - https://www.researchgate.net/profile/Kevin-Mckernan/publication/369967228_Sequencing_of_bivalent_Moderna_and_Pfizer_mRNA_vaccines_reveals_nanogram_to_microgram_quantities_of_expression_vector_dsDNA_per_dose/links/64f35472827074313ff23d75/Sequencing-of-bivalent-Moderna-and-Pfizer-mRNA-vaccines-reveals-nanogram-to-microgram-quantities-of-expression-vector-dsDNA-per-dose?_tp=eyJjb250ZXh0Ijp7ImZpcnN0UGFnZSI6InB1YmxpY2F0aW9uIiwicGFnZSI6InB1YmxpY2F0aW9uIn19 (aufgerufen 14.12.23)

[190] Morais P et al. The critical contribution of pseudouridine to mRNA COVID-19 vaccines. Front Cell Dev Biol 2021;9:789427 - https://www.frontiersin.org/articles/10.3389/fcell.2021.789427/full (aufgerufen 14.12.23)

[191] Jassoy et al. Wissenschaftskompetenz in der Medizin, Kap. 5.6, Thieme Verlag 2022 - https://www.lehmanns.de/shop/medizin-pharmazie/58409364-9783132432093-wissenschaftskompetenz-in-der-medizin (aufgerufen 14.12.23)

[192] Baden et al. Efficacy and Safety of the mRNA-1273 SARS-CoV-2 Vaccine. N Engl J Med 2021;384:403–16 - http://www.nejm.org/doi/10.1056/NEJMoa2035389 (aufgerufen 14.12.23)

[193] Voysey et al. Safety and efficacy of the ChAdOx1 nCoV-19 vaccine (AZD1222) against SARS-CoV-2: an interim analysis of four randomised controlled trials in Brazil, South Africa, and the UK. Lancet 2021;397:99–111 - https://www.thelancet.com/action/showPdf?pii=S0140-6736 %2820 %2932661-1 (aufgerufen 14.12.23)

[194] Sadoff J et al. Safety and Efficacy of Single-Dose Ad26.COV2.S Vaccine against COVID-19. N Engl J Med 2021;384:2187–201 - https://www.nejm.org/doi/pdf/10.1056/NEJMoa2101544?articleTools=true (aufgerufen 14.12.23)

[195] Dunkle et al. Efficacy and safety of NVX-CoV2373 in adults in the United States and Mexico. New Engl J Med 2022;386:531-43 - https://www.nejm.org/doi/full/10.1056/nejmoa2116185 (aufgerufen 14.12.23)

[196] Heath PT et al. Safety and efficacy of NVX-CoV2373 COVID-19 vaccine. New Engl J Med 2021;385:1172-83 - https://www.nejm.org/doi/pdf/10.1056/NEJMoa2107659?articleTools=true (aufgerufen 14.12.23)

[197] Lazarus et al. Immunogenicity and safety of an inactivated whole-virus COVID-19 vaccine (VLA2001) compared with the adenoviral vector vaccine ChAdOx1-S in adults in the UK (COV-COMPARE). Lancet Infect Dis 2022;22:1716-27 - https://www.thelancet.com/journals/laninf/article/PIIS1473-3099(22)00502-3/fulltext (aufgerufen 14.12.23)

[198] Vaccines and Related Biological Products Advisory Committee Meeting, 10.12.2020. FDA Briefing Document - Pfizer-BioNTech COVID-19 Vaccine. S. 42. https://www.fda.gov/media/144245/download (aufgerufen 14.12.23)

[199] FDA. Emergency Use Authorization – Pfizer-BioNTech COVID-19-vaccine. 12.11.2020 - https://www.fda.gov/emergency-preparedness-and-response/mcm-legal-regulatory-and-policy-framework/emergency-use-authorization#vaccines (aufgerufen 14.12.23)

[200] EMA. EMA recommends first COVID-19 vaccine for authorization in the EU. 21.12.2020 - https://www.ema.europa.eu/en/news/ema-recommends-first-covid-19-vaccine-authorisation-eu (aufgerufen 14.12.23)

[201] Moderna. A phase 3, randomized, stratified, observer-blind, placebo-controlled study to evaluate the efficacy, safety, and immunogenicity of mRNA-1273 SARS-CoV-2 vaccine in adults aged 18 years and older. 2020. https://covid19crc.org/wp-content/uploads/2020/09/mRNA-1273-P301-Protocol-2020.pdf (aufgerufen 14.12.23)

[202] Doshi P. Will COVID-19 vaccines save lives? Current trials aren't designed to tell us. BMJ 2020; 371:m4037. https://www.bmj.com/content/371/bmj.m4037.full.pdf (aufgerufen 14.12.23)

[203] Doshi P. COVID-19 vaccines and treatments: we must have raw data, now. BMJ 2022;376:o102 - https://www.bmj.com/content/376/bmj.o102.full.pdf (aufgerufen 14.12.23)

[204] Thacker PD. COVID-19: Researcher blows the whistle on data integrity issues in Pfizer's vaccine trial. BMJ 2021;375:n2635 - https://www.bmj.com/content/375/bmj.n2635.full.pdf (aufgerufen 14.12.23)

[205] Edwards M. The Pfizer clinical trial: Is there evidence of fraud? 12.05.2022 - https://www.uncoverdc.com/2022/05/12/the-pfizer-clinical-trial-is-there-evidence-of-fraud/ (aufgerufen 14.12.23)

[206] Welt. Die vielen Ungereimtheiten bei der Pfizer-Zulassungsstudie. 23.02.2023 - https://www.welt.de/politik/deutschland/plus243820767/Corona-Impfstoff-Die-vielen-Ungereimtheiten-der-Pfizer-Zulassungsstudie.html (aufgerufen 14.12.23)

[207] Healy D. The coverage of medical injuries in company trial informed consent forms. Int J of Risk and Safety in Med 2023;34:121-128 - https://content.iospress.com/articles/international-journal-of-risk-and-safety-in-medicine/jrs220043 (aufgerufen 26.11.23)

[208] Tagesspiegel. Whistleblowerin berichtet von Datenfälschungen. 4.11.2021 - https://www.tagesspiegel.de/politik/wurde-bei-einer-studie-zum-biontechpfizer-impfstoff-geschlampt-5125096.html (aufgerufen 14.12.23)

[209] Guetzkow J. Comirnaty or Comirnaughty? Fishy findings from the Pfizer/BioNTech COVID vaccine clinical trial – a summary. 02.05.2023 - https://jackanapes.substack.com/p/comirnaty-or-comirnaughty (aufgerufen 14.12.23)

[210] Thomas SJ et al. Safety and Efficacy of the BNT162b2 mRNA COVID-19 Vaccine through 6 Months. N Engl J Med 2021;385:1761–73 - http://www.nejm.org/doi/10.1056/NEJMoa2110345 (aufgerufen 14.12.23)

[211] Benn CS et al. Randomised clinical trials of COVID-19 vaccines: Do adenovirus-vector vaccines have beneficial non-specific effects? SSRN Journal 2022 - https://www.ssrn.com/abstract=4072489 (aufgerufen 14.12.23)

[212] Graña C et al. Efficacy and safety of COVID-19 vaccines. Cochrane Database of Systematic Reviews 2022, Issue 12. Art.No.: CD015477 - https://www.ncbi.nlm.nih.gov/pmc/articles/PMC9726273/pdf/CD015477.pdf (aufgerufen 14.12.23)

[213] Sönnichsen A. Soll ich mich gegen COVID impfen lassen? Plattform Respekt. 25.02.2021 - https://respekt.plus/2021/02/25/soll-ich-mich-gegen-covid-19-impfen-lassen/ (aufgerufen 14.12.23)

[214] Schreiben an die Disziplinarkommission der Ärztekammer vom 15.6.2021

[215] Erkenntnis des Disziplinarrats der Ärztekammer vom 21.06.2021

[216] European Medicines Agency. Originally authorised COVID-19 vaccines. 08.05.2023 - https://www.ema.europa.eu/en/human-regulatory/overview/public-health-threats/coronavirus-disease-covid-19/treatments-vaccines/vaccines-covid-19/covid-19-vaccines-authorised#authorised-covid-19-vaccines-section (aufgerufen 14.12.23)

[217] Stellungnahme der Ärztekammer zur Bescheidbeschwerde vom 07.08.2021

[218] Verwaltungsgericht Wien. VGW-172/092/12967/2021-8. 09.11.2021 - http://www.verwaltungsgericht.wien.gv.at/Content.Node/rechtsprechung/172-092-12967-2021.pdf (aufgerufen 14.12.23)

[219] Verwaltungsgerichtshof. Beschluss. 22.03.2023 - https://www.vwgh.gv.at/rechtsprechung/aktuelle_entscheidungen/2023/Ra_2021090269_1.pdf?90aowd (aufgerufen 14.12.23)

[220] Dagan N et al. BNT162b2 mRNA COVID-19 Vaccine in a Nationwide Mass Vaccination Setting. N Engl J Med 2021;384:1412–23 - http://www.nejm.org/doi/10.1056/NEJMoa2101765 (aufgerufen 14.12.23)

[221] OECD.Stat Mortality by week in 2021: Israel. 08.05.2023 - https://stats.oecd.org/index.aspx?queryid=104676# (aufgerufen 14.12.23)

[222] Dagan et al. BNT162b2 mRNA COVID-19 Vaccine in a Nationwide Mass Vaccination Setting – Supplementary Material NEJM 2021;384-Supplement - https://www.nejm.org/doi/suppl/10.1056/NEJMoa2101765/suppl_file/nejmoa2101765_appendix.pdf (aufgerufen 14.12.23)

[223] Florea et al. Durability of mRNA-1273 against COVID-19 in the time of Delta: Interim results from an observational cohort study. PLoS ONE 2022;17:e0267824 - https://dx.plos.org/10.1371/journal.pone.0267824 (aufgerufen 14.12.23)

[224] Vasileiou et al. Interim findings from first-dose mass COVID-19 vaccination roll-out and COVID-19 hospital admissions in Scotland: a national prospective cohort study. Lancet 2021;397:1646–57 - https://pubmed.ncbi.nlm.nih.gov/33901420/ (aufgerufen 14.12.23)

[225] Haas et al. Impact and effectiveness of mRNA BNT162b2 vaccine against SARS-CoV-2 infections and COVID-19 cases, hospitalisations, and deaths following a nationwide vaccination campaign in Israel: an observational study using national surveillance data. Lancet 2021;397:1819–29 - https://pubmed.ncbi.nlm.nih.gov/33964222/ (aufgerufen 14.12.23)

[226] Nordström P et al. Risk of infection, hospitalisation, and death up to 9 months after a second dose of COVID-19 vaccine: a retrospective, total population cohort study in Sweden. Lancet 2022;399:814–23; https://www.thelancet.com/journals/lancet/article/PIIS0140-6736(22)00089-7/fulltext (aufgerufen 14.12.23)

[227] Goldberg Y et al. Waning immunity after the BNT162b2 vaccine in Israel. N Engl J Med 2021;385:e85; http://www.nejm.org/doi/10.1056/NEJMoa2114228 (aufgerufen 14.12.23)

[228] Tartof SY et al. Effectiveness of mRNA BNT162b2 COVID-19 vaccine up to 6 months in a large integrated health system in the USA: a retrospective cohort study. Lancet 2021;398:1407–16; https://pubmed.ncbi.nlm.nih.gov/34619098/ (aufgerufen 14.12.23)

[229] Ssentongo et al. SARS-CoV-2 vaccine effectiveness against infection, symptomatic and severe COVID-19: a systematic review and meta-analysis. BMC Inf Dis 2022;22:439 - https://www.ncbi.nlm.nih.gov/pmc/articles/PMC9077344/pdf/12879_2022_Article_7418.pdf (aufgerufen 14.12.23)

[230] RedaktionsNetzwerk Deutschland. Wie lange wirkt die Corona-Impfung? 02.10.2021 - https://www.rnd.de/gesundheit/corona-impfung-wie-lange-haelt-der-impfschutz-christian-drosten-uebertragungsschutz-schwindet-nach-EZMVGF-PEHV4M6HNRJ5CU7XHU6A.html (aufgerufen 14.12.23)

[231] Welt. Wie lange hält der Schutz der Corona-Impfungen an? 07.10.2021 - https://www.welt.de/gesundheit/article234262134/Corona-Impfungen-Wie-lange-haelt-der-Schutz-an.html (aufgerufen 14.12.23)

[232] Barda N et al. Effectiveness of a third dose of the BNT162b2 mRNA COVID-19 vaccine for preventing severe outcomes in Israel: an observational study. The Lancet 2021;398:2093–100 - https://linkinghub.elsevier.com/retrieve/pii/S0140673621022492 (aufgerufen 14.12.23)

[233] Bar-On YM et al. Protection of BNT162b2 Vaccine Booster against COVID-19 in Israel. N Engl J Med 2021;385:1393–400 - https://pubmed.ncbi.nlm.nih.gov/34525275/ (aufgerufen 14.12.23)

[234] Russo AG et al. Booster e distanza dall'ultima dose vaccinale anti-COVID-19: la valutazione epidemiologica continua per orientare le scelte di sanità pubblica. E&P 2022;46:1–13 - https://doi.org/10.19191/EP22.1-2.A001.001 (aufgerufen 14.12.23)

[235] Ferdinands JM et al. Waning of vaccine effectiveness against moderate and severe COVID-19 among adults in the US from the VISION network: test negative, case-control study. BMJ 2022;379:e072141 - https://www.bmj.com/content/bmj/379/bmj-2022-072141.full.pdf (aufgerufen 14.12.23)

[236] Hayawi K et al. Vaccine versus Variants (3Vs): Are the COVID-19 vaccines effective against the variants? A Systematic Review. Vaccines 2021;9:1305 - https://www.mdpi.com/2076-393X/9/11/1305 (aufgerufen 14.12.23)

[237] Lopez Bernal J et al. Effectiveness of COVID-19 vaccines against the B.1.617.2 (Delta) variant. N Engl J Med 2021;385:585–94 - http://www.nejm.org/doi/10.1056/NEJMoa2108891 (aufgerufen 14.12.23)

[238] Subramanian SV et al. Increases in COVID-19 are unrelated to levels of vaccination across 68 countries and 2947 counties in the United States. Eur J Epidemiol 2021;36:1237–40 - https://link.springer.com/10.1007/s10654-021-00808-7 (aufgerufen 14.12.23)

[239] Andrews N et al. COVID-19 Vaccine Effectiveness against the Omicron (B.1.1.529) Variant. N Engl J Med 2022;386:1532–46 - http://www.nejm.org/doi/10.1056/NEJMoa2119451 (aufgerufen 14.12.23)

[240] Meggiolaro A et al. Effectiveness of vaccination against SARS-CoV-2 Omicron variant infection, symptomatic disease, and hospitalization: a systematic review and metaanalysis. Exp Rev Vacc 2022;21:1831-41 - https://www.tandfon-line.com/doi/epdf/10.1080/14760584.2022.2130773?needAccess=true&role=button (aufgerufen 14.12.23)

[241] European Medicines Agency. Comirnaty®. 2023 - https://www.ema.europa.eu/en/medicines/human/EPAR/comirnaty (aufgerufen 14.12.23)

[242] European Medicines Agency. Spikevax®. 2023 - https://www.ema.europa.eu/en/medicines/human/EPAR/spikevax (aufgerufen 14.12.23)

[243] EMA. Adapted vaccine targeting BA.4 and BA.5 Omicron variants and original SARS-CoV-2 recommended for approval. 12.9.2022 - https://www.ema.europa.eu/en/news/adapted-vaccine-targeting-ba4-ba5-omicron-variants-original-sars-cov-2-recommended-approval (aufgerufen 14.12.23)

[244] Chalkias S et al. A Bivalent Omicron-Containing Booster Vaccine against COVID-19. New Engl J Med 2023;387:1279-91 - https://www.ncbi.nlm.nih.gov/pmc/articles/PMC9511634/ (aufgerufen 14.12.23)

[245] Winokur P et al. Bivalent Omicron BA.1–Adapted BNT162b2 Booster in Adults Older than 55 Years. New Engl J Med 2022;388:214-27 - https://www.nejm.org/doi/pdf/10.1056/NEJMoa2213082?articleTools=true (aufgerufen 14.12.23)

[246] Huiberts AJ et al. Effectiveness of bivalent mRNA booster vaccination against SARS-CoV-2 Omicron infection, the Netherlands, September to December 2022. Eurosurveillance 2023;28:pii=2300087 - https://www.eurosurveillance.org/content/10.2807/1560-7917.ES.2023.28.7.2300087 (aufgerufen 14.12.23)

[247] Lin DY et al. Effectiveness of Bivalent Boosters against Severe Omicron Infection. New Engl J Med 2023; NEJMc2215471 - https://www.ncbi.nlm.nih.gov/pmc/articles/PMC9933929/ (aufgerufen 14.12.23)

[248] Shrestha et al. Effectiveness of the COVID-19 bivalent vaccine. Open Forum Inf Dis 2023;10 – https://academic.oup.com/ofid/article/10/6/ofad209/7131292?login=false (aufgerufen 27.11.23)

[249] Deutsches Ärzteblatt. Immune Imprinting: Kann Impfen Sünde sein? 02.02.2023 - https://www.aerzteblatt.de/nachrichten/140205/Immune-Imprinting-Kann-Impfen-Suende-sein#:~:text=Die%20Theorie%20dahinter%20besagt%3A%20Ist,der%20urspr%C3%BCnglichen%20Virusvariante%20vorhanden%20waren (aufgerufen 14.12.23)

[250] Kurhade C et al. Low neutralization of SARS-CoV-2 Omicron BA.2.75.2, BQ.1.1 and XBB.1 by parental mRNA vaccine or a BA.5 bivalent booster. Nat Med 2022;29:344-47 - https://www.nature.com/articles/s41591-022-02162-x (aufgerufen 14.12.23)

[251] Creech CB et al. Evaluation of mRNA-1273 COVID-19 Vaccine in Children 6 to 11 Years of Age. N Engl J Med 2022;386:2011–23 - http://www.nejm.org/doi/10.1056/NEJMoa2203315 (aufgerufen 14.12.23)

[252] Walter EB et al. Evaluation of the BNT162b2 COVID-19 Vaccine in Children 5 to 11 Years of Age. N Engl J Med 2022;386:35–46 - http://www.nejm.org/doi/10.1056/NEJMoa2116298 (aufgerufen 14.12.23)

[253] Frenck RW et al. Safety, Immunogenicity, and Efficacy of the BNT162b2 COVID-19 Vaccine in Adolescents. N Engl J Med 2021;385:239–50 - http://www.nejm.org/doi/10.1056/NEJMoa2107456 (aufgerufen 14.12.23)

[254] Ali K et al. Evaluation of mRNA-1273 SARS-CoV-2 Vaccine in Adolescents. N Engl J Med 2021;385:2241–51 - http://www.nejm.org/doi/10.1056/NEJMoa2109522 (aufgerufen 14.12.23)

[255] Áñez G et al. Safety, Immunogenicity and Efficacy of NVX-CoV2373 in Adolescents in PREVENT-19: A Randomized, Phase 3 Trial. medRxiv 2022 - https://www.medrxiv.org/content/10.1101/2022.09.20.22279903v1 (aufgerufen 14.12.23)

[256] Glatman-Freedman A et al. Effectiveness of BNT162b2 Vaccine in Adolescents during Outbreak of SARS-CoV-2 Delta Variant Infection, Israel, 2021. Emerg. Infect. Dis. 2021;27:2919–22 - https://wwwnc.cdc.gov/eid/article/27/11/21-1886_article.htm (aufgerufen 14.12.23)

[257] Price AM et al. BNT162b2 Protection against the Omicron Variant in Children and Adolescents. N Engl J Med 2022;386:1899–909 - http://www.nejm.org/doi/10.1056/NEJMoa2202826 (aufgerufen 14.12.23)

[258] Olson SM et al. Effectiveness of BNT162b2 Vaccine against Critical COVID-19 in Adolescents. N Engl J Med 2022;386:713–23 - http://www.nejm.org/doi/10.1056/NEJMoa2117995 (aufgerufen 14.12.23)

[259] Olson SM et al. Effectiveness of Pfizer-BioNTech mRNA Vaccination Against COVID-19 Hospitalization Among Persons Aged 12–18 Years — United States, June–September 2021. Morb Mortal Wkly Rep 2021;70:1483–8 - http://www.cdc.gov/mmwr/volumes/70/wr/mm7042e1.htm?s_cid=mm7042e1_w (aufgerufen 14.12.23)

[260] Dorabawila V et al. Effectiveness of the BNT162b2 vaccine among children 5-11 and 12-17 years in New York after the emergence of the Omicron variant. Epidemiology 2022 - http://medrxiv.org/lookup/doi/10.1101/2022.02.25.22271454 (aufgerufen 14.12.23)

[261] Tartof SY et al. Effectiveness associated with BNT162b2 vaccine against emergency department and urgent care encounters for Delta and Omicron SARS-CoV-2 infection among adolescents aged 12 to 17 years. JAMA Network Open 2022;5:e2225162 - https://jamanetwork.com/journals/jamanetworkopen/fullarticle/2794882 (aufgerufen 14.12.23)

[262] Sabu JM et al. Effectiveness of the BNT162b2 (Pfizer-BioNTech) Vaccine in Children and Adolescents: A Systematic Review and Meta-Analysis. Vaccines 2022;10:1880 - https://www.ncbi.nlm.nih.gov/pmc/articles/PMC9698079/pdf/vaccines-10-01880.pdf (aufgerufen 14.12.23)

[263] RKI. Impfung bei Kindern und Jugendlichen (Stand 18.9.2023) - https://www.rki.de/SharedDocs/FAQ/COVID-Impfen/FAQ_Liste_Impfung_Kinder_Jugendliche.html (aufgerufen 14.12.23)

[264] Bundeszentrale für gesundheitliche Aufklärung. Wann sollten sich Genesene impfen lassen - https://web.archive.org/web/20230526164759/https://www.infektionsschutz.de/coronavirus/schutzimpfung/bestmoeglich-geschuetzt-wann-sollten-sich-genesene-impfen-lassen/#c17311 (aufgerufen 14.12.23, nur noch über web.archive verfügbar)

[265] Abu-Raddad LJ et al. Severity of SARS-CoV-2 Reinfections as Compared with Primary Infections. N Engl J Med 2021;385:2487–9 - http://www.nejm.org/doi/10.1056/NEJMc2108120 (aufgerufen 14.12.23)

[266] León TM et al. COVID-19 Cases and Hospitalizations by COVID-19 Vaccination Status and Previous COVID-19 Diagnosis — California and New York, May–November 2021. Morb Mortal Wkly Rep 2022;71:125–31 - http://www.cdc.gov/mmwr/volumes/71/wr/mm7104e1.htm?s_cid=mm7104e1_w (aufgerufen 14.12.23)

[267] Gazit S et al. Severe Acute Respiratory Syndrome Coronavirus 2 (SARS-CoV-2) Naturally Acquired Immunity versus Vaccine-induced Immunity, Reinfections versus Breakthrough Infections: A Retrospective Cohort Study. Clin Inf Dis 2022;75:e545 - https://pubmed.ncbi.nlm.nih.gov/35380632/ (aufgerufen 14.12.23)

[268] COVID-19 Forecasting Team. Past SARS-CoV-2 infection protection against reinfection: a systematic review and meta-analysis. Lancet 2023;401:833-42 - https://www.thelancet.com/action/showPdf?pii=S0140-6736 %2822 %2902465-5 (aufgerufen 14.12.23)

[269] Al-Aly Z et al. Long COVID after breakthrough SARS-CoV-2 infection. Nat Med 2022;28:1461-67 - https://www.nature.com/articles/s41591-022-01840-0 (aufgerufen 14.12.23)

[270] Ayoubkhani D et al. Trajectory of long COVID symptoms after COVID-19 vaccination: community based cohort study. BMJ 2022;377:e069676 - https://www.bmj.com/lookup/doi/10.1136/bmj-2021-069676 (aufgerufen 14.12.23)

[271] Byambasuren O et al. Effect of COVID-19-vaccination on long COVID. BMJ Med 2023;2:e000385 - https://bmjmedicine.bmj.com/content/2/1/e000385.info (aufgerufen 28.11.23)

[272] TAZ. Solidarität der Generationen. 2021 - https://taz.de/Impfstoff-fuer-Jugendliche/!5765383/ (aufgerufen 14.12.23)

[273] Riemersma KK et al. Shedding of Infectious SARS-CoV-2 Despite Vaccination. 2021 - https://www.medrxiv.org/content/10.1101/2021.07.31.21261387v1.full.pdf (aufgerufen 14.12.23)

[274] Riemersma KK et al. Shedding of infectious SARS-CoV-2 despite vaccination. PLOS Pathogens 2022;18:e1010876 - https://journals.plos.org/plospathogens/article?id=10.1371/journal.ppat.1010876 (aufgerufen 14.12.23)

[275] Singanayagam A et al. Community transmission and viral load kinetics of the SARS-CoV-2 delta (B.1.617.2) variant in vaccinated and unvaccinated individuals in the UK: a prospective, longitudinal, cohort study. The Lancet Infectious Diseases 2022;22:183–95 - https://linkinghub.elsevier.com/retrieve/pii/S1473309921006484 (aufgerufen 14.12.23)

[276] Lyngse FP et al. SARS-CoV-2 Omicron VOC transmission in Danish households. Infectious Diseases (except HIV/AIDS) 2021 - http://medrxiv.org/lookup/doi/10.1101/2021.12.27.21268278 (aufgerufen 14.12.23)

[277] Lyngse FP et al. Household transmission of the SARS-CoV-2 Omicron variant in Denmark. Nature Communications 2022;13:5573 - https://www.nature.com/articles/s41467-022-33328-3 (aufgerufen 14.12.23)

[278] Eyre DW et al. Effect of COVID-19 vaccination on transmission of Alpha and Delta variants. N Engl J Med 2022;386:744–56 - http://www.nejm.org/doi/10.1056/NEJMoa2116597 (aufgerufen 14.12.23)

[279] Die Weltwoche, Pfizer-Vertreterin schockt mit Aussage: Der COVID-19-Impfstoff sei nicht auf die Übertragbarkeit des Virus getestet worden. 12.10.2022 - https://weltwoche.ch/daily/pfizer-vertreterin-schockt-mit-aussage-der-covid-impfstoff-sei-nicht-auf-die-uebertragbarkeit-des-virus-getestet-worden/ (aufgerufen am 25.05.2023)

[280] Cooke E. Schreiben an Marcel de Graaf MEP vom 18.10.2023 - https://marceldegraaff.nl/wp-content/uploads/2023/11/2023-10-18-Letter-to-MEP-Marcel-de-Graaff-Reques_231119_122959.pdf (aufgerufen am 28.11.23)

[281] Beschorner T et al. Zeit 23.07.2021 - https://www.zeit.de/gesellschaft/2021-07/corona-impfung-pflicht-ethik-massnahmen-grundrechte/komplettansicht (aufgerufen 14.12.23)

[282] Salzburger Nachrichten. 04.11.2021 - https://www.sn.at/salzburg/chronik/wer-nicht-geimpft-oder-genesen-ist-kann-heuer-am-salzburger-christkindlmarkt-nichts-konsumieren-111892840 (aufgerufen 14.12.23)

[283] Handwerksblatt. 2G-Regel: Arbeitgeber darf Ungeimpften kündigen. März 2022 - https://www.handwerksblatt.de/themen-specials/coronaschutz-im-betrieb/2g-regel-arbeitgeber-darf-ungeimpften-kuendigen#:~:text=Arbeitgeber%20d%C3%BCrfen%20in%20ihrem%20Betrieb,hat%20das%20Arbeitsgericht%20Berlin%20entschieden (aufgerufen 14.12.23)

[284] Der STANDARD. Studium an der Uni im Herbst nur für Geimpfte? 30.08.2021 - https://www.derstandard.at/story/2000129253485/studium-an-der-uni-im-herbst-nur-fuer-geimpfte (aufgerufen 14.12.23)

[285] Zeit. Ungeimpfte Studierende dürfen ab Montag getestet zur Uni. 21.01.2022 - https://www.zeit.de/news/2022-01/21/ungeimpfte-studierende-duerfen-ab-montag-getestet-zur-uni (aufgerufen 14.12.23)

[286] Ich habe mitgemacht. Eintrag Nr. 1451. 21.08.2022 - http://www.ich-habe-mitgemacht.de/liste/nach-datum/1451-wer-sich-nicht-gegen-covid-19-impfen-laesst-wird-auf-der-intensivstation-enden-und-ueber-die-pathologie-nach-hause-gehen.html (aufgerufen 30.11.23)

[287] Kurier. Infektiologe: "Wer sich nicht impfen lässt, wird auf Intensivstation enden". 21.08.2021 - https://kurier.at/wissen/gesundheit/infektiologe-wer-sich-nicht-impfen-laesst-wird-auf-intensivstation-enden/402118161 (aufgerufen 14.12.23)

[288] Pavelka M et al. The impact of population-wide rapid antigen testing on SARS-CoV-2 prevalence in Slovakia. Science 2021;372:635-641 - https://www.science.org/doi/10.1126/science.abf9648 (aufgerufen 28.11.23)

[289] DeStatis – Statistisches Bundesamt. Gesichtsschutzmasken-Importe aus China für fast 6 Milliarden Euro im Jahr 2020. 18.03.2021 - https://www.destatis.de/DE/Presse/Pressemitteilungen/2021/03/PD21_136_51.html (aufgerufen 14.12.23)

[290] Tagesschau. 46 Masken pro Einwohner importiert. 08.03.2022 - https://web.archive.org/web/20230314181905/https://www.tagesschau.de/wirtschaft/verbraucher/corona-schutzmasken-107.html (aufgerufen 14.12.23, nur noch über web.archive verfügbar)

[291] ZDF. BGH-Urteil zu Provisionen: Politiker dürfen Maskendeal-Gelder behalten. 12.7.2022 - https://www.zdf.de/nachrichten/panorama/corona-politiker-masken-deals-millionen-provision-100.html (aufgerufen 14.12.23)

[292] ZDF. Drohende Umweltkatastrophe: Die Maske wird zum Müllproblem. 10.02.2022 - https://web.archive.org/web/20230621032524/https://www.zdf.de/nachrichten/panorama/masken-plastikmuell-umweltschutz-100.html (aufgerufen 14.12.23, nur noch über web.archive verfügbar)

[293] DMaske. Wie wird eine FFP2-Maske hergestellt? - https://d-maske.de/wie-wird-eine-ffp2-maske-hergestellt/ (aufgerufen 14.12.23)

[294] Utopia-Ratgeber. Polypropylen: Was du über den Kunststoff wissen solltest. 06.09.2021 - https://utopia.de/ratgeber/polypropylen-pp-was-du-ueber-den-kunststoff-wissen-solltest/#:~:text=Polypropylen%20bleibt%20als%20Plastikm%C3%BCll%20%C3%BCber,Partikel%20dort%20viele%20Umweltgifte%20aufnehmen (aufgerufen 14.12.23)

[295] Umweltbundesamt. Prozessdetails: Chem-OrgPP-DE-2030 - https://www.probas.umweltbundesamt.de/php/prozessdetails.php?id=%7B9C8CC0C0-9333-46CA-9BD2-02BE919555F6_%7D#:~:text=Energiebedarf%3A%20Die%20Proze%C3%9Fenergie%20zur%20Herstellung,)%20zusammen%20(Tellus%201992) (aufgerufen 14.12.23)

[296] Spiegel. Bundesländer verbrennen über 17 Millionen Coronamasken. 20.01.2023 - https://www.spiegel.de/politik/deutschland/corona-bundeslaender-verbrennen-ueber-17-millionen-abgelaufene-masken-a-080464e5-a46a-4e32-8d03-2441a200ac04 (aufgerufen 14.12.23)

[297] Tagesschau. Bund will 755 Millionen Corona-Masken verbrennen. 26.06.2023 - https://www.tagesschau.de/inland/innenpolitik/masken-verbrennen-100.html (aufgerufen am 14.12.23)

[298] SWR Aktuell. Dank BioNTech: Mainz ist dynamischste deutsche Großstadt. 10.11.2022 - https://www.swr.de/swraktuell/rheinland-pfalz/mainz/mainz-dynamischste-grossstadt-in-deutschland-100.html#:~:text=50 %20Millionen%20Euro%20f%C3 %BCr%20B%C3 %BCrgerinnen,einer%20Milliarde%20Euro%20im%20Haushalt (aufgerufen 14.12.23)

[299] Pfizer. Financial Performance 2021 - https://www.pfizer.com/sites/default/files/investors/financial_reports/annual_reports/2021/performance/ (aufgerufen 14.12.23)

[300] Pfizer. Financial Performance 2022 - https://www.pfizer.com/sites/default/files/investors/financial_reports/annual_reports/2022/performance/ (aufgerufen 14.12.23)

[301] Salzburger Nachrichten. Salzburger Arzt kontert Aussagen der MFG. 12.11.2021 - https://www.sn.at/salzburg/chronik/salzburger-arzt-kontert-aussagen-der-mfg-112357513 (aufgerufen 14.12.23)

[302] Finanzen.net. Zoom Video Communications: Umsatzerlöse 2017-22 - https://www.finanzen.net/bilanz_guv/zoom (aufgerufen 14.12.23)

[303] Pardi N et al. mRNA vaccines . A new era in vaccinology. Nat Rev Drug Discov 2018;17:261-79 - https://www.ncbi.nlm.nih.gov/pmc/articles/PMC5906799/pdf/nihms955599.pdf (aufgerufen 14.12.23)

[304] European Medicines Agency. Conditional Marketing Authorization. 2020 - https://www.ema.europa.eu/en/human-regulatory/marketing-authorisation/conditional-marketing-authorisation (aufgerufen 14.12.23)

[305] Berliner Zeitung. Pfizer-Impfstoff in Indien: Keine Zulassung wegen Entschädigungsklausel. 03.03.2022 - https://www.berliner-zeitung.de/news/studie-zu-impffolgen-gefordert-pfizer-zieht-antrag-auf-notfallzulassung-zurueck-li.214983 (aufgerufen 14.12.23)

[306] Mentzer et al. Sicherheit und Verträglichkeit von monovalenten Masern- und kombinierten Masern-, Mumps-, Röteln- und Varizellenimpfstoffen. Bundesgesundheitsblatt 2013;56:1253-59 - https://www.pei.de/SharedDocs/Downloads/wiss-publikationen-volltext/bundesgesundheitsblatt/2013/2013-sicherheit-impfstoffe-masern-mumps-roeteln.pdf?_blob=publicationFile&v=2 (aufgerufen 14.12.23)

[307] Fraiman J et al. Serious adverse events of special interest following mRNA vaccination in randomized trials in adults. Vaccine 2022;40:5798-5805 - https://www.sciencedirect.com/science/article/pii/S0264410X22010283 (aufgerufen 14.12.23)

[308] Demicheli V et al. Vaccines for preventing influenza in healthy adults. Cochrane Database of Systematic Reviews 2018 - http://doi.wiley.com/10.1002/14651858.CD001269.pub6 (aufgerufen 14.12.23)

[309] Barda N et al. Safety of the BNT162b2 mRNA COVID-19 Vaccine in a Nationwide Setting. N Engl J Med 2021;385:1078–90 - http://www.nejm.org/doi/10.1056/NEJMoa2110475 (aufgerufen 14.12.23)

[310] Pfizer. BNT162b2 Risk Management Plan Version 5 - https://web.archive.org/web/20220618041421/https://www.ema.europa.eu/en/documents/rmp-summary/comirnaty-epar-risk-management-plan_en.pdf (aufgerufen 14.12.23)

[311] Pfizer. BNT162b2 + BNT162b2 BA.1 + BNT162b2 BA.4-5 Risk Management Plan 10.0 vom Juni 2023 - https://www.ema.europa.eu/en/documents/rmp-summary/comirnaty-epar-risk-management-plan_en.pdf (aufgerufen 14.12.23)

[312] EMA. EMA recommends standard marketing authorization for Comirnaty and Spikevax COVID-vaccines - https://www.ema.europa.eu/en/news/ema-recommends-standard-marketing-authorisations-comirnaty-spikevax-covid-19-vaccines (aufgerufen 14.12.23)

[313] Moderna. EU Risk Management Plan for Spikevax (COVID-19mRNA vaccine) V3 2022 - https://web.archive.org/web/20220308142931/https://www.ema.europa.eu/en/documents/rmp-summary/spikevax-previously-covid-19-vaccine-moderna-epar-risk-management-plan_en.pdf (aufgerufen 14.12.23)

[314] Moderna. EU Risk Management Plan for Spikevax (COVID-19mRNA vaccine) V7.1 vom Juli 2023 - https://www.ema.europa.eu/en/documents/rmp-summary/spikevax-previously-covid-19-vaccine-moderna-epar-risk-management-plan_en.pdf (aufgerufen 29.11.23)

[315] AstraZeneca. European Union Risk Management Plan (EU RMP) for Vaxzevria (ChAdOx1-S [recombinant) V4. 2022 - https://web.archive.org/web/20220530143923/https://www.ema.europa.eu/en/documents/rmp-summary/vaxzevria-previously-covid-19-vaccine-astrazeneca-epar-risk-management-plan_en.pdf (aufgerufen 14.12.23)

[316] AstraZeneca. European Union Risk Management Plan (EU RMP) for Vaxzevria (ChAdOx1-S [recombinant) V7 vom Februar 2023 - https://www.ema.europa.eu/en/documents/rmp-summary/vaxzevria-previously-covid-19-vaccine-astrazeneca-epar-risk-management-plan_en.pdf (aufgerufen 29.11.23)

[317] Janssen. European Union Risk Management Plan VAC31518 (Ad26.COV2.S) V3.1. 2022 - https://web.archive.org/web/20220623095322/https://www.ema.europa.eu/en/documents/rmp-summary/covid-19-vaccine-janssen-epar-risk-management-plan_en.pdf (aufgerufen 14.12.23)

[318] Su et al. Anaphylaxis after vaccination reported to the Vaccine Adverse Event Reporting System, 1990–2016. J Allergy Clin Immunol 2019;143:1465–73 - https://www.ncbi.nlm.nih.gov/pmc/articles/PMC6580415/pdf/nihms-1032255.pdf (aufgerufen 14.12.23)

[319] Janssen. European Union Risk Management Plan VAC31518 (Ad26.COV2.S) V5.3. 2022 - https://www.ema.europa.eu/en/documents/rmp-summary/covid-19-vaccine-janssen-epar-risk-management-plan_en.pdf (aufgerufen 14.12.23)

[320] Novavax. EU Risk Management Plan Nuvaxovid (COVID-19 vaccine recombinant, adjuvanted) 2021 V2.1 - https www.:// ema.europa.eu/en/documents/rmp-summary/nuvaxovid-epar-risk-management-plan_en.pdf (aufgerufen 14.12.23)

[321] Valneva. EMA Risk Management Plan for COVID-19 Vaccine Valneva vom 9. Juni 2022 - https://www.ema.europa.eu/en/documents/rmp-summary/covid-19-vaccine-inactivated-adjuvanted-valneva-epar-risk-management-plan_en.pdf (aufgerufen am 29.11.23)

[322] Deutsche Herzstiftung. Interview mit K. Lauterbach. 2/21 - https://www.herzstiftung.de/ihre-herzgesundheit/coronavirus/interview-lauterbach (aufgerufen 14.12.23)

[323] Lauterbach K. Twitter 14.8.21 - https://twitter.com/Karl_Lauterbach/status/1426323236019650564?ref_src=twsrc%5Etfw%7Ctwcamp%5Etweetembed%7Ctwterm%5E1426323236019650564%7Ctwgr%5E9513c18cd414edd29f8dc05946a1b1f02bbba20a%7Ctwcon%5Es1_&ref_url=https%3A%2F%2Fweltwoche.ch%2Fdaily%2Fnaja-das-war-eine-uebertreibung-der-deutsche-gesundheitsminister-gibt-zu-dass-die-impfung-gegen-covid-19-alles-andere-als-nebenwirkungsfrei-ist%2F (aufgerufen 14.12.23)

[324] ZDF. Interview mit K. Lauterbach. 12.3.23 - https://www.zdf.de/nachrichten/politik/corona-hilfe-impfschaeden-long-covid-lauterbach-100.html (ab Min. 2) (aufgerufen 14.12.23)

[325] Status. Skandal! Ärztekammer befahl Experten und Ärzten die Impfempfehlung. 08.03.2023 - https://derstatus.at/corona/aerztekammer-diktierte-impf-empfehlung-466.html (aufgerufen am 29.11.23)

[326] Belakowitsch et al. Parlamentarische Anfrage an den Gesundheitsminister. 22.10.2021 - https://www.parlament.gv.at/doku-ment/XXVII/J/8369/fname_1006689.pdf (aufgerufen 14.12.23)

[327] Szekeres T. 325/ 2021 Rundschreiben ÖÄK. 02.12.2021 - https://www.universi-med.com/_storage/asset/108617/storage/mas-ter/file/6126611/%C3%96%C3%84K_RS%202021_325%20Beratung%20von%20Pati-entInnen%20iZshg%20mit%20COVID-19-Schutzimpfung.pdf (aufgerufen 29.11.23)

[328] ICI Initiative für evidenzbasierte Corona Informationen. Offener Brief an den Präsidenten der Österreichischen Ärztekammer. 14.12.2021 - https://www.initia-tive-corona.info/fileadmin/dokumente/Offener_Brief_an_den_Praesidenten_der_O-esterreichischen_Aerztekammer.pdf (aufgerufen 14.12.23)

[329] Der STANDARD. Medizinische Fake-News. 16.12.2021 - https://www.derstan-dard.at/story/2000131963216/medizinische-fake-news (aufgerufen 14.12.23)

[330] MeinBezirk.at. Schulärztin droht Kündigung wegen Kritik an Corona-Impfung bei Kindern. 21.12.2021 - https://www.meinbezirk.at/wien/c-lokales/wegen-kritik-an-corona-impfung-bei-kindern_a5076643 (aufgerufen 14.12.23)

[331] News ORF.at. Ärzte als Impfgegner. ÖGK droht mit harten Konsequenzen. 16.12.2021 - https://orf.at/stories/3240427/ (aufgerufen 14.12.23)

[332] Noe ORF.at. Impfkritische Ärzte: Disziplinaranwalt prüft. 24.12.2021 - https://noe.orf.at/stories/3135807/ (aufgerufen 14.12.23)

[333] Der STANDARD. Die "Evidenzen" der 199 impfskeptischen Ärztinnen und Ärzte. 16.12.2021 - https://www.derstandard.de/story/2000131945440/die-eviden-zen-der-199-impfskeptischen-aerztinnen-und-aerzte (aufgerufen 14.12.23)

[334] Meslé MMI et al. Estimated number of deaths directly averted in people 60 years and older as a result of COVID-19 vaccination in the WHO European Region, December 2020 to November 2021. Eurosurveillance 2021;26:pii=2101021 - https://www.eurosurveillance.org/content/10.2807/1560-7917.ES.2021.26.47.2101021 (aufgerufen 14.12.23)

[335] Krone. Greil über Ärztebrief: "Das ist völliger Unsinn!" 17.12.2021 - https://www.krone.at/2583171 (aufgerufen 14.12.23)

[336] Twitter Thread von Th. Szekeres - https://twitter.com/ThomasSzekeres/sta-tus/1471380904761307137 (aufgerufen 14.12.23)

[337] Tiroler Tageszeitung. 200 heimische Ärzte als Impfkritiker: Kammer prüft Schritte – Kommentare 17.12.2021 - https://www.tt.com/artikel/30808535/200-heimi-sche-aerzte-als-impfkritiker-kammer-prueft-schritte (aufgerufen 14.12.23)

[338] Kurier. Ärzte als Impfskeptiker: Was Ärztekammer und Intensivmediziner ent-gegnen. 17.12.2021 - https://kurier.at/wissen/gesundheit/aerzte-als-impfskeptiker-was-aerztekammer-und-intensivmediziner-entgegnen/401844634 (aufgerufen 14.12.23)

[339] Kurier. Kündigung für impfkritische Wiener Schulärztin. 23.12.2021 - https://ku-rier.at/chronik/wien/kuendigung-fuer-impfkritische-wiener-schulaerztin/401851756 (aufgerufen 14.12.23)

[340] Vorarlberg ORF.at. Impfskeptikerin: Vertrag mit Schulärztin vor dem Ende. 21.12.2021 - https://vorarlberg.orf.at/stories/3135394/ (aufgerufen 14.12.23)

[341] Vienna.at. Entlassung impfkritischer Schulärzte wird geprüft. 21.12.2021 - https://www.vienna.at/entlassung-impfkritischer-schulaerzte-wird-ge-prueft/7236319 (aufgerufen 14.12.23)

[342] MeinBezirk.at. Hohe Strafen drohen – Streit unter Ärzten zur Impfpflicht ent-brannt. 17.12.2021 - https://www.meinbezirk.at/c-gesundheit/streit-unter-aerzten-zur-impfpflicht-entbrannt_a5069473 (aufgerufen 14.12.23)

[343] Replik des Kammerpräsidenten. 23.12.2021 - https://www.aek-wien.at/documents/263869/411179/211228_RS+2021_344+Replik+und+Fakten-check+Offener+Brief.pdf/27ee31d9-b250-e401-b9ea-c95a6b4853d1 (aufgerufen 14.12.23)

[344] Ohne Autorenangabe, ohne Titel, ohne Datum - https://www.arztnoe.at/fileadmin/Data/Documents/pdfs/Coronavirus/2021-Corona/2021-4Quartal_Corona/RS344_Replik_Offener_Brief.pdf (aufgerufen 14.12.23)

[345] RND.de. Ein Vorbild für Deutschland? Wie Israel seine vierte Corona-Welle gebrochen hat. 20.11.2021 - https://www.rnd.de/gesundheit/israel-wie-das-land-seine-vierte-corona-welle-gebrochen-hat-LGK4DEALYTJQGNTJZWWLGRTWM4.html (aufgerufen 14.12.23)

[346] Our World in Data. Israel: Coronavirus Pandemic Country Profile. 29.03.2023 - https://ourworldindata.org/coronavirus/country/israel (aufgerufen 14.12.23)

[347] AFP Faktencheck. Studienautor dementiert: Diese Harvard-Studie belegt nicht die Wirkungslosigkeit von Corona-Impfungen. 22.10.2021 - https://faktencheck.afp.com/http%253A%252F%252Fdoc.afp.com%252F9Q83WH-1 (aufgerufen 14.12.23)

[348] Subramanian et al. The author's reply: Need for a multi-prolonged population-level strategy to manage SARS-CoV-2 infection. Eur J Epidem 2021;36:1247-51 - https://link.springer.com/article/10.1007/s10654-021-00827-4 (aufgerufen 14.12.23)

[349] Bundesministerium für Soziales, Gesundheit, Pflege und Konsumentenschutz. Fachinformationen und Rechtliches - https://web.archive.org/web/20230626120936/https://www.sozialministerium.at/Corona/fachinformationen.html#corona-schutzimpfung (aufgerufen 14.12.23, nur noch über web.archive verfügbar)

[350] Sönnichsen et al. Antwort auf den „Faktencheck" zur COVID-Impfung im Rundschreiben 344/2021. 24.01.2022 - https://www.experts4evidence.com/fileadmin/dokumente/2022-01-24_Antwort_auf_die_Replik_der_Kammer.pdf (aufgerufen 14.12.23)

[351] Ärzte stehen auf. Offener Brief. 13.12.2021 - https://aerzte-stehen-auf.de/offener-brief/ (aufgerufen 14.12.23)

[352] Tagesschau. Ärzte als Impfskeptiker. 24.01.2022 - https://www.tagesschau.de/faktenfinder/aerzte-stehen-auf-101.html (aufgerufen 14.12.23)

[353] Report24. Am Geburtstag des Grundgesetzes: Das Verfahren gegen Prof. Dr. Sucharit Bhakdi hat begonnen. 23.05.2023 - https://report24.news/am-geburtstag-des-grundgesetzes-das-verfahren-gegen-prof-dr-sucharit-bhakdi-hat-begonnen/ (aufgerufen 14.12.23)

[354] Mimikama e.V. Über Mimikama – Verein zur Aufklärung über Internetmissbrauch. 2023 - https://www.mimikama.org/ueber-uns/ (aufgerufen 14.12.23)

[355] Novotny R. Mimikama. Ein offener Brief, von vielen Ärzten unterzeichnet, verunsichert, doch er enthält auch viele Falschinformationen. 27.12.2021 - https://www.mimikama.org/offener-brief-falschinformationen/ (aufgerufen 14.12.23)

[356] Die ganze Woche. Dr. Andreas Sönnichsen – „Es gibt keinen Grund, die Impfpflicht einzuführen". 01/2022 - https://www.ganzewoche.at/inhalte/artikel/?idartikel=13209 (aufgerufen 14.12.23)

[357] Heute. Coronakritischer Professor von MedUni Wien gefeuert. 16.12.2021 - https://www.heute.at/s/corona-kritischer-professor-andreas-soennichsen-von-med-uni-wien-gefeuert-100179350 (aufgerufen 14.12.23)

[358] Österreichischer Presserat. Ehrenkodex für die österreichische Presse. 07.03.2019 - https://www.presserat.at/show_content.php?sid=3 (aufgerufen 14.12.23)

[359] Wissenschaftliche Initiative Gesundheit für Österreich - https://www.gesundheit-oesterreich.at/ (aufgerufen 14.12.23)

[360] Wissenschaftliche Initiative Gesundheit für Österreich. Studienbibliothek - https://www.gesundheit-oesterreich.at/studienbibliothek/ (aufgerufen 14.12.23)

[361] Wissenschaftliche Initiative Gesundheit für Österreich. Sachliche Argumente gegen die Impfpflicht. 22.12.2021 - https://www.gesundheit-oesterreich.at/sachliche-argumente-gegen-die-impfpflicht/ (aufgerufen 14.12.23)

[362] Wissenschaftliche Initiative Gesundheit für Österreich. WHO Pandemievertrag I: WHO will sich jetzt über die Verfassung ihrer Mitgliedsländer stellen. 07.03.2022 - https://www.gesundheit-oesterreich.at/who-will-sich-jetzt-ueber-die-verfassung-ihrer-mitgliedslaender-stellen/ (aufgerufen 14.12.23)

[363] Wissenschaftliche Initiative Gesundheit für Österreich. Indikation, Kontraindikationen und Nutzen-Schaden-Verhältnis der COVID-Impfung. 26.07.2022 - https://www.gesundheit-oesterreich.at/wp-content/uploads/2022/07/2022-07-26-Evidenzzusammenfassung-COVID-Impfung.pdf (aufgerufen 14.12.23)

[364] Paul-Ehrlich-Institut, Deutschland - https://www.pei.de (aufgerufen 14.12.23)

[365] Bundesamt für Sicherheit im Gesundheitswesen, Österreich - https://www.basg.gv.at/ (aufgerufen 14.12.23)

[366] Schweizerisches Heilmittelinstitut Swissmedic - https://www.swissmedic.ch/ (aufgerufen 14.12.23)

[367] Europäische Datenbank gemeldeter Verdachtsfälle von Arzneimittelnebenwirkungen - https://www.adrreports.eu/de/index.html (aufgerufen 14.12.23)

[368] Vaccine Adverse Event Reporting Sysrtem - https://vaers.hhs.gov/ (aufgerufen 14.12.23)

[369] Paul-Ehrlich-Institut. Sicherheitsbericht - Verdachtsfälle von Nebenwirkungen und Impfkomplikationen nach Impfung zum Schutz vor COVID-19. 27.-31.12.2020 - https://www.pei.de/SharedDocs/Downloads/DE/newsroom/dossiers/sicherheitsberichte/sicherheitsbericht-27-12-bis-31-12-20.pdf?_blob=publicationFile&v=6 (aufgerufen 14.12.23)

[370] Paul-Ehrlich-Institut. Sicherheitsbericht - Verdachtsfälle von Nebenwirkungen und Impfkomplikationen nach Impfung zum Schutz vor COVID-19. 27.12.2020-10.1.2021 - https://www.pei.de/SharedDocs/Downloads/DE/newsroom/dossiers/sicherheitsberichte/sicherheitsbericht-27-12-bis-10-01-21.pdf?_blob=publicationFile&v=4 (aufgerufen 14.12.23)

[371] Paul-Ehrlich-Institut. Sicherheitsbericht - Verdachtsfälle von Nebenwirkungen und Impfkomplikationen nach Impfung zum Schutz vor COVID-19. 27.12.2020-30.6.2022 - https://www.pei.de/SharedDocs/Downloads/DE/newsroom/dossiers/sicherheitsberichte/sicherheitsbericht-27-12-20-bis-30-06-22.pdf?_blob=publicationFile&v=6 (aufgerufen 14.12.23)

[372] Der Corona-Impfcheck - https://www.infektionsschutz.de/coronavirus/schutzimpfung/der-corona-impfcheck/#c17448 (aufgerufen 14.12.23)

[373] European Centre for Disease Prevention and Control. COVID-19 Vaccine Tracker. 9.3.2023 - https://qap.ecdc.europa.eu/public/extensions/COVID-19/vaccine-tracker.html#uptake-tab (aufgerufen 14.12.23)

[374] Weißer K et al. Verdachtsfälle von Impfkomplikationen nach dem Infektionsschutzgesetz und Verdachtsfälle von Nebenwirkungen (von Impfstoffen) nach dem Arzneimittelgesetz vom 1. 1. 2004 bis zum 31. 12. 2005. Bundesgesundheitsbl. 2007;50:1404–17 - http://link.springer.com/10.1007/s00103-007-0368-6 (aufgerufen 14.12.23)

[375] Burkhardt A, Lang W. Todesursache nach COVID-19-Impfung. 2021 - https://www.pathologie-konferenz.de/Tod_nach_COVID-19-Impfung_www_pathologie-konferenz_de.pdf (aufgerufen 14.12.23)

[376] Schwab et al. Autopsy-based histopathological characterization of myocarditis after anti-SARS-CoV-2-vaccination. Clin Res Cardiol 2023;112:431-40 - https://www.ncbi.nlm.nih.gov/pmc/articles/PMC9702955/ (aufgerufen 14.12.23)

[377] BASG. Bericht über Meldungen vermuteter Nebenwirkungen nach Impfungen zum Schutz vor COVID-19 - https://www.basg.gv.at/fileadmin/redakteure/05_KonsumentInnen/Impfstoffe/Bericht_BASG_Nebenwirkungsmeldungen_27.12.2020-31.12.2022_BTVI.pdf (aufgerufen 14.12.23)

[378] Swissmedic. Verdachtsmeldungen von unerwünschten Wirkungen der COVID-19-Impfstoffe. 22.1.2021 - https://www.swissmedic.ch/swissmedic/de/home/news/coronavirus-covid-19/verdachtsmeldungen-impfstoff-covid19.html (aufgerufen 14.12.23)

[379] Swissmedic. Verdachtsmeldungen von unerwünschten Wirkungen der COVID-19-Impfstoffe in der Schweiz. 24.2.2023 - https://www.swissmedic.ch/swissmedic/de/home/news/coronavirus-covid-19/covid-19-vaccines-safety-update-19.html (aufgerufen 14.12.23)

[380] European Medicines Agency. COVID-19 vaccines safety update. 08.12.2022 - https://www.ema.europa.eu/en/documents/covid-19-vaccine-safety-update/covid-19-vaccines-safety-update-8-december-2022_en.pdf (aufgerufen 14.12.23)

[381] Eudravigilance. Number of individual cases identified in EudraVigilance in EEA countries for Tozinameran (up to 14/12/2023) - https://dap.ema.europa.eu/analytics/saw.dll?PortalPages&PortalPath=%2Fshared%2FPHV%20DAP%2F_portal%2FDAP&Action=Navigate&P0=1&P1=eq&P2=%22Line%20Listing%20Objects%22.%22Substance%20High%20Level%20Code%22&P3=1+42325700 (Reiter: Number of Individual Cases by EEA Countries, aufgerufen 14.12.23)

[382] Our World in Data. COVID-vaccine dose by manufacturer and country. https://ourworldindata.org/grapher/covid-vaccine-doses-by-manufacturer?country=FIN~HRV (aufgerufen 14.12.23)

[383] PEI. Rote-Hand-Briefe - https://www.pei.de/DE/newsroom/veroffentlichungen-arzneimittel/rote-hand-briefe/rote-hand-briefe-node.html (aufgerufen 14.12.23)

[384] Tuvali O et al. The incidence of myocarditis and pericarditis in post COVID-19 unvaccinated patients – A large population-based study. JCM 2022;11:2219 - https://www.mdpi.com/2077-0383/11/8/2219 (aufgerufen 14.12.23)

[385] Patone M et al. Risk of Myocarditis After Sequential Doses of COVID-19 Vaccine and SARS-CoV-2 Infection by Age and Sex. Circulation 2022;146:743-54 - https://www.ncbi.nlm.nih.gov/pmc/articles/PMC9439633/pdf/cir-146-743.pdf (aufgerufen 14.12.23)

[386] Patone M et al. Risks of myocarditis, pericarditis, and cardiac arrhythmias associated with COVID-19 vaccination or SARS-CoV-2 infection. Nat Med 2022;28:410–22 - https://www.nature.com/articles/s41591-021-01630-0 (aufgerufen 14.12.23)

[387] Kang M et al. Viral Myocarditis. StatPearls 2022 - https://www.ncbi.nlm.nih.gov/books/NBK459259/

[388] Gill JR et al. Autopsy Histopathologic Cardiac Findings in Two Adolescents Following the Second COVID-19 Vaccine Dose. Archives of Pathology & Laboratory Medicine 2022;146:925-29 - https://meridian.allenpress.com/aplm/article/doi/10.5858/arpa.2021-0435-SA/477788/Autopsy-Histopathologic-Cardiac-Findings-in-Two

[389] Park DY et al. Myocarditis after COVID-19 mRNA vaccination: A systematic review of case reports and case series. Clinical Cardiology 2022;45:691-700 - https://onlinelibrary.wiley.com/doi/10.1002/clc.23828 (aufgerufen 14.12.23)

[390] Meron Grossman S et al. Characterization and long-term outcomes of patients with myocarditis: a retrospective observational study. Adv Interv Cardiol 2021;17:60–67 - https://www.termedia.pl/doi/10.5114/aic.2021.104770 (aufgerufen 14.12.23)

[391] Ghanizada M, Kristensen SL, Bundgaard H, Rossing K, Sigvardt F, Madelaire C, u. a. Long-term prognosis following hospitalization for acute myocarditis - a matched nationwide cohort study. Scand Cardiovasc J 2021;55:264–9 - https://www.tandfonline.com/doi/epdf/10.1080/14017431.2021.1900596?needAccess=true&role=button (aufgerufen 14.12.23)

[392] Cirillo N et al. The association between COVID-19 vaccination and Bell's palsy. The Lancet Infectious Diseases 2022;22:5–6 - https://linkinghub.elsevier.com/retrieve/pii/S1473309921004679 (aufgerufen 14.12.23)

[393] Van der Boom et al. Observed-over-expected analysis as additional method for pharmacovigilance signal detection in large-scaled spontaneous adverse event reporting. Pharmacoepidem Drug Saf 2023 - https://onlinelibrary.wiley.com/doi/epdf/10.1002/pds.5610 (aufgerufen 14.12.23)

[394] Albakri K et al. Bell's palsy and COVID-19 vaccines: A systematic review and meta-analysis. Vaccines 2023;11:236 - https://www.ncbi.nlm.nih.gov/pmc/articles/PMC9961047/pdf/vaccines-11-00236.pdf (aufgerufen 14.12.23)

[395] Mani A et al. Thromboembolism after COVID-19 vaccination: A systematic review of such events in 286 patients. Annals of Vascular Surgery 2022;S0890509622002199 - https://linkinghub.elsevier.com/retrieve/pii/S0890509622002199 (aufgerufen 14.12.23)

[396] Kim AY et al. Thrombosis patterns and clinical outcome of COVID-19 vaccine-induced immune thrombotic thrombocytopenia: A systematic review and meta-analysis. International Journal of Infectious Diseases 2022;119:130–9 - https://linkinghub.elsevier.com/retrieve/pii/S1201971222001710 (aufgerufen 14.12.23)

[397] Taquet M et al. Cerebral venous thrombosis and portal vein thrombosis: A retrospective cohort study of 537,913 COVID-19 cases. EClinicalMedicine 2021;39:101061 – https://pubmed.ncbi.nlm.nih.gov/34368663/ (aufgerufen 14.12.23)

[398] Aleem A et al. Coronavirus (COVID-19) Vaccine-Induced Immune Thrombotic Thrombocytopenia (VITT) StatPearls 2022 - http://www.ncbi.nlm.nih.gov/books/NBK570605/ (aufgerufen 14.12.23)

[399] Rote-Hand-Brief. COVID-19 Vaccine AstraZeneca: Risiko von Thrombozytopenie und Gerinnungsstörungen. 03/2021 - https://www.pei.de/SharedDocs/Downloads/DE/newsroom/veroeffentlichungen-arzneimittel/rhb/21-03-23-covid-19-vaccine-astrazeneca.pdf?__blob=publicationFile&v=2 (aufgerufen 14.12.23)

[400] Ab Rahman N et al. Risk of serious adverse events after the BNT162b2, CoronaVac, and ChAdOx1 vaccines in Malaysia: A self-controlled case series study. Vaccine 2022;S0264410X22007009 - https://linkinghub.elsevier.com/retrieve/pii/S0264410X22007009 (aufgerufen 14.12.23)

[401] Greenhawt M et al. The Risk of Allergic Reaction to SARS-CoV-2 Vaccines and Recommended Evaluation and Management: A Systematic Review, Meta-Analysis, GRADE Assessment, and International Consensus Approach. The Journal of Allergy and Clinical Immunology: In Practice 2021;9:3546–67 - https://linkinghub.elsevier.com/retrieve/pii/S2213219821006711 (aufgerufen 14.12.23)

[402] Klimek L et al. Allergische Reaktionen auf COVID-19-Impfstoffe – Evidenz und praxisorientiertes Vorgehen. Internist 2021;62:326–32 - https://www.ncbi.nlm.nih.gov/pmc/articles/PMC7881317/ (aufgerufen 14.12.23)

[403] Alhumaid S et al. Anaphylactic and nonanaphylactic reactions to SARS-CoV-2 vaccines: a systematic review and meta-analysis. Allergy Asthma Clin Immunol 2021;17:109 - https://www.ncbi.nlm.nih.gov/pmc/articles/PMC8520206/pdf/13223_2021_Article_613.pdf (aufgerufen 14.12.23)

[404] Hertel M et al. Real-world evidence from over one million COVID-19 vaccinations is consistent with reactivation of the varicella-zoster virus. J Eur Acad Dermatol Venereol 2022;36:1342-48 - https://www.ncbi.nlm.nih.gov/pmc/articles/PMC9114991/pdf/JDV-36-1342.pdf (aufgerufen 14.12.23)

[405] Fiorini et al. Stroke seven hours after SARS-CoV-2 vaccination. Clinics 2023;78:100193 - https://www.ncbi.nlm.nih.gov/pmc/articles/PMC10083198/pdf/main.pdf (aufgerufen 14.12.23)

[406] Dickerman BA et al. Comparative Safety of BNT162b2 and mRNA-1273 Vaccines in a Nationwide Cohort of US Veterans. JAMA Intern Med 2022;182:739-46 - https://jamanetwork.com/journals/jamainternalmedicine/fullarticle/2793236 (aufgerufen 14.12.23)

[407] Jabagi MJ et al. Myocardial Infarction, Stroke, and Pulmonary Embolism After BNT162b2 mRNA COVID-19 Vaccine in People Aged 75 Years or Older. JAMA 2022;327:80–2 - https://jamanetwork.com/journals/jama/fullarticle/2786667 (aufgerufen 14.12.23)

[408] Botton J et al. Risk for Myocardial Infarction, Stroke, and Pulmonary Embolism Following COVID-19 Vaccines in Adults Younger Than 75 Years in France. Ann Int med 2022;175:1250-57 - https://pubmed.ncbi.nlm.nih.gov/35994748/ (aufgerufen 14.12.23)

[409] CDC. CDC&FDA identify preliminary COVID-19 vaccine safety signal for persons aged 65 and older. 13.1.2023 - https://www.cdc.gov/coronavirus/2019-ncov/vaccines/safety/bivalent-boosters.html (aufgerufen 14.12.23)

[410] Rahmig J et al. Acute Ischemic Stroke in the Context of SARS-CoV-2 Vaccination: A Systematic Review. Neuropsychiatric Dis Treat 2022;18:1907-16 - https://www.ncbi.nlm.nih.gov/pmc/articles/PMC9440672/pdf/ndt-18-1907.pdf (aufgerufen 14.12.23)

[411] Deutscher Bundestag. Ursache für Post-Vac-Syndrom weiter unklar. 6.1.2023 - https://www.bundestag.de/presse/hib/kurzmeldungen-928586 (aufgerufen 14.12.23)

[412] Welt. „Wir sind keine Impfgegner, wir sind einfach kranke Menschen" 10.02.2023 - https://www.welt.de/politik/deutschland/plus243697693/Corona-Impfung-Wir-sind-keine-Impfgegner-wir-sind-kranke-Menschen.html (aufgerufen 14.12.23)

[413] Universitätsklinikum Marburg. Spezialsprechstunde Post-Vax-Ambulanz - https://www.ukgm.de/ugm_2/deu/umr_kar/51186.html (aufgerufen 14.12.23)

[414] Krumholz H et al. Post-Vaccination-Syndrome: A descriptive analysis of reported symptoms and patient experiences after COVID-19 immunization. medRxiv 2023 - https://www.medrxiv.org/content/10.1101/2023.11.09.23298266v1 (aufgerufen 14.12.23)

[415] Hazell L et al. Under-reporting of adverse drug reactions : a systematic review. Drug Saf 2006;29:385–96 - https://pubmed.ncbi.nlm.nih.gov/16689555/ (aufgerufen 14.12.23)

[416] BKK ProVita. Nebenwirkungen Coronaimpfung. 2022 - https://web.archive.org/web/20220225182653/https://bkk-provita.de/wp-content/uploads/2022/02/Anlage-Nebenwirkungen-Corona-Impfung.pdf (aufgerufen 14.12.23)

[417] Kassenärztliche Bundesvereinigung. Impfstoffe gegen COVID-19: Vergleich Anzahl der Impfungen mit Anzahl der codierten Impfnebenwirkungen 2016-2021. 2022 - https://www.epochtimes.de/assets/uploads/2022/06/2022-06-16_Anfrage-_codierte-Impfnebenwirkungen-Covid-19.pdf (aufgerufen 14.12.23)

[418] Paul-Ehrlich-Institut. Sicherheitsbericht COVID-19 Impfung bis 31.12.2021. 2022 - https://www.pei.de/SharedDocs/Downloads/DE/newsroom/dossiers/sicherheitsberichte/sicherheitsbericht-27-12-20-bis-31-12-21.pdf?__blob=publicationFile&v=5 (aufgerufen 14.12.23)

[419] Autorengruppe „7Argumente". Eine COVID-19-Impfpflicht ist verfassungswidrig. 9. März 2022 - https://7argumente.de/ (aufgerufen am 14.12.2023)

[420] Statistisches Bundesamt. Sonderauswertung zu Sterbefallzahlen der Jahre 2020 bis 2022 - Entwicklung im Jahr 2021 - https://www.destatis.de/DE/Themen/Gesellschaft-Umwelt/Bevoelkerung/Sterbefaelle-Lebenserwartung/sterbefallzahlen.html (aufgerufen 14.12.23)

[421] Autorengruppe „7Argumente". Anlage 5: Die erhöhte Sterblichkeit im Jahr 2021. 2022 - https://7argumente.de/anlage-5/ (aufgerufen 14.12.23)

[422] Kuhbandner C et al. Estimation of axcess mortality in Germany during 2020-2022. Cureus 2023;15(5):e39371 - https://www.cureus.com/articles/149410-estimation-of-excess-mortality-in-germany-during-2020-2022#!/ (aufgerufen 14.12.23)

[423] destatis. 12612-0002: Lebendgeborene: Deutschland, Monate Geschelcht. 2018-2023 - https://www-genesis.destatis.de/genesis//online?operation=table&code=12612-0002&bypass=true&levelindex=1&levelid=1701282653990#abreadcrumb (aufgerufen 14.12.23)

[424] Prasad S et al. Systematic review and meta-analysis of the effectiveness and perinatal outcomes of COVID-19 vaccination in pregnancy. Nat Commun 2022;13:2414 - https://www.nature.com/articles/s41467-022-30052-w (aufgerufen 14.12.23)

[425] Shimabukuro TT et al. Preliminary findings of mRNA COVID-19 vaccine safety in pregnant persons. N Engl J Med 2021;384:2273–82 - http://www.nejm.org/doi/10.1056/NEJMoa2104983 (aufgerufen 14.12.23)

[426] Frank G. Das Staatsverbrechen. Warum die Corona-Krise erst dann endet, wenn die Verantwortlichen vor Gericht stehen. Achgut Edition, 1. Auflage, Berlin 2023 - https://shop.achgut.com/products/das-staatsverbrechen-warum-die-corona-krise-erst-dann-endet (aufgerufen 14.12.23)

[427] Donato F MEP et al. Priority question for qritten answer P-002869/2023 - https://www.europarl.europa.eu/doceo/document/P-9-2023-002869_EN.pdf (aufgerufen 14.12.23)

[428] Michels C et al. Int J of Vaccine Theory, Practice, and Research 2023;3:973 - https://ijvtpr.com/index.php/IJVTPR/article/view/86/224 (aufgerufen 14.12.23)

[429] Bardosh et al. COVID-19 vaccine boosters for young adults: a risk benefit assessment and ethical analysis of mandate policies at universities. J Med Ethics 2023 - https://jme.bmj.com/content/medethics/early/2022/12/05/jme-2022-108449.full.pdf (aufgerufen 14.12.23)

[430] EMA. CHMP Assessment Report. 21.12.2020 - https://web.archive.org/web/20201223214954/https://www.ema.europa.eu/en/documents/assessment-report/comirnaty-epar-public-assessment-report_en.pdf (aufgerufen 14.12.23)

[431] Guetzkow et al. Effect of mRNA vaccine manufacturing processes on efficacy and safety still an open question. BMJ 2022;378:o1731 - https://www.bmj.com/content/378/bmj.o1731/rr-2 (aufgerufen am 14.12.23)

[432] Speicher D. et al. DNA fragments detected in monovalent and bivalent Pfizer/BioNTech and Moderna modRNA COVID-19 vaccines from Ontario, Canada: Exploratory dose response relationship with serious adverse events. OSFPreprints 2023 - https://osf.io/preprints/osf/mjc97 (aufgerufen 14.12.23)

[433] Demasi, M. Researchers "alarmed" to find DNA contamination in Pfizer covid-19 vaccine. 19.09.2023 - https://maryannedemasi.substack.com/p/researchers-alarmed-to-find-dna-contamination (aufgerufen 14.12.23)

[434] Epoch Times. Interview mit J.O. Kirchner. 19.09.2023 - https://www.epochtimes.de/politik/deutschland/biologe-massive-dna-verunreinigung-in-biontech-impfstoff-jede-impfung-damit-war-illegal-exklusives-interview-mit-dr-juergen-kirchner-a4413751.html (aufgerufen 14.12.23)

[435] Kirchner J. Die Bedeutung der Risiken von DNA-Verunreinigungen im mRNA-Impfstoff Comirnaty von BioNTech für Geimpfte. 09.09.2023 - https://web.archive.org/web/20231010124654/https://www.genimpfstoffe.com/wp-content/uploads/2023/09/Ohne-Anlage-DNA-Kontamination-Comirnaty-bei-in-Deutschland-in-Umlauf-gebrachte-Chargen-16.09.23.pdf (aufgerufen 14.12.23)

[436] Schmeling M et al. -Batch-dependent safety of the BNT162b2 mRNA COVID- 19 vaccine - https://onlinelibrary.wiley.com/doi/epdf/10.1111/eci.13998 (aufgerufen 14.12.23)

[437] Lim, S. et al. High spontaneous integration rates of end-modified linear DNAs upon mammalian cell transfection. Scientific Reports 2023;13:Article 1 - https://doi.org/10.1038/s41598-023-33862-0 (aufgerufen 14.12.23)

[438] Mulroney T et al. N1-methylpseudouridylation of mRNA causes +1 ribosomal frameshifting. Nature 2023 - https://www.nature.com/articles/s41586-023-06800-3 (aufgerufen 14.12.23)

[439] Irrgang P. et al. Class switch toward noninflammatory, spike-specific IgG4 antibodies after repeated SARS-CoV-2 mRNA vaccination. Science Immunology 2023;8:eade2798 - https://www.science.org/doi/epdf/10.1126/sciimmunol.ade2798 (aufgerufen 14.12.23)

[440] Shrestha et al. Risk of Coronavirus Disease 2019 (COVID-19) among those up-to-date and not up-to-date on COVID-19 vaccination by US CDC criteria. Plos One 2023;18:e0293449 - https://journals.plos.org/plosone/article?id=10.1371/journal.pone.0293449 (aufgerufen 14.12.23)

[441] Wang H et al. An immune evasion mechanism with IgG4 playing an essential role in cancer and implication for immunotherapy. J for Immunother of Cancer 2020;8:e000661 - https://www.ncbi.nlm.nih.gov/pmc/articles/PMC7443307/pdf/jitc-2020-000661.pdf (aufgerufen 14.12.23)

[442] Sönnichsen A. Warum die COVID-Impfstoffe keine Million Leben gerettet haben. Tkp 24.04.2023 - https://tkp.at/2023/04/24/warum-die-covid-impfstoffe-keine-million-leben-gerettet-haben/ (aufgerufen 14.12.23)

[443] Achgut.com. 04.05.2023 - https://www.achgut.com/artikel/warum_die_impfstoffe_keine_million_leben_gerettet_haben (aufgerufen 14.12.23)

[444] Der STANDARD. COVID-Impfstoffe retteten in Europa über eine Million Leben. 17.4.23 - https://www.derstandard.at/story/2000145558995/covid-impfstoffe-retteten-in-europa-ueber-eine-million-leben (aufgerufen 14.12.23)

[445] Meslé M et al. Estimated number of deaths directly averted as a result of COVID-19 vaccination. ECCMID2023, abstract 01898 - https://drive.google.com/file/d/18Q58-zOcz2Z_BZX4YwJ19oekSqwAkk24/view (aufgerufen 14.12.23)

[446] European Medicines Agency. Comirnaty COVID-19 mRNA vaccine (nucleoside modified). 21.12.2020 - https://www.ema.europa.eu/en/documents/smop-initial/chmp-summary-positive-opinion-comirnaty_en.pdf (aufgerufen 14.12.23)

[447] IPPNW. Der Nürnberger Kodex 1947 - http://www.ippnw-nuernberg.de/aktivitaet2_1.html (aufgerufen 14.12.23)

[448] Bundesärztekammer. 75 Jahre Nürnberger Kodex: Ethisches Manifest darf nicht missbraucht werden. 17.8.2022 - https://www.bundesaerztekammer.de/presse/aktuelles/detail/75-jahre-nuernberger-kodex-ethisches-manifest-darf-nicht-missbraucht-werden (aufgerufen 14.12.23)

[449] World Medical Association. WMA Declaration of Helsinki – Ethical principles for medical research involving human subjects 2013 - https://www.wma.net/policies-post/wma-declaration-of-helsinki-ethical-principles-for-medical-research-involving-human-subjects/ (aufgerufen 14.12.23)

[450] Deutschlandfunk. Lambrecht: Es wird keine allgemeine Impfpflicht geben. 26.07.2021 - https://www.deutschlandfunk.de/bundesjustizministerin-christine-lambrecht-spd-es-wird-100.html (aufgerufen 14.12.23)

[451] Kurier. Kanzler Kurz: Es gibt in Österreich keine Impfpflicht. 6,8,2021 - https://kurier.at/politik/inland/kanzler-kurz-es-gibt-in-oesterreich-keine-impf-pflicht/401465815 (aufgerufen 14.12.23)

[452] Deutschlandfunk. Spahn (CDU) lehnt allgemeine Impfpflicht weiter ab. 23.11.2021 - https://www.deutschlandfunk.de/gesundheitsminister-jens-spahn-zu-impfpflicht-100.html (aufgerufen 14.12.23)

[453] Deutscher Bundestag. Rund 554 Millionen Impfdosen bestellt. 19.1.2022 - https://www.bundestag.de/presse/hib/kurzmeldungen-878074#:~:text=Die%20Be-stellmenge%20lag%20im%20Fall,Johnson%26Johnson%20rund%2055%20%20Millio-nen%20Dosen (aufgerufen 14.12.23)

[454] Faktenfuchs: Bund muss 36 Millionen Corona-Impfdosen entsorgen. 29.1.2023 - https://www.br.de/nachrichten/deutschland-welt/rund-36-millionen-corona-impfdosen-abgelaufen-faktenfuchs,TTmO7lm (aufgerufen 14.12.23)

[455] Salzburger Nachrichten. Corona: So viele Impfdosen hat Österreich tatsächlich bestellt. 13.2.2023 - https://www.sn.at/panorama/wissen/corona-so-viele-impfdo-sen-hat-oesterreich-tatsaechlich-bestellt-133987576 (aufgerufen 14.12.23)

[456] COVID-19-Impfpflichtgesetz - https://www.parlament.gv.at/gegen-stand/XXVII/A/2173 (aufgerufen 14.12.23)

[457] ORF.at. Kanzler an Ungeimpfte: Weihnachten wird „ungemütlich". 11.11.2021 - https://orf.at/stories/3236155/ (aufgerufen 14.12.23)

[458] Liberation Express: Bist du überhaupt impffähig? https://www.liberation-ex-press.at/ (aufgerufen 14.12.23)

[459] ELSA AUF1, 28.1.2022; Impfunfähigkeitsbescheinigung per Mausklick: echte Hilfe oder bloß Geschäftemacherei? https://auf1.tv/elsa-auf1/impfunfaehigkeits-be-scheinigung-per-mausklick-echte-hilfe-oder-bloss-geschaeftemacherei/ (aufgerufen 14.12.23)

[460] Sönnichsen A. Offener Brief an die Salzburger Ärztekammer anlässlich der x-ten Vorladung der Disziplinarkommission. 26.10.2022 - https://aerzte-nicht-kam-mer.at/offener-brief-von-prof-soennichsen-an-salzburger-aerztekammer/ (aufgeru-fen 14.12.23)

[461] Heute. Ärzte berichten: !Ansturm auf Impfbefreiungen ist groß" 27.01.2022 - https://www.heute.at/s/aerzte-berichten-ansturm-auf-impfbefreiungen-ist-gross-100186704 (aufgerufen 14.12.23)

[462] Parlamentskorrespondenz Nr. 843. Nationalrat beschließt einstimmig Aus für COVID-19-Impfpflicht. 07.07.2022 - https://www.parlament.gv.at/aktuel-les/pk/jahr_2022/pk0843 (aufgerufen 14.12.23)

[463] Salzburg ORF.at. Freispruch für Impfkritiker, heftige Kritik an CoV-Politik. 09.02.2023 - https://salzburg.orf.at/stories/3194087/ (aufgerufen 14.12.23)

[464] Salzburg ORF.at. Staatsanwaltschaft beruft gegen Freispruch. 13.02.2023 - https://salzburg.orf.at/stories/3194572/ (aufgerufen 14.12.23)

[465] AUF1 Nachrichten. Prof. Sönnichsen zum zweiten Freispruch: „Wir bleiben dran für Recht und Freiheit". 4.7.2023 - https://auf1.tv/nachrichten-auf1/prof-soennich-sen-zum-zweiten-freispruch-wir-bleiben-dran-fuer-recht-und-freiheit (aufgerufen 14.12.23)

[466] Standard. Staatsanwaltschaft Salzburg beruft gegen Freispruch für impfkriti-schen Arzt Sönnichsen. 13.02.2023 - https://www.derstan-dard.de/story/2000143491030/staatsanwaltschaft-salzburg-beruft-gegen-freispruch-fuer-impfkritischen-arzt-soennichsen (aufgerufen 14.12.2023)

[467] Tagesschau. Masernimpfung wird Pflicht. 14.11.2019 - https://www.tages-schau.de/inland/masern-impfpflicht-107.html (aufgerufen 14.12.2023)

[468] Robert Koch Institut. Epidemiologische Situation der Masern und Röteln in Deutschland in 2022. 01.03.2023 - https://www.rki.de/DE/Content/Infekt/Impfen/Praevention/elimination_04_01.html - (aufgerufen 14.12.23)

[469] EbM-Netzwerk. Impfpflicht versus informierte Entscheidung. 02.05.2019 - https://www.ebm-netzwerk.de/de/veroeffentlichungen/pdf/stn-20190502-impfen.pdf (aufgerufen 14.12.23)

[470] BR24. Ärzte-Paar wegen falscher Atteste zu Haftstrafen verurteilt. 21.07.2023 - https://www.br.de/nachrichten/bayern/aerzte-paar-wegen-falscher-atteste-zu-haftstrafen-verurteilt,TkdIHUj (aufgerufen 14.12.23)

[471] MDR. Weimarer „Maskenrichter" wegen Rechtsbeugung verurteilt. 24.08.2023 - https://www.mdr.de/nachrichten/thueringen/mitte-thueringen/weimar/maskenrichter-corona-prozess-urteil-100.html (aufgerufen 14.12.23)

[472] WHO. The European Commission and WHO launch landmark digital health initiative to strengthen global health security. 05.06.2023 - https://www.who.int/news/item/05-06-2023-the-european-commission-and-who-launch-landmark-digital-health-initiative-to-strengthen-global-health-security (aufgerufen 14.12.23)

[473] Interdisziplinärer Verband für Gesundheitsberufe (IVFG). Geplante Änderungen der Internationalen Gesundheitsvorschriften der WHO. 21.09.2023 - https://ivfgesund.de/aktuelles/geplante-aenderungen-der-internationalen-gesundheitsvorschriften-der-who/ (aufgerufen 14.12.23)

[474] WHO. Our contributors. 2020-2021 - https://www.who.int/about/funding/contributors (aufgerufen 14.12.23)

[475] KRiStA – Netzwerk Kritische Richter und Staatsanwälte. Kommt die globale Gesundheitsdiktatur? 16.10.2023 - https://netzwerkkrista.de/2023/10/16/kommt-die-globale-gesundheitsdiktatur/ (aufgerufen 14.12.23)

[476] European Commission. Digital Service Act. 2023 - https://commission.europa.eu/strategy-and-policy/priorities-2019-2024/europe-fit-digital-age/digital-services-act_en (aufgerufen 14.12.23)

[477] Antes G et al. Offener Brief an die Vorsitzenden der SPD, CDU, CSU, FDP, Linke und Bündnis90/Die Grünen. 09.2021 - https://www.openbook-berlin.com/ (aufgerufen 14.12.23)

[478] Lindner C. Antwort auf den offenen Brief von Antes et al. 16.09.2021 - https://jimdo-storage.global.ssl.fastly.net/file/e37b1ccf-ea76-4ac4-b278-6d123c528a04/210916_%20Antwort%20Offener%20Brief%20Prof.%20H%C3%A4rting.pdf (aufgerufen 14.12.23)

[479] Abgeordnetenwatch.de. Anfrage an MdB Christian Lindner. 25.05.2023 - https://www.abgeordnetenwatch.de/profile/christian-lindner/fragen-antworten/am-1692021-haben-sie-auf-den-offenen-brief-von-antes/haerting/stoehr-hineine-umfassende-strategie-fuer (aufgerufen am 14.12.23)

[480] dieBasis. Der CEXIT aus der Coronakrise 19.09.2021 - https://diebasis-partei.de/2021/09/der-cexit-aus-der-coronakrise-diebasis-antwortet/ (aufgerufen 14.12.23)

[481] Coronaaussoehnung.org. 12 Schritte aus der Corona Krise. 15.10.2021 - https://coronaaussoehnung.org/12-schritte-aus-der-corona-krise/ (aufgerufen 14.12.23)

[482] MWGFD. Das MWGFD-Corona-Ausstiegskonzept. 24.01.2022 - https://www.mwgfd.org/das-mwgfd-corona-ausstiegskonzept/ (aufgerufen 14.12.23)

[483] Wiener Zeitung. Steinhart ist neuer Präsident der Österreichischen Ärztekammer. 24.06.2022 - https://www.wienerzeitung.at/nachrichten/politik/oesterreich/2152138-Steinhart-ist-neuer-Aerztekammer-Praesident.html (aufgerufen 14.12.23)

[484] Der STANDARD. Nehammer will Corona überwinden und Versöhnungsprozess einleiten. 15.02.2023 - https://www.derstandard.at/story/2000143542631/nehammer-will-corona-ueberwinden-und-versoehnungsprozess-einleiten (aufgerufen 14.12.23)

[485] Heute. Johannes Rauch: „Keine Versöhnung mit Corona-Leugnern". 02.03.2023 - https://www.heute.at/s/johannes-rauch-keine-versoehnung-mit-corona-leugnern-100257897 (aufgerufen 14.12.23)

[486] Wissenschaftliche Initiative Gesundheit für Österreich. Corona-Impfpflicht: „Damals hat man es nicht besser gewusst." – Doch, hat man! 15.03.2023 - https://www.gesundheit-oesterreich.at/corona-impfpflicht-damals-hat-man-es-nicht-besser-gewusst-doch-hat-man/ (aufgerufen 14.12.23)

[487] Landtag Brandenburg. Untersuchungsausschuss 7/3. 2023 - https://www.landtag.brandenburg.de/de/untersuchungsausschuss/ua_7/3/32501 (aufgerufen 14.12.23)

[488] Die Weltwoche. Die AFD veranstaltet ein Corona-Symposium und keiner berichtet darüber. 13.11.2023 - https://weltwoche.ch/daily/die-afd-veranstaltet-ein-corona-symposium-und-keiner-berichtet-darueber-wenn-ard-und-zdf-nicht-liefern-warum-sollten-deutsche-zuschauer-ueberhaupt-zahlen/ (aufgerufen 14.12.23)

[489] AFD. 2. Corona-Symposium im Deutschen Bundestag. 11.-12.11.2023 - https://afdbundestag.de/corona-symposium/ (aufgerufen 14.12.23)

[490] AUF1. Corona-Aufarbeitung im Bundestag. 13.11.2023 - https://auf1.tv/nachrichten-auf1/corona-aufarbeitung-im-bundestag-kuenftig-zwangs-impfungen-angeordnet (aufgerufen 14.12.23)

[491] Hafenecker Ch. Et al. Antrag auf Einsetzung eines Untersuchungsausschusses: Corona-Untersuchungsausschuss (5/US). 01.03.2023 - https://www.parlament.gv.at/gegenstand/XXVII/US/5 (aufgerufen 14.12.23)

[492] Österreichische Akademie der Wissenschaften. Nach Corona – Reflexionen für zukünftige Krisen. Ergebnisse aus dem Corona-Aufarbeitungsprozess. ÖAW, Wien 2023 - https://austriaca.at/0xc1aa5576_0x003eac20.pdf (aufgerufen am 14.01.24)

[493] Desmet M. The Psychology of Totalitarianism. 29.08.2022 - https://mattiasdesmet.substack.com/p/the-psychology-of-totalitarianism (aufgerufen 14.12.23)

[494] Eco U. Der immerwährende Faschismus. In: Vier moralisch Schriften. Carl Hanser Verlag, München 1998, S. 40 - https://monoskop.org/images/0/0a/Eco_Umberto_Vier_moralische_Schriften_1998.pdf (aufgerufen 14.12.23)

[495] Ich habe mitgemacht – Das Archiv für Corona-Unrecht - http://www.ich-habe-mitgemacht.de/ (aufgerufen 14.12.23)

[496] Kant I. Was ist Aufklärung? Berlinische Monatsschrift, Dezember 1784;481-94 - https://www.rosalux.de/fileadmin/rls_uploads/pdfs/159_kant.pdf (aufgerufen 14.12.23)

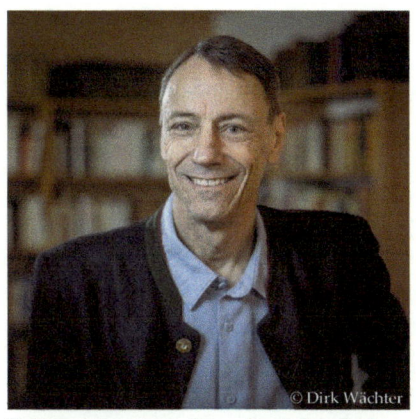
© Dirk Wächter

Andreas Sönnichsen, Jahrgang 1957, Arzt, Hochschullehrer und Autor, wurde in Hamburg geboren und ist in München aufgewachsen. Er studierte Medizin an der Illinois Wesleyan University, Bloomington, Illinois, USA, und an der Ludwig-Maximilians-Universität München. Von 1986-1996 absolvierte er seine Facharztausbildung u.a. am Klinikum Großhadern der LMU München und arbeitete wissenschaftlich zur Prävention von Herzkreislauferkrankungen. 1997-2012 war er in München in eigener Praxis als hausärztlicher Internist tätig und begann mit wissenschaftlichen Arbeiten zum Thema evidenzbasierte Medizin, Patientensicherheit, Arzneimittelsicherheit, hausärztliche Versorgung und Interessenkonflikte in der Medizin. 2006 wurde er auf die Professur für Allgemeinmedizin an der Paracelsus-Universität Salzburg berufen. Es folgten Professuren an der Universität Witten/Herdecke (2012) und der Medizinischen Universität Wien (2018). 2013 erhielt er mit seinem Team den David-Sackett-Preis für Evidenzbasierte Medizin. Von 2019-2021 war er Vorsitzender des Deutschen Netzwerks Evidenzbasierte Medizin.

Andreas Sönnichsen positionierte sich bereits im März 2020 kritisch zu den Coronamaßnahmen und warnte vor den Kollateralschäden und den möglichen negativen Folgen der übereilt und nur bedingt zugelassenen Corona-„Impfstoffe". Er ist Mitautor des Lehrbuchs „Wissenschaftskompetenz in der Medizin" (Thieme) und verfasste über 100 international gelistete Fachpublikationen.

Andreas Sönnichsen ist verheiratet und lebt mit seiner Familie in Salzburg.

Danksagung

Dieses Buch wäre nicht entstanden, wenn mich nicht viele aus unserer Menschheitsfamilie unterstützt hätten. An erster Stelle danke ich meiner Frau Mariangel und meinen Kindern für ihre Geduld und ihr Verständnis. Die Corona-Zeit hat uns alle gefordert. Sodann danke ich all jenen Menschen, die mich immer wieder bestärkt haben, den geraden Weg gemeinsam weiterzugehen. Ohne Eure Solidarität und Freundschaft hätte ich es nicht geschafft, und Eure Empathie, Euer Vertrauen und Euer Engagement für das Gute machen immer wieder Hoffnung, dass wir diesen Weg nicht umsonst gehen.

Zu guter Letzt danke ich allen, die direkt oder indirekt an diesem Buch mitgewirkt haben, insbesondere Sigrun Saunderson und meiner Frau fürs Korrekturlesen, Martin Haditsch für das Vorwort, Daniel Roberts für das Umschlagmotiv sowie Georg Prchlik und Gerold Beneder für ihren Beistand gegen die Angriffe von UNIVERSITÄT, Ärztekammer und Staat.